内 容 提 要

　　该套丛书由南方医科大学（原第一军医大学）、第二军医大学、中山大学医学院、广州中医药大学、广东省中医院、山东中医药大学、解放军广州军区广州总医院、解放军广州军区武汉总医院、解放军第 421 医院、解放军第 422 医院、汕头大学医学院、暨南大学药学院、广西中医学院、广东医学院、广东省人民医院、河南省人民医院、广州市第一人民医院、深圳市妇幼保健院等单位的 150 多名专家教授历时数年编著、审定而成。

　　中国科学院院士、著名中西医结合医学家陈可冀教授审阅了该套丛书并题词。

　　该书共分 8 章。首先介绍了女性一生中各个不同的特殊时期的保健调养。然后选择了最常见、最具代表性的 17 种原发性、继发性妇科病（例如女性常见的内分泌疾病、生殖系统感染疾病、子宫内膜异位症和子宫腺肌症、生殖器官良恶性肿瘤、不孕症、异常产褥疾病等），以西医病名为纲，从临床实际出发，着重介绍了主要临证汤剂、中成药的使用，食疗方法及常用药膳；还介绍了西医、中医对妇科病的营养调理、康复治疗、预防调护方法。

　　该书以妇科病调养康复保健的科普化、社会化为目的，内容新颖、特色鲜明，有较强的实用性、科学性、先进性、可读性，资料性甚强，是一本融中西医调治、内科与外科调治、营养和药膳调养、调治与预防结合等为一体的综合性妇科病调养与康复全书。可供妇科病患者及其家属，妇科病专科医生、临床医师、营养师，以及其他有兴趣者参考。

《常见病调养与康复丛书》编委会

丛书总主编：吕志平
丛书编委：（按姓氏笔画顺序）
刘　强　　向仕平　　吕志平
孙学刚　　朱成全　　朱　玲
邵　岩　　陈　瑜　　周迎春
林小田　　罗颂平　　侯金林
钟先阳　　贺松其　　魏　辉

《妇科病调养与康》编写人员

主　　　　编：罗颂平　朱　玲
副　主　　编：许丽绵
主要编写人员：（按姓氏笔画顺序）
罗颂平　朱　玲　许丽绵
蔡平平　赵春景

常见病调养与康复丛书/总主编　吕志平

妇 科 病
调养与康复

主 编　罗颂平　朱 玲

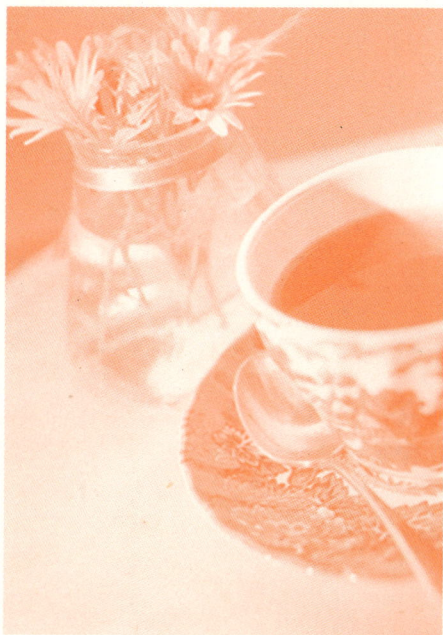

世界图书出版公司

广州·上海·西安·北京

图书在版编目（CIP）数据

妇科病调养与康复/罗颂平，朱玲主编．—广州：广东
世界图书出版公司，2008.2
（常见病调养与康复丛书/吕志平主编）
ISBN 978-7-5062-8042-6

Ⅰ.妇…　Ⅱ.①罗…②朱…　Ⅲ.妇科病－康复
Ⅳ.R711.09

中国版本图书馆 CIP 数据核字（2006）第 030880 号

妇科病调养与康复
FUKEBING TIAOYANG YU KANGFU

责任编辑：杨贵生
出版发行：广东世界图书出版公司
　　　　　　（广州市新港西路大江冲25号　　邮政编码：510300）
电　话：020-84451969, 84459539
网　址：www.gdst.com.cn　　　　　　**编辑邮箱：**edksy@21cn.com
经　销：全国各地新华书店
印　刷：湛江南华印务公司
版　次：2008年2月第1版　2008年2月第1次印刷
规　格：880mm×1 230mm　1/32　7.75印张　284千字
书　号：ISBN 978-7-5062-8042-6/R·0120
定　价：19.00元

丛书总序

　　随着时代的发展，人类疾病谱发生了深刻的变化，健康概念随之而得到了更新，人们对健康水平和生存质量提出了更高的要求。如何实现常见病的预防、治疗、康复及保健一体化、科普化和社会化，满足人们日益增长的医疗保健的需求是摆在我们医务工作者面前的义不容辞的神圣职责。

　　要实现常见病调养、康复及保健的一体化、科普化和社会化这一目标，必须坚持中西并重、共同发展及优势互补的方针政策。中医药学源远流长、博大精深，这一伟大宝库为中华民族的繁衍昌盛和人类的文明做出了不朽的贡献。中医药学的科学内涵，体现于它对人体健康与疾病认识上的整体观和辨证论治。在疾病的防治方面形成了未病先防、既病防变和病后防复的科学系统的一体化思想。尤其可贵的是注重病后防复的康复疗养，强调祛邪务尽、培本复元及病后宜忌，重视精神情志、饮食、劳逸对疾病康复的重大影响。这些闪烁着智慧之光和科学之光的中医药理论千百年来，始终被我国人民在医疗保健实践活动中奉为圭臬。然而，随着科学技术的进步，现代医药科学水平得到了空前的发展和提高，人们对疾病的预防保健、调养康复有了新的认识和理解，单纯的中医中药或西医西药都不可能承载起人类预防和治疗疾病的重任，单纯的医疗模式亦不能满足人们追求健康的需要。因此，打破传统的、单一的医疗服务模式，积极倡导全民关注自身健康，人人懂调养康复，才能真正从根本上改变目前捉襟见肘的医疗保障体制，提高人们的健康水平和生活质量。这正是世界卫生组织（WHO）推行"健康促进"的意义所在。

　　基于对以上问题的深刻思考，我们组织了临床第一线的医务工作者编写了这套《常见病调养与康复丛书》。丛书的编写过程中，本着中西医并重、优势互补的指导原则，强调以提高人民群众

丛书总序

对常见病的调养与康复保健的理解和认知为中心，一切从临床实际出发，力求使令人望而却步的高深医学理论知识科普化，使历来由医疗机构承担的不堪重负的医疗保健社会化，最终达到全民关注自身健康、提高自我保健质量和水平之目的。在编写体例上大胆创新，根据当今临床分科的具体情况，结合人们对医学知识科普化的实际需要，选择常见病为切入点，将本套丛书分为胃肠病、肝胆病、肾脏病、心脑血管病、呼吸病、风湿病、男科病、妇科病、儿科病、老年病、骨与关节病、皮肤病等十多个分册。每个分册以简单明了、通俗易懂的行文风格，从中西并重、辨证辨病结合等方面首先阐述了现代医学等各个疾病群的生理功能、病因病理、常见类型、常用检查方法及治疗的认识，然后概述了中医的病因病机、辨证要点、辨证治疗及用药规律，尤其提示了中医治疗中应注意的问题，最后对常见症状及处理作了简明的介绍。选择了最常见、最具代表性的病种，以西医病名为纲，增加中西医之间的接触点和亲和力，从现代医学的视角阐明每种疾病的发病原因及机制、临床症状表现及西医治疗情况，并从中医的角度分析了该病的病因病机、辨证分型及中医治疗；在中医治疗中，着重介绍了名家临证经验和单方验方的使用；最后详细重点阐述了每种疾病的非药物疗法，涉及饮食、针灸、按摩、气功、心理疗法等。在常用药物及药膳中，首先分类介绍了各个疾病群的常见药物的用药原则、使用方法及注意事项，将治疗该疾病群的中草药按中药的主治功能、性味归经，分门别类地进行了详细阐述。在常用方剂及中成药章节中，将用于治疗该疾病群的各种中药剂型作了一一介绍，包括汤剂、散剂、丸剂、片剂、颗粒剂、胶囊等。在疗养药膳中，详细介绍了各种药膳的制作、功能主治等，主要涉及粥羹类，汤饮汁类，炖、煲、蒸、炒、煨、烤、冲品类，药糕、药饼、药末、糯类制品、小麦面制品等品类。

　　本套丛书匠心独运、颇具特色的核心内容主要有单方验方、非药物疗法、营养药膳等，这部分内容既通俗易懂，又能直接指导人们对常见病进行调养康复。非药物疗法具有疗法手段多样性、适用范围广泛、取法自然而副作用少、价廉、方便、有效，集防病、治病、康复保健于一体。尤其是营养药膳具有保健强身、防病治病的独特功效，正越来越受到人们的关注。寓治于食的营养药膳疗法，源于中国古代的"医食同源"、"药食同功"之说，源远流长，它是中华文化的绚丽瑰宝。

　　本套丛书以常见病调养康复保健的科普化、社会化为目的，融理论性、科学性、先进性、实用性于一体，体例新颖、特色鲜明、搜罗广远、内容丰富、重点突出、自成体系。希望其成为追求健康、热爱生命、享受生活者的良师益友。

本套丛书工作量大，参加编纂的专家教授人员众多，并得到了中国科学院院士、著名中西医结合医学家陈可冀教授等专家学者的指导，以及广东世界图书出版公司的鼎力支持，谨此一并致谢！

医学科技发展一日千里，人们对健康生活的追求永无止境，随着时代的变迁，科学的进步，本丛书也将会修订、再版以满足人们新的需要。

《常见病调养与康复丛书》总主编

吕志平　教授

于广州

前言

　　妇科疾病包括月经病、生殖系统炎症、生殖系统肿瘤、产后病等。

　　全书共分8章。第一章主要介绍女性特殊的生理特点，目的是使女性朋友对自己的身体能有基本的了解，知常达变，从而能通过日常生活中细小的端倪变化而及时就医，使疾病能得以早期诊断、早期调治。该章还分别介绍女性一生中各个不同的特殊时期的保健调养，使其能顺利渡过。第二章分别介绍女性常见的内分泌疾病，如功能失调性子宫出血、痛经、闭经等。另外，随着社会节奏的加快、环境污染的加重，卵巢早衰等内分泌疾病的发病有所增加，故在该章一并对此疾病进行介绍，使女性朋友对其有正确科学的认识。第三章介绍女性常见的生殖系统感染，目前诸如淋病、尖锐湿疣等性传播疾病的发病率较前大大上升，而人工流产率的增高，也是此类疾病发病率上升的不可忽视的因素。生殖系统感染，尤其是盆腔炎发病率的增高也是导致异位妊娠、不孕症的重要因素，故做好对此类疾病的防护措施有着重要意义。第四章介绍子宫内膜异位症、子宫腺肌症，二者均会给患者带来很大的痛苦，导致患者生存质量下降，尤其是后者。该书对此类疾病的发病特点、症状特点、防护措施进行了介绍，目的是使女性朋友对此有一整体的认识、了解，注重日常的生活调理。第五章介绍妇女常见的生殖器官良恶性肿瘤，如子宫肌瘤、宫颈癌、子宫内膜癌、卵巢癌，使大家对肿瘤加以警惕，做好一定的预防工作，早期发现、早期调治，提高生存质量。第六章介绍不孕症的调治、调养、预防等。第七章分别介绍了不同类型自然流产。第八章介绍了常见的异常产褥疾病，如产褥感染、产褥期抑郁症、缺乳（附：回乳）等。

　　由于时间仓促，故书中错误缺点在所难免，敬请有关专家、广大读者晃吝赐教！

本书编著者

目 录

第一章 女性生殖系统生理概述

女性一生中各阶段具有不同的生理特征，其中以生殖系统的变化最为显著。女性生殖系统的生理变化与其他系统的功能息息相关，且相互影响。

一、女性一生各阶段的生理特点

女性从胎儿形成到衰老是一个渐进的生理过程，也是下丘脑—垂体—卵巢轴功能发育、成熟和衰退的过程。

妇女一生根据其生理特点可分为7个阶段，但并无截然界限，可视遗传、环境、营养等因素的影响而有个体差异。

（一）胎儿期

受精卵是由父系和母系来源的23对（46条）染色体组成的新个体，其中1对染色体在性发育中起决定性作用，称"性染色体"。

性染色体 X、Y 决定着胎儿的性别（即 XX 合子发育为女性，XY 合子发育为男性）。胚胎6周后原始性腺开始分化。若胚胎细胞不含 Y 染色体，性腺分化缓慢，至胚胎8～10周性腺组织才出现卵巢的结构。原始生殖细胞分化为初级卵母细胞，性索皮质的扁平细胞围绕卵母细胞构成原始卵泡。卵巢形成后，中肾管（发育成为男性生殖器官）退化，2条副中肾管发育成为女性生殖道。

（二）新生儿期

出生后4周内称新生儿期。女性胎儿在母体内受到胎盘、母体卵巢所产生的女性激素影响，出生时新生儿外阴较丰满，乳房略隆起或少许泌乳。出生后脱离母体环境，血中女性激素水平迅速下降，可出现少量阴道流血。这些生理变化短期内均能自然消退。

（三）儿 童 期

出生 4 周～约 12 岁称儿童期。儿童早期下丘脑—垂体—卵巢轴的功能处于抑制状态，卵泡无雌激素分泌。生殖器为幼稚型。阴道狭长，上皮薄，无皱襞，细胞内缺乏糖原，阴道酸度低，抗感染力弱，易发生炎症；子宫小，宫颈较长（约占子宫全长的 2/3），子宫肌层亦很薄；输卵管弯曲且很细；卵巢长而窄。子宫、输子卵管、卵巢位于腹腔内。

在儿童后期，约 8 岁起，抑制下丘脑分泌促性腺激素释放激素的状态被解除，卵巢内的卵泡受垂体促性腺激素的影响有一定发育并分泌性激素，但仍达不到成熟阶段。卵巢形态逐步变为扁卵圆形。子宫、输卵管、卵巢逐渐向骨盆腔内下降。皮下脂肪在胸、髋、肩部、耻骨前面堆积，乳房亦开始发育，开始显现女性特征。

（四）青 春 期

青春期是指自月经初潮至生殖器官逐渐发育成熟的阶段。世界卫生组织（WHO）规定青春期为 10 ～ 19 岁。这一时期的生理特点有：

1. 体格发育

青春期身体迅速发育，在形态发育的同时各器官的生理功能也发生变化，逐渐发育成熟。

2. 生殖器官发育（第一性征）

由于促性腺激素作用，卵巢增大，卵泡开始发育和分泌雌激素，内、外生殖器进一步发育。生殖器从幼稚型变为成人型。阴阜隆起，大、小阴唇变肥厚并有色素沉着；阴道长度、宽度增加，阴道黏膜变厚并出现皱襞；子宫增大，尤其是宫体明显增大，使宫体占

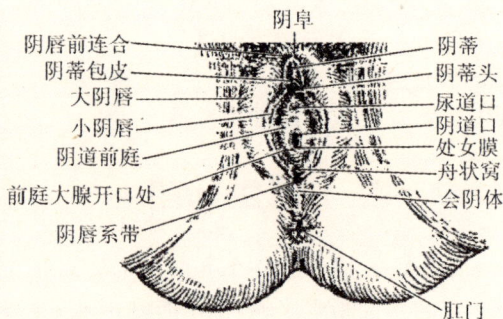

图1　女性外生殖器

阴阜
阴唇前连合
阴蒂包皮
大阴唇
小阴唇
阴道前庭
前庭大腺开口处
阴唇系带
阴蒂
阴蒂头
尿道口
阴道口
处女膜
舟状窝
会阴体
肛门

子宫全长的 2/3；输卵管变粗，弯曲度减小；卵巢增大，皮质内有不同发育阶段的卵泡，致使卵巢表面稍呈凹凸不平。此时虽已初步具有生育能力，但整个生殖系统的功能尚未完善。

3. 第二性征

音调变高；乳房丰满而隆起；出现阴毛、腋毛；骨盆横径发育大于前后径；胸、肩部皮下脂肪增多，显现女性特有体态。

4. 月经来潮

月经来潮是青春期开始的一个重要标志。它提示卵巢产生的雌激素足以使子宫内膜增殖，在雌激素达到一定水平且有明显波动时，引起子宫内膜脱落即出现月经。

由于此时中枢对雌激素的正反馈机制尚未成熟，即使卵泡发育成熟也不能排卵，故月经周期常不规律，经 2 ～ 4 年建立规律性周期性排卵后，月经逐渐正常。

（五）性成熟期

性成熟期又称生育期，是卵巢生殖机能与内分泌机能最旺盛的时期。一般自 18 岁左右开始，历时约 30 年。

此期妇女性功能旺盛，卵巢功能成熟并分泌性激素，已建立规律的周期性排卵。生殖器官各部、乳房在卵巢分泌的性激素的作用下发生周期性变化。

（六）绝经过渡期

绝经过渡期是指从开始出现绝经趋势直至最后 1 次月经的时期。可始于 40 岁，历时短至 1 ～ 2 年、长至 10 ～ 20 年。此期卵巢功能逐渐衰退，卵泡数明显减少且易发生卵泡发育不全，因而月经不规律，常为无排卵性月经。最终由于卵巢内卵泡自然耗竭或剩余的卵泡对垂体促性腺激素丧失反应，导致卵巢功能衰竭，月经永久性停止（称绝经）。以往用"更年期"来形容女性这一特殊生理变更时期。1994 年 WHO 提出废除"更年期"而推荐采用"围绝经期"一词，将其定义为"从卵巢功能开始衰退，直至绝经后 1 年内的时期"。

在围绝经期，因雌激素水平降低，可出现血管舒缩障碍、神经精神症

状，表现为潮热、出汗、情绪不稳定、不安、抑郁或烦躁、失眠等，称为"围绝经期综合征"。

（七）绝经后期

绝经后期指绝经后的生命时期。在早期阶段，虽然卵巢停止分泌雌激素，但卵巢间质仍能分泌少量雄激素，后者在外周转化为雌酮，是循环中的主要雌激素。60岁后妇女机体逐渐老化进入老年期。

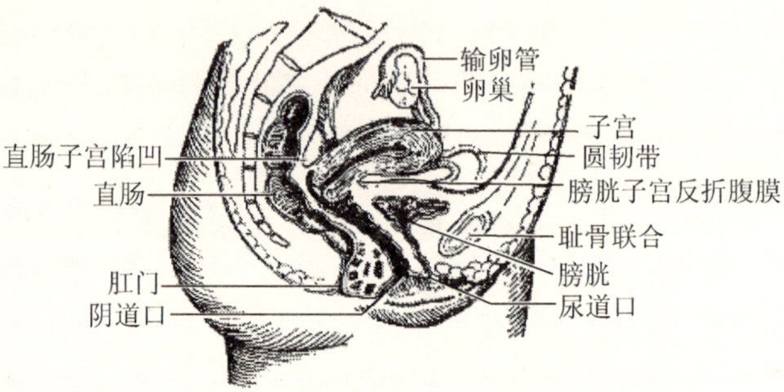

此期卵巢功能已完全衰竭，雌激素水平低落，不足以维持女性第二性征，生殖器官进一步萎缩老化。骨代谢失常引起骨质疏松，易发生骨折。

图2　女性内生殖器（矢状断面观）

二、女性的主要生理特点

妇女除一般生理与男子相同外，其有异于男子的主要生理特点是月经、妊娠、分娩、哺乳。

（一）月经的生理现象

【月经】指有规律的、周期性子宫出血。约每个阴历月一行，以28天为标准。从初潮后至绝经前，约维持35年，除妊娠期、哺乳期外，经常不变，信而有期，故称。健康女子14岁左右月经便开始来潮。月经第一次来潮，称为"初潮"，标志着青春发育期的到来。初潮年龄可因地域、气候、风俗、种族、营养等而异，在我国可早至10周岁或迟至18周岁者。妇女一生中有月经来潮期间35～40年，到约49岁月经便停止，称为"绝经"。绝经年龄可延至50多岁者，这可因各人的体质而异。

状，表现为潮热、出汗、情绪不稳定、不安、抑郁或烦躁、失眠等，称为"围绝经期综合征"。

（七）绝经后期

绝经后期指绝经后的生命时期。在早期阶段，虽然卵巢停止分泌雌激素，但卵巢间质仍能分泌少量雄激素，后者在外周转化为雌酮，是循环中的主要雌激素。60岁后妇女机体逐渐老化进入老年期。

此期卵巢功能已完全衰竭，雌激素水平低落，不足以维持女性第二性征，生殖器官进一步萎缩老化。骨代谢失常引起骨质疏松，易发生骨折。

图2　女性内生殖器（矢状断面观）

二、女性的主要生理特点

妇女除一般生理与男子相同外，其有异于男子的主要生理特点是月经、妊娠、分娩、哺乳。

（一）月经的生理现象

【月经】指有规律的、周期性子宫出血。约每个阴历月一行，以28天为标准。从初潮后至绝经前，约维持35年，除妊娠期、哺乳期外，经常不变，信而有期，故称。健康女子14岁左右月经便开始来潮。月经第一次来潮，称为"初潮"，标志着青春发育期的到来。初潮年龄可因地域、气候、风俗、种族、营养等而异，在我国可早至10周岁或迟至18周岁者。妇女一生中有月经来潮期间35～40年，到约49岁月经便停止，称为"绝经"。绝经年龄可延至50多岁者，这可因各人的体质而异。

【月经周期】月经应有正常的周期、经期、经量、经色、经质（如表1所示）。月经的周期、经期均以出血第1日算起，两次月经相隔时间为周期，一般为28天，但提前或延后≤7天者仍算正常范畴，故周期不应少于21天，也不应超过35天。

表1　月经简介

术语	定　义
经期	指出血的持续时间，正常者3～7天，多为4～5天
经量	经量第1日稍少，第2、第3日较多，第4日便减少，总量50～80毫升
经色	月经颜色多为暗红色，开始时颜色较淡，继而逐渐加深，最后又呈淡红色
经质	月经的质状应不稀不稠，且不易凝固，无明显的血块，也无特殊臭气

【行经伴随现象】临近月经之前或行经初期，可伴有轻微的小腹胀痛或腰部酸疼，或乳房作胀，或情绪不稳定等现象，但不影响生活、工作，月经过后便自然消失。这是常有现象，不属病征，一般不需处理。

也有少数青年女子，月经初潮后的一两年间，月经却不按正常周期来潮，或先或后，甚或停闭数月，这是由于身体未发育成熟，肾气未够充盛，天癸至止不常，下丘脑－垂体－卵巢轴功能未健全。若无其他全身证候者，待身体发育较成熟后，自能恢复正常。

绝经期前后也常会呈现月经紊乱，不按正常周期，经量或多或少，情绪也不够稳定，然后月经便逐渐终止不来。这个时期，临床上以周期延后、经量渐少者为佳。若月经过频，经量过多，情绪很不稳定，伴有其他证候者，则属病征，应加以调理。

（二）带下的生理

健康的妇女，阴户内、阴道口经常有些无色无臭、稍具黏性而不稠的液体润泽其间，使之不致干涩，其量不多，不会渗泄出体外者，这是正常的带下，是生理上需要。在青春期月经初潮后便明显出现，每届月经前期、经间期、妊娠早期会稍为增加，这是正常现象，至绝经期后则稍为减少。故生理性带下，基本与月经同步。

西医认为，白带是由阴道黏膜渗出物、宫颈管、子宫内膜腺体分泌物等混合而成，其形成与雌激素的作用有关。正常白带呈白色稀糊状或蛋清样，高度黏稠，无腥臭味，量少，对妇女健康无不良影响，称"生理性白带"。 生殖道出现炎症，特别是阴道炎、宫颈炎或发生癌变时，白带数量显著增多且性状亦改变，称"病理性白带"（详见"女性生殖系统炎症"）。

中医认为，白带是体内津液

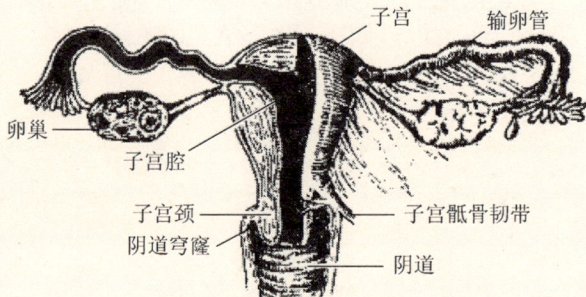

图3 女性内生殖器（后面观）

之一，产生于脾肾，从水谷所生化，而主宰于肾。生理性带下尤与肾的作用较为密切，它与肾气盛，天癸至，任脉充，太冲脉盛有直接关系，是阴液之一，故在有月经的生殖年龄妇女，则阴道津津常润，在初潮前及绝经后则阴道津液较少。妇女带下增多、阴道过于干涩，均属病态，需积极调治（详见"女性生殖系统炎症"）。

（三）妊娠的生理

1. 受孕机理

西医认为，排卵后卵子进入输卵管,在壶腹部、峡部联接处于 8 ～ 12 小时内与获能精子相遇，即进入受精过程。受精后的受精卵开始进行有丝分裂，经桑椹胚再形成胚泡，在受精后第 6 ～ 7 日转运至子宫腔，在子宫内膜着床。胚泡的滋养细胞逐步增生成为绒毛，胎体与母体间形成联系。中医认为，妇女自青春发育期月经来潮后至更年期绝经前，配偶双方身体健康，无生殖系统或其他全身性特殊病变，男女交媾，男精女血（卵）相结合，则可构成胚胎而妊娠。妊娠后则月经暂不来潮，血下聚以养胎。

从受孕至分娩，一般为 10 个妊娠月，这称为妊娠期。受孕需要男女双方具备一定的条件。男方精液要有一定的质、量，即排出的精液量＞2.5 毫升 / 次,精子数＞ 6000 万（最好能达到 1 亿以上）/ 毫升；精子活动率＞ 60% 以上（最好能达到 80% ～ 90%），异形精子＜ 20%,而液化时间＜ 1 小时。女方须月经周期、颜色、经量、经质正常，且无明显腰腹痛及其他全身证候。即子宫内膜功能、卵巢的排卵功能宜大致正常。双方若具备这些条件，较有受孕之可能，但仍要有一定的时机。妇女的排卵期是在两次月经之间,在排卵期交合才可受孕。

　　受孕之后,胚胎按序发育成长,约经 10 个阴历月便如瓜熟蒂落而分娩。

2. 妊娠现象

　　妇女妊娠后, 由于胎儿的生长发育, 孕妇身体发生一系列适应性变化。首先是月经停止来潮,且会出现头晕、厌食、择食、嗜酸、倦怠、思睡、晨起口淡呕恶,这是早孕的正常反应(但若呕吐频剧,则属病态,当积极调治)。其甚者饮食后即吐,中医称"妊娠恶阻",西医称"妊娠剧吐"。此种现象一般可在孕后 3 个月逐渐消失,但亦有延续一段时间者。孕后脉象多呈滑疾流利,按之应指,尤以尺脉较为有力;3～4 个月后脉象较数。孕妇的血流量可比平时增加约 30%。孕后除了月经闭止外,还会感到乳房发胀或触痛、刺痛;妊娠 8 周后乳房会明显增大隆起,乳头乳晕着色加深。至妊娠 4～5 月后,从乳房可挤出少量乳汁,小腹亦逐渐膨隆。4～5 个月后孕妇可自觉胎儿在宫内活动,5 个月后可在腹部听到胎心音。孕 6 个月时,子宫底部上升至脐上。自孕 3 个月起应定期做产前检查,作为接产时参考。

　　描述胚胎、胎儿发育特征(如表 2 所述),以 4 周为 1 个孕龄单位。妊娠开始 8 周的孕体称为胚胎,是其主要器官结构完成分化的时期。自妊娠 9 周起称为胎儿,是其各器官进一步发育渐趋成熟时期。

表2　胚胎、胎儿的发育特征

时 间	胚胎、胎儿的发育特征
4 周末	可辨认胚盘、体蒂
8 周末	胚胎初具人形,头大占整个胎体 1/2。能分辨出眼、耳、鼻、口。四肢已具雏形。B 型超声可见早期心脏形成并有搏动
12 周末	胎儿身长约 9 厘米,顶臀长 6～7 厘米,体重约 14 克。外生殖器已发育,部分可辨出性别。胎儿四肢可活动
16 周末	胎儿身长约 16 厘米,顶臀长 12 厘米,体重约 110 克。从外生殖器可确定胎儿性别。头皮已长出毛发,胎儿已开始出现呼吸运动。皮肤菲薄呈深红色,无皮下脂肪。部分经产妇已能自觉胎动
20 周末	胎儿身长约 25 厘米,体重约 320 克。皮肤暗红,出现胎脂,全身覆盖毳毛,并可见一些头发,开始出现吞咽、排尿功能。检查孕妇时可听到胎心音
24 周末	胎儿身长约 30 厘米,体重约 630 克。各脏器均已发育,皮下脂肪开始沉积,因量不多皮肤仍呈皱缩状,出现眉毛

续表

时 间	胚胎、胎儿的发育特征
28 周末	胎儿身长约 35 厘米，体重约 1000 克。皮下脂肪不多。皮肤粉红，有时有胎脂。眼睛半张开，出现眼睫毛。有呼吸运动。生后易患特发性呼吸窘迫综合征
32 周末	胎儿身长约 40 厘米，体重约 1700 克。皮肤深红，面部毳毛已脱落，出现脚趾甲，睾丸下降，生活力尚可。出生后注意护理，可存活
36 周末	胎儿身长约 45 厘米，体重约 2500 克。皮下脂肪较多，毳毛明显减少，面部皱褶消失。胸部、乳房突出，睾丸位于阴囊。指（趾）甲已超出指（趾）端。出生后能啼哭及吸吮，生活力良好。此时出生基本可存活
40 周末	胎儿身长约 50 厘米，体重约 3400 克。发育成熟，胎头双顶径值大于 9.0 厘米。皮肤粉红色，皮下脂肪多，头发粗，长度大于 2 厘米。外观体形丰满，肩、背部有时尚有毳毛。足底皮肤有纹理。男性睾丸已降至阴囊内，女性大小阴唇发育良好。出生后哭声响亮，吸吮能力强，能很好存活

临床常用新生儿身长作为判断胎儿月份的依据。妊娠前 20 周（即前 5 个妊娠月）的胎儿身长（厘米）＝妊娠月数的平方。如妊娠 4 个月时胎儿身长 $= 4^2 = 16$（厘米）。妊娠后 20 周（即后 5 个妊娠月）的胎儿身长（厘米）＝妊娠月数 ×5。如妊娠 7 个月的胎儿身长 $= 7 \times 5 = 35$（厘米）。

3. 预产期的计算与临产时的特征

孕期从末次月经首日算起，约经 280 天便分娩（28 日 / 妊娠月，即 10 个妊娠月）。预产期的计算，可据末次月经首日算起，以该月份加 9（或减 3），日期加 7；如以阴历算，则日期加 14。

妊娠足月临产，则胎位下移，时见腰腹阵阵胀痛、小腹迫坠而有便意，或胎水流出，或下少量血水（俗称"见红"），这是已届临产期的征兆，又称"临盆"。若妊娠月数已足，腹痛或作或止而腰不坠痛者，非临产先兆，宜安静以待，切勿紧张。

若临产时失于调护，尤其是受精神因素影响，如惊恐忧虑等，或胎儿、胎位异常，或产道狭小，则易致难产，甚或影响产妇、胎儿的生命。古人强调产妇临产时必须宽心静待，切忌紧张惊恐，故《达生篇》提出临产时宜"睡、忍痛、慢临盆"的 6 字，主要着重"睡、忍、慢" 3 字，能安睡，可避免精神上各种干扰；能忍痛则不致恐惧躁动；慢临盆，可避免急躁、过早用力。这样，则情绪安定，身体舒缓，静待产程的自然进展，多能顺产。

（四）产褥期的生理

产后 1 个月内，由于分娩时产伤、出血（一般 50 ～ 100 毫升。超过 400 毫升者为产后出血，则属病理产科，不属生理情况），以及产时用力，耗气伤血，使产妇阴血骤虚，阳气易浮，可见轻微的怕冷、怕风、微热、出汗等。产后半个月内由于子宫逐渐缩复，可出现下腹轻微阵痛，同时余血浊液从子宫排出，这称为"恶露"。恶露初为红色，从鲜红而暗红，以后渐呈淡红，最后为白色液体，且渐次减少，2 ～ 3 周后完全干净，无特殊臭气。恶露持续时间最长

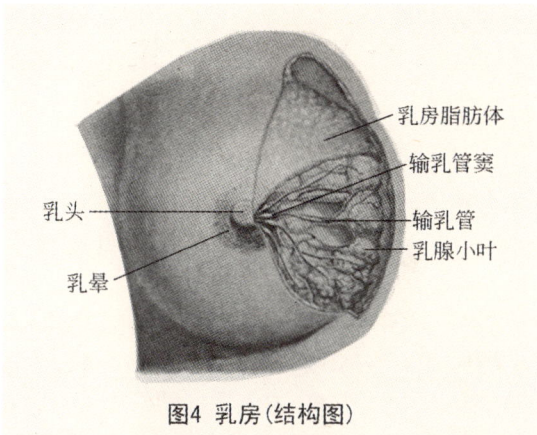

图4 乳房（结构图）

≤ 4 周，这属正常生理现象。若恶露不下或过多或时间过长，或兼有恶臭气者，则属病理范畴。

产后便有乳汁分泌，一般产后 12 小时可开始哺乳。母乳是婴儿最理想的食品，因其质、量都能随着婴儿月数渐大的需要而供给，泌乳量可达 1000 ～ 3000 毫升 / 日，6 个月后逐渐减少。乳汁的分泌情况因人的体质、营养、休息而异，且与精神因素、健康状况、哺乳方法、乳房保健等有关。故哺乳期应注意身体保健，保持精神舒畅，营养充足，作息有时，定时哺乳，清洁乳房等。母体的全身性疾病可影响乳汁的质、量，甚或可通过乳汁把疾病、药物作用传给婴儿。

中医认为，妇女以血为用，乳汁为血所生化，故哺乳期间一般月经暂不来潮。产妇乳汁是否充足，与脾胃气血是否健旺有直接关系。故一般少乳缺乳者，除注意休息、定期哺乳外，调治上总以补气血、健脾胃为主，佐以通乳，使来源充足，乳汁流畅，以满足婴儿喂养之需，使能健康成长。

产后 6 ～ 12 个月，应适时断乳，改用米面制品喂养为宜。因哺乳时间过长，对母婴身体均不适宜，更不要以延长哺乳作为避孕之法，这样避孕并不可靠。

三、女性特殊期的预防、保健

妇女有经、带、孕、产、乳等特点，这些特殊时期，需特别注意保健，以防疾病的发生。

（一）月经期卫生

1. 月经期保健

行经期间，血室正开，人体抵抗力下降，邪易入侵，若调摄失宜，每易致病。故月经期要特别注意营养、卫生保健。

（1）保持清洁——

月经期要特别注意外阴部的清洁卫生。经期盆腔充血，且人体抵抗力下降，易受病原菌侵袭，故须保持外阴、内裤、月经带、垫纸的清洁。内裤应选用柔软、吸水、通气性好的棉制品。清洗后衣物以在阳光下曝晒为好。清洁会阴的用物用具如巾、盆，应各人固定自用，定期消毒。注意不用碱性强的肥皂。

禁止性生活、盆浴、游泳。经期不宜坐浴，此时子宫颈口微开，坐浴、盆浴很易使污水进入子宫腔内而致生殖器官发炎。可淋浴。不宜过性生活，因月经期子宫内膜脱落，子宫腔表面形成创面，过性生活时易将细菌带入，逆行而上进入子宫而致宫腔内感染，发生附件炎、子宫内膜炎等盆腔炎症。

（2）劳逸结合——

正常的月经期可从事一般工作、学习，但要避免工作过度紧张、疲劳及剧烈运动、重体力劳动。

劳倦过度，则耗气动血，可致月经过多或经期延长，甚或导致月经淋漓不尽，故月经期要注意休息。可适当运动（如散步）。

（3）调节寒温——

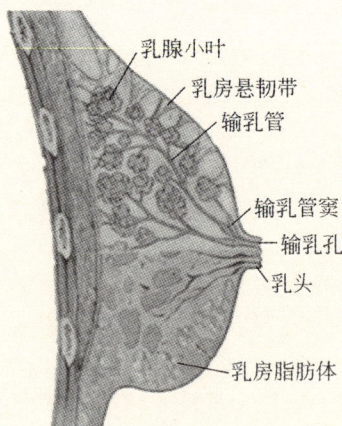

图5 乳房（矢状断面）

乳腺小叶
乳房悬韧带
输乳管
输乳管窦
输乳孔
乳头
乳房脂肪体

月经期身体的抗病能力较差，故经行之际应尽量避免受寒、涉水、雨淋、曝晒、冷水浴，否则可致月经不调、痛经等。

（4）忌穿紧身裤——

避免穿质地过硬或包裹过紧的裤子。尤其在天气炎热季节，穿紧身裤可使会阴局部通风不良、潮湿，引起瘙痒、皮肤损害等，也会使局部毛细血管受压，影响血液循环，增加会阴摩擦，较易造成会阴充血、水肿。若再加上不注意局部清洁卫生，还会出现泌尿生殖系统感染等。

（5）调节情绪——

月经期经血下泄，阴气偏虚而肝气偏旺，往往情志不稳定，应保持心情舒畅，消除紧张、烦闷或忧郁、恐惧心理，避免情绪过激。否则容易加重经期的不适感，甚或导致月经失调。

（6）忌高声唱歌——

妇女在月经期，呼吸道黏膜充血，声带也充血，高声唱歌或大声说话，声带肌易疲劳，会出现声门不合、声音嘶哑。

（7）忌捶背——

腰背部受捶打后，可使盆腔进一步充血，血流加快，引起月经过多或经期过长。

妇女在月经期，全身、局部的抵抗力都降低，子宫内膜剥落形成创面，宫颈口松弛，如经期受到捶打刺激，既不利创面的修复，也易受感染而患妇科病。

（8）禁做 X 光检查——

育龄妇女在月经前正处于排卵阶段，此时做 X 光检查可使卵细胞受到损伤而引起胚胎发育不良、畸形、基因突变等，造成胎儿出生后出现先天异常（如智力低下、唇裂、腭裂、小头脑、肢体缺损、新生儿自发性出血倾向等）。

2. 月经期调养

（1）宜食清淡而有营养之品——日常膳食中注意补充富含蛋白质的食品，如瘦肉、鱼、虾、蛋类、乳类、鸡鸭、豆类及制品、绿叶蔬菜等。

（2）忌过食辛热或寒凉冰冷——过热易迫血妄行，致令月经过多；过凉则经脉凝涩，血行受阻，可致经行不畅或紊乱或痛经等。

（3）忌过量饮酒——以免刺激胞宫，气血受扰，影响月经正常蓄溢。

（4）忌多吃盐——吃盐过多会使体内的盐分、水分贮量增多，在月经来潮前夕，会发生头痛、激动、易怒等。应在来潮前 10 日开始吃低盐食物。

（5）经期应少食（最好禁食）下列食物——①生冷、性味寒凉的食物，如冰淇淋、梨、香蕉、荸荠，可致血寒凝滞，气血不通而引起痛经、月经后期等。②辛辣类食物，如辣椒、胡椒、花椒、丁香、肉桂等，可致血热妄行而引起月经量多、经期延长、月经淋漓不尽等。③影响生殖功能的食品，如茭白、冬瓜、芥兰、蕨菜、大麻仁。其中，芥兰"耗气养血"（《本草求原》），蕨菜"多食令人发落，鼻塞目暗"（《食疗本草》），大麻仁"损血脉，滑精气"（《食性本草》），尤不能食。

（二）新婚期卫生

1. 新婚期保健

（1）婚前检查——

结婚前检查是必要的。包括了解身体情况、家庭有无遗传病、有无近亲结婚等。除一般体格检查外，还要检查精神状况、传染病、生殖器官发育。

患有某些疾病是不应结婚的：先天的生理缺陷，患性病、麻风病、精神失常未治愈的，患有心、肺、肾等重要器官疾病或传染性疾病不宜马上结婚，待治愈后再结婚，这对双方、后代都有好处。

接受婚前检查，医生还可给予正确的婚姻生活指导，也可获得有关的避孕知识。

（2）注意性生活卫生——

新婚期注意外生殖器的清洁，以免在性生活过程中细菌进入尿道甚至膀胱内繁殖，引起尿频、尿急、尿痛（这种症状称为"蜜月病"）。

首次性生活后应暂停数日，以利于女性生殖道损伤的愈合；性生活的次数，应据性生活后次日是否感到疲倦而定（大多数夫妇为2～3日一次）。

酒后、月经期、性器官有疾病以及夫妻双方中的一方正在患病，均忌过性生活。

（3）新婚之夜，初次做爱——

男女双方需互相体贴，

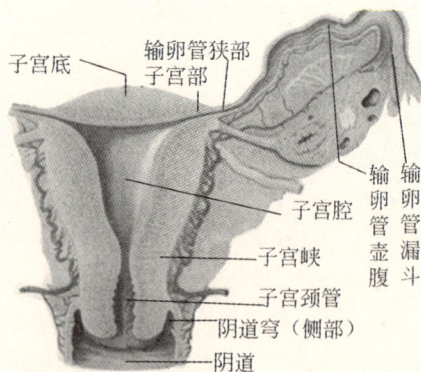

图6　子宫（冠状切面）

子宫底　输卵管狭部　子宫部　输卵管漏斗　输卵管壶腹　子宫腔　子宫峡　子宫颈管　阴道穹（侧部）　阴道

协调感情。初次性交，首先遇到的是处女膜破裂，伴有轻微疼痛、少量出血，故男方特别要温柔体贴女方，千万不要粗鲁、过急、过猛，否则会使妻子感到疼痛产生恐惧心理。当然，妻子也应主动与丈夫配合，首先要解除性交时处女膜破裂疼痛的紧张恐惧心理。其实，性欲愈强烈，精神愈亢奋，愈能得到最大的性满足。在性兴奋的掩盖下，处女膜破裂疼痛会大大减轻。这样就能和谐甜美地度过新婚之夜的性生活。

传统习俗把新婚之夜是否"见红"作为是否处女的标准，这是不科学的。处女膜是女子阴道口周围的一层膜状组织，有一定弹性，未婚女子可因剧烈运动，如骑自行车、骑马、跑、跳、跨栏等或外伤而发生破裂，有的人处女膜坚韧肥厚弹性大，性交后也可完整无损。

（4）新婚期不宜马上受孕——

新婚期间性交次数较频繁，加之筹办婚事，心力交瘁，举杯酩酊，都导致男子射精量少而质差。在这种情况下受孕，生下的孩子体质或智力都可能低下。所以，最好等夫妻都适应了婚后生活，体力也恢复了，性生活协调而有规律了，再考虑怀孕问题（婚后 3 个月再怀孕较适宜）。夫妇准备受孕前应保持正常的生活，适当的房事，不喝酒、不抽烟，注意营养、锻炼身体。双方身体健康，精力充沛，家庭生活快乐，营造一个和平美好的氛围。

（5）最佳受孕年龄、时机——

妇女 24 ～ 29 周岁为最适合生育的年龄，顺产率高。

2. 新婚期调养

新婚夫妇青春炽热，情绪高涨，紧张而繁忙。由于婚后脑力、体力劳动较多，尤其是性生活频繁，使体力、营养素的消耗都大大增加，故新婚期间应注意科学合理调配饮食，及时补充所需营养素，以补充身体需要、减轻疲劳症状，这样不仅有利于夫妻双方的身心健康，使蜜月生活和谐愉快，且对优生也将起到重要的作用。

膳食调配应遵循：

（1）注意热量、蛋白质的补充——

新婚期间热量、蛋白质的需要量增加，应在供给充足热量的前提下，日常膳食中注意补充富含蛋白质的食品，如瘦肉、鱼、虾、蛋类、乳类、鸡鸭、豆类及其制品等。及时补充蛋白质，有利于男子精液的生成，提高精液质量，增加精子的质量、数量；妻子在新婚时会因处女膜破裂而少量失血，为促进创面愈合，也应摄入充足的蛋白质。此外，新婚期间增加蛋白质的供给量，有利于双方体力的恢复，为优生打好基础。

（2）供给充足的维生素——

B 族维生素参与蛋白质、脂肪的代谢，特别是维生素 B_6 参与雌激素的代谢；维生素 E 有调整性腺功能的作用，并可增强精子活力；维生素 C 有调整性腺功能的作用，并可增强机体免疫力。绿叶蔬菜、水果中含有丰富的维生素 C，蜜月期间尽可能全面地选择这些食物。

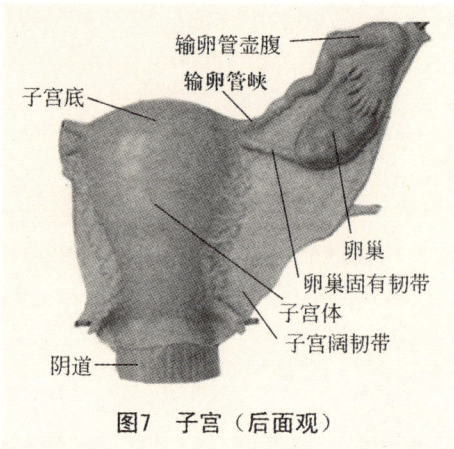

图7 子宫（后面观）

（3）保证无机盐、微量元素的供给——

由于中国的膳食结构、生活习惯，致膳食中钙、铁、锌、硒等元素容易缺乏。故蜜月期间更应注意补充富含无机盐、微量元素的食物（如表3所示）。

（4）要多食富含纤维素的食物——

婚后保持大小便畅通十分重要，因妇女在蜜月里极易患尿路感染，出现尿痛、尿频、尿急、腰疼、发烧等症状。此时除用药外，还应多饮水使排尿量增加，清洗尿路。男子会因频频出现性兴奋，导致前列腺、精囊腺、输精管充血，故应多食富有纤维素的新鲜蔬菜，以使大便畅通，避免食用刺激性强的芥末、辣椒等。多食纤维素含量丰富的食物，还可预防无菌性前列腺炎、精囊炎、盆腔瘀血。

表3 新婚期无机盐、微量元素的供给

无机盐、微量元素	功能、主要食物来源
1. 钙	钙的供给充足，有利于改善男子性功能。如缺钙，在多次性生活后，丈夫可出现腰痛、手足抽搐现象；妻子则会感到腰痛、腿痛、骨盆痛。因此，每日膳食中应尽可能进食一定数量的豆类如豆腐、豆浆、豆制品，牛奶、虾皮、芝麻酱等食物中也含有丰富的钙
2. 铁	铁是制造红细胞的必需原料，缺铁会发生贫血。患缺铁性贫血的新婚夫妇常会因紧张而频繁的性生活感到疲乏无力、腰酸背痛、头晕眼花、面色苍白、注意力不集中、记忆力减退。严重贫血可影响性生活、胎儿发育。新婚夫妇应多食含铁丰富的食物，如动物肝脏、瘦肉、鱼类、豆类、硬果、野菜、山楂、草莓等，以防贫血发生

续表

无机盐、微量元素	功能、主要食物来源
3. 锌	锌是一种具有多功能的营养素，参与体内 80 多种酶的活动，特别是与生殖系统功能有密切关系，蜜月期间尤需补充。若体内缺少锌，会使性欲低下，性交能力减退；男性易发生睾丸萎缩，并能使精子数量下降；女性可出现性欲淡漠，如怀孕易致胎儿畸形。含锌最多的食物有牡蛎，每 100 克牡蛎含锌约 100 毫克。其次为牛肉，每 100 克牛肉中含锌 4 ~ 8 毫克，牛肝 3.8 毫克，鸡肝 2.4 毫克，鸡蛋 3.0 毫克，花生米 2.9 毫克，猪肉 2.7 毫克
4. 磷、硫、铬、硒等	它们也是精液的组成成分，对激发精子活力也有特殊作用，也应注意从膳食中加以补充

（5）合理安排新婚饮食——

为了使新婚夫妇在蜜月期间能保证供给人体所需的营养成分，新婚夫妇每日膳食总量最好达到下列标准：即标准面粉 250 克，大米 200 克，油 50 克，豆浆 300 毫升，油豆腐 100 克，肉类 200 克，鸡蛋 100 克，牛奶 200 克，各种蔬菜 500 克。同时适当吃些花生、核桃仁、水果等零食，以补充多方面营养需要。

还可多吃一些具有食疗保健作用的食品，如黑木耳、龙眼、蜂王浆、枸杞子、甲鱼、蛇肉、骨头汤、芝麻、香菇、百合、酸奶、扇贝、黑豆、大豆、大枣、山楂、蜂蜜、羊肉、狗肉、莲子、麻雀、鹌鹑、牡蛎、大虾、海参等。

为提高性生活质量，可在性生活前的晚餐，选食一些能令人心情愉快、提高性兴奋水平的食物；而在性生活后的次日，宜多食用些具有固肾益气、消除疲劳的食品。

（6）忌饮酒——

人人都希望生一个聪明健康的孩子，若想达到这个目的，新娘、新郎要力戒酗酒。正常情况下，生殖细胞的染色体结构、数目是稳定的。若新婚时期天天过量饮酒，就会导致内分泌紊乱，染色体随之发生种种异常变化，往往会造成出生畸形婴儿或不健康婴儿的恶果。

特别是大醉之后，新婚夫妇更不能同房。

（三）妊娠期卫生

1. 妊娠期保健

妊娠后，由于生理上的特殊情况，更应注意摄生，以保证孕妇、胎儿的健康。

（1）劳逸有节——

正常妊娠，一般是可从事学习、工作的。但亦不可过劳，以免耗气动胎。总之，妊娠期生活起居要有规律，宜适当活动，但不可提挈重物，或攀高涉险，慎防跌摔而伤动胎元。

（2）慎戒房事——

妊娠后须慎戒房事，尤其是 3 个月内及 7 个月后更应禁止房事，以免耗损肾精，扰动胎元，引致先兆流产或流产、早产。

（3）注意胎教——

公元前约 100 年的《大戴礼记》及稍后的《列女传》提出妇女孕后的生活言行宜端庄纯正，注意饮食起居、精神情绪。胎教的哲理是"慎始"，胎儿是人生之始，母体的言行足以影响胎儿。胎教之说，现已为中外医学家所重视，并证明其具有科学性。

（4）定期检查——

怀孕后，应定期进行检查。妊娠 20 ～ 28 周前检查 1 次 /4 周，妊娠 28 ～ 36 周前检查 1 次 /2 周，妊娠 36 周后宜检查 1 次 / 周。若发现异常，应及时纠正，以防难产。妊娠期间出现剧烈呕吐、腹痛、阴道出血、肢体浮肿等症状，均应及时就诊。

2. 孕期常见症状及其处理

（1）消化系统症状——

有些妇女在怀孕 5 ～ 7 周，因内分泌变化而常出现一些反应，如偏食、厌食、恶心、呕吐等。孕吐更是早孕反应最常见症状，称为"妊娠反应"或"妊娠呕吐"。孕吐的形式、程度可随孕妇个体的差异而有所区别。精神过度紧张、神经系统功能不稳定的妇女，反应一般都很重，甚至可发生而持续性呕吐，呕吐物除了食物、黏液外，有时还含有胆汁或少量血丝，进而表现全身困倦无力、消瘦、脱水、少尿等导致酸中毒等危重症状，对母子健康影响很大，应及时治疗。

轻度的孕吐反应，是一种正常生理现象，孕后约 3 个月即会自然消失，对身体毫无影响。所以孕妇精神不要过分紧张，也不需特殊治疗，只要情绪稳定，适当休息、注意调节饮食即可恢复正常。

孕吐反应较重者，其饮食应本着富于营养、清淡可口、易消化的原则，所吃食物先简单后多样化，尽可能照顾其饮食习惯、特殊爱好，如酸的、甜的、咸的均可。

【宜食】为了减轻胃肠道负担，减少呕吐症状，可选用鸡蛋、饼干和酥脆爽口的烤面包干、馒头干、烧饼以及各种水果等。

孕吐吃苹果，一方面可补充水分、维生素、必需矿物质，又可调节水、电解质平衡，防止因频繁呕吐而引起的脱水、酸中毒，故孕吐时多吃些苹果对恢复健康是十分有益的。

孕吐症状减轻、精神好转、食欲增加后，可适当吃些瘦肉、鱼虾、蛋类、乳类、动物肝脏、豆制品等富含优良蛋白质的食物。同时要尽量供给充足的糖类、维生素、矿物质，以保证孕妇、胎儿的需要。

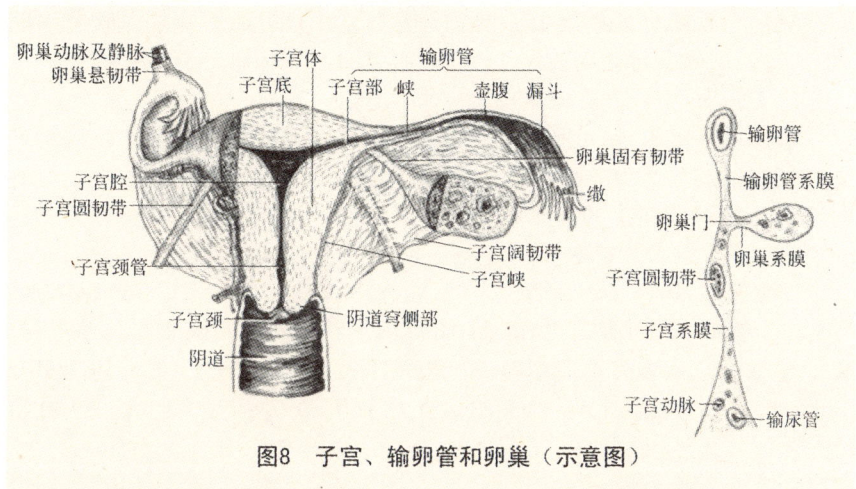

图8　子宫、输卵管和卵巢（示意图）

不加油盐调料的新鲜鲤鱼，对调治妊娠呕吐卓有良效。一般认为无调料的鱼很难食下，事实相反，妊娠呕吐者愈吃愈感香甜可口，对于抑制呕吐、满足口味、增加营养有独特效果。

【忌食】无论孕吐程度如何，均应忌食肥腻、难消化的油炸食物。酒类因有强烈的刺激性，也应绝对禁止。

【孕吐者进餐方法】以少食多餐为好。每 2 ～ 3 小时进食 1 次。妊娠恶心呕吐多在清晨空腹时为重，此时可吃些体积小含水分少的干燥食物。孕妇不要怕吃了吐。进食后万一再吐，千万勿精神紧张，可做深呼吸动作，或听听音乐，或室外散散步，然后再继续进食。进食后，最好卧床休息半小时，可使呕吐症状明显减轻。晚上反应较轻时，食量宜增加。食物要多样化，必要时睡前可适量加餐，以满足孕妇、胎儿的营养需要。

呕吐较明显者，可服维生素 B_6 10 ～ 20 毫克，3 次 / 日口服；消化不良者，可服维生素 B_1 20 毫克、干酵母 3 片、胃蛋白酶 0.3 克，吃饭时与稀盐酸 1 毫升（须遵医嘱）同服，3 次 / 日。

（2）贫血——

孕妇于妊娠后半期对铁的需求量增多，单纯靠饮食补充明显不足，应自妊娠 4 ～ 5 个月开始补充铁剂，如富马酸亚铁 0.2 克或硫酸亚铁 0.3 克，1 次 / 日口服预防贫血。若已发生贫血，应查明原因，以缺铁性贫血最常见。调治时应加大剂量，可给予富马酸亚铁 0.4 克或硫酸亚铁 0.6 克、维生素 C 300 毫克、乳酸钙 1 克，3 次 / 日口服。

（3）腰背痛——

妊娠期间关节韧带松弛，增大的子宫向前突，使躯体重心后移，腰椎向前突使背伸肌处于持续紧张状态，孕妇常出现轻微腰背痛。腰背痛明显者，应及时查找原因，按病因治疗。必要时卧床休息、局部热敷。

（4）下肢、外阴静脉曲张——

静脉曲张因妊娠次数增多逐渐加重。妊娠末期应尽量避免长时间站立，下肢绑以弹性绷带，晚间睡眠时应适当垫高下肢以利静脉回流。分娩时应防止外阴部曲张的静脉破裂。

（5）下肢肌肉痉挛——

下肢肌肉痉挛是孕妇缺钙表现，肌肉痉挛发生在小腿腓肠肌，妊娠后期多见，常在夜间发作。发作时应将痉挛下肢伸直使腓肠肌紧张，并进行局部按摩，痉挛多能迅速缓解。已出现下肢肌肉痉挛的孕妇，应尽早补充钙剂，可服乳酸钙 1 克、维生素 AD 丸 1 丸，3 次 / 日；维生素 E 100 毫克，服 1 ～ 2 次 / 日。

（6）下肢浮肿——

孕妇于妊娠后期常有踝部、小腿下半部轻度浮肿，经休息后消退，属正常现象。下肢浮肿明显，经休息后不消退者，应考虑妊娠高血压综合征、合并肾脏疾病或其他合并症，要及时就医。睡眠取左侧卧位，下肢垫高 15° 使下肢血液回流改善，浮肿多可减轻。

（7）痔——

增大妊娠子宫压迫、腹压增高，使痔静脉回流受阻、压力增高导致痔静脉曲张。应多吃蔬菜，少吃辛辣食物，必要时服缓泻剂软化大便，纠正便秘。

（8）便秘——

妊娠期间肠蠕动、肠张力减弱，排空时间延长，水分被肠壁吸收，加之孕妇运动量减少，易发生便秘。由于巨大子宫、胎先露部的压迫，常会感到排便困难，应每晨饮开水 1 杯，养成每日按时排便的良好习惯，并多吃含纤维素多的新鲜蔬菜、水果，可饮蜂糖水以润肠通便，必要时用开塞露（含山梨醇、硫酸镁或含甘油）、甘油栓（由硬脂酸钠为硬化剂，吸收甘油制成），使大便滑润易排出。

（9）仰卧位低血压——

妊娠末期,孕妇若较长时间取仰卧姿势,由于增大的妊娠子宫压迫下腔静脉,使回心血量、心排出量骤然减少,出现低血压。此时若立即改为侧卧姿势,使下腔静脉血流通畅,血压迅即恢复正常。

3. 妊娠期调养

孕妇为适应妊娠期间子宫、乳房增大和胎盘、胎儿生长发育的需要,孕期所需营养必定高于非孕期。孕妇在孕期出现营养不良,会直接影响胎儿生长、智力发育,导致器官发育不全、胎儿生长受限及低出生体重,易造成流产、早产、胎儿畸形、胎死宫内。孕妇要加强营养意识,所进食物应保持高能量,含丰富的蛋白质、脂肪、碳水化合物、微量元素、各种维生素。加强孕期营养是产前保健的重要内容。

（1）热量——

蛋白质、脂肪、碳水化合物在人体内氧化后均能产生热量。孕妇热量供给按营养素来源,应有适当比例,蛋白质占15%,脂肪占20%,碳水化合物占65%。根据我国汉族饮食习惯,热量主要来源于粮食（占65%）,其余35%热量来自食用油、动物性食品、豆类、蔬菜。孕妇热量于妊娠中、晚期每日至少应增加200千卡（注:1千卡≈4.18千焦,全书后同）。

（2）蛋白质——

进食的蛋白质仅20%经消化吸收后能贮备在组织内,故进食蛋白质的数量应为所需蛋白质的5倍。 在孕4～6个月,孕妇每日应增加进食蛋白质15克;在孕7～9个月,孕妇每日应增加进食蛋白质25克。 孕妇每日多吃鸡蛋2个,可补充蛋白质15克。孕妇若在孕期摄取蛋白质不足,会造成胎儿脑细胞

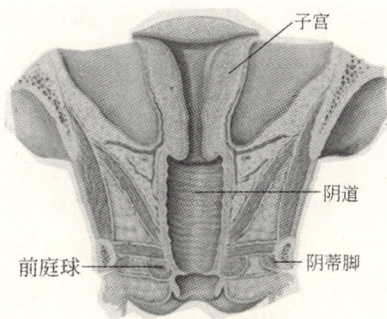

图9　女性骨盆（冠状切面）

分化缓慢,导致脑细胞总数减少。人脑细胞是在胎儿期和生后1年内婴儿期分化完成,为了优生必须保证孕妇的蛋白质需求。

（3）碳水化合物——

碳水化合物是机体主要的供给热量食物。 孕妇主食中的碳水化合物主要是淀粉,经淀粉酶作用后,葡萄糖迅速经小肠上段黏膜吸收,果糖吸收较缓慢,却是形成糖原的主要原料,以糖原形式贮存在肌肉、肝内,以后逐渐释放至血液中,经氧化产生热量。孕妇自孕中期后,每日进主食

0.4～0.5千克可满足需要。

（4）微量元素——

①铁：主要构成血红蛋白，也是许多酶（如细胞色素氧化酶等）的组成部分，在组织呼吸、生物氧化过程中起重要作用。含铁较丰富的食品有动物肝脏、瘦肉、鱼类、豆类、硬果、野菜、山楂、草莓等。孕妇在孕期、分娩期共需铁约1克，我国孕妇每日膳食中铁的供给量为28毫克，比非孕妇女18毫克增多10毫克，因很难从膳食中得到补充，故主张自孕4～5个月开始服硫酸亚铁0.3克或富马酸亚铁0.2克，1次/日。

②钙：孕期需增加贮存30克，主要供应胎儿骨骼、牙齿的发育。含钙较多的食物有虾皮、虾、奶粉、奶酪、奶片、榛子、芝麻、桑椹、花生仁、黑木耳、黑豆等。孕期需增加钙的摄入以保证孕妇骨骼中的钙不致因满足胎儿对钙的需要而被大量消耗。自孕16周起，每日摄入钙1000毫克，孕晚期增至1500毫克，以服用枸橼酸钙为佳。牛奶、奶制品中含有较多的钙且易被吸收，孕妇应多饮用牛奶、奶制品。

③锌：也是蛋白质、酶的组成部分，参与蛋白质积累，对胎儿生长发育很重要。含锌较多的食物有牡蛎、扇贝、鱿鱼、石螺、田螺、羊肉、兔肉、牛肉、猪肉、驴肉、鸡、鸭、肝、奶制品、鸡蛋、大麦、黑米、小麦、蚕豆、黑豆、木耳、核桃、花生仁等。若孕妇妊娠后3个月摄入锌不足，使胎儿处于低锌状态，可致胎儿生长受限、流产、先天畸形、胎死宫内等。妊娠期锌的总需求量增至375毫克，推荐孕妇每日从饮食中补锌20毫克。若孕妇血锌＜7.7微摩尔/升（正常值7.7～23.0微摩尔/升），是胎儿在宫内缺锌的危险指标，需迅速补锌。

④碘：孕期碘的需要量增加，若孕妇膳食中碘的供给量不足，可发生单纯性甲状腺肿。孕妇每日膳食中碘的供给量为175微克，比非孕妇女150微克多25微克，提倡在整个孕期必须用含碘食盐。

⑤维生素：是一类复杂的有机化合物，参与机体重要的生理过程。是生命活动不可缺少的物质，主要需由食物提供，分为水溶性（B族维生素、维生素C）、脂溶性（维生素A、D、E、K）2大类（如表4所示）。

表4　妊娠期维生素的供给

维生素	功能、主要食物来源
1. 维生素A（又称视黄醇）	维生素A的活性用视黄醇当量表示。每日膳食中维生素A供给量，孕妇视黄醇当量为1000微克，比非孕妇女多200微克。维生素A主要存在于动物性食物，如牛奶、肝等。若孕妇体内缺乏维生素A，胎儿有致畸（如唇裂、腭裂、小头畸形等）的可能

续表

维生素	功能、主要食物来源
2. 维生素 D	主要是维生素 D_2（钙化醇）、维生素 D_3（胆钙醇），主要生理功能是促进钙、磷在肠道吸收，促使骨骼硬化。孕妇每日膳食中维生素 D 供给量为 10 微克，比非孕妇女 5 微克多 1 倍。鱼肝油含量最多，肝、蛋黄、鱼等含量也较多。孕妇缺乏维生素 D 可致胎儿低血钙，影响胎儿骨骼发育
3. B 族维生素	维生素 B_1、维生素 B_2、叶酸的供给量，孕妇每日膳食中分别为 1.8 毫克、1.8 毫克、0.8 毫克，均比非孕妇女需要量增多。尤其是叶酸，特别需在妊娠前 3 个月期间补充，孕早期叶酸缺乏，易发生胎儿神经管缺陷畸形。叶酸的主要来源是动物肝、酵母、绿色蔬菜。妊娠前 3 个月最好口服叶酸 5 毫克，1 次／日
4. 维生素 C	为形成骨骼、牙齿、结缔组织、一切非上皮组织间粘结物所必需。孕妇每日膳食中维生素 C 供给量为 80 毫克，比非孕妇女（60 毫克）多 20 毫克。建议口服维生素 C 200 毫克，3 次／日，并多吃水果、新鲜蔬菜

4. 妊娠期药膳

（1）糯米山药粥——续断、杜仲、菟丝子、桑寄生各 25 克布包，水煮取汁，下糯米 250 克、捣碎的山药适量共煮粥。空腹食。功效健脾补肾。主治孕妇耳鸣，腰膝酸软，食欲差，大便稀软，夜尿次数频繁，孕后黑眼圈加重等；也适合孕前食用。

（2）参芪粥——生黄芪 30 克、党参 10 克、黄精 15 克水煎取汁，入糯米 250 克煮粥。空腹食。功效益气养血兼健脾。主治孕妇脸色苍白或偏黄，头晕，动则心悸等；亦适合孕前食用。

（3）阿胶养阴粥——麦冬、生地、首乌、黄精各 15 克水煎取汁，后入大米 100 克煮粥，再入捣碎的阿胶 15 克稍煮溶化。空腹食。功效滋阴养血兼止血。主治孕妇脸颊常潮红，手心、脚心热，口干咽燥等。

（4）砂莲粥——粳米 100 克、砂仁 12 克、莲子 20 克、生姜 15 克加水 1000 毫升，大火烧开后转小火煮粥。1 剂／日，早、晚空腹食；连服 3 日。功效和胃止呕。主治妊娠呕吐。

（5）半夏竹茹粥——姜半夏、五味子各 10 克，谷芽、莲子肉各 15 克，竹茹 12 克，布包，与粳米 250 克加水 1000 毫升，大火烧开后转小火煮粥。1 剂／日，早、晚空腹食，连服 3 日。功效和胃止呕。主治妊娠呕吐。

（6）生姜粥——生姜 20 克去皮，榨汁。大米 100 克加水煮粥。米粥成，入姜汁，食盐调味。随意食。功效补脾和胃，止呕。主治脾胃虚寒型妊娠呕吐。

（7）姜糖芝麻饮——芝麻、红糖各 250 克，生姜汁 5 汤匙，同入锅炒焦，随时适量嚼食。1 剂／日，连服 3 日。功效温胃止呕。主治妊娠呕吐，以呕吐清水为主。

（8）半夏面片汤——制半夏 10 克，陈皮 5 克，鸡蛋 1～2 只，葱 2 根，面粉 200 克。制半夏烤干，研细末，与面粉混匀，水和成面团，切薄片；陈皮用水浸软，切丝；葱去须根，切葱花生姜去皮，切丝。水煮熟面片后入陈皮丝、姜丝、葱花、鸡蛋、油盐调味。充膳食或随意食，1 日内食完。功效化痰湿，降逆止呕，芳香健胃。主治痰湿内盛型妊娠呕吐。

（9）紫苏生姜汤——鲜紫苏叶、生姜各 6 克，瘦猪肉 100 克。瘦猪肉切薄片，以盐、酱油，糖，生粉适量腌制；紫苏叶切细丝；生姜去皮，切细丝。水 1 碗置锅内，水沸，放肉片煮熟，加紫苏叶丝、生姜丝稍煮，调味成汤。佐膳。功效行气宽中，和胃止呕。苏叶能促进消化液分泌，增强胃肠蠕动，有助于胃肠排气消胀，下气止呕。主治脾虚气滞、肝胃不和型妊娠呕吐。

（10）丁香蒸梨——梨 1 个挖去籽核，将丁香 15 克塞入梨内，密闭蒸熟，吃梨。1 次／日，连服 3 日。功效和胃止呕。主治妊娠呕吐。

（11）醋糖蛋——食醋 60 毫升，白糖 30 克，鸡蛋 1 个。食醋煮开后入白糖溶解，打入鸡蛋煮熟。1 次／日，连服 3 日。功效和胃止呕。主治妊娠呕吐。

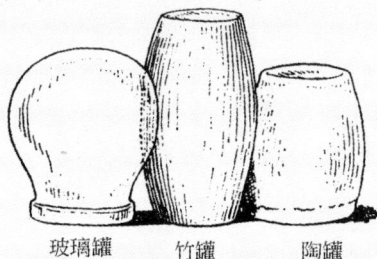

玻璃罐　　竹罐　　陶罐

图10　火罐种类

（12）砂仁蒸鲫鱼——鲫鱼 1 条（约 250 克），砂仁（去壳）3 克。鲫鱼去鳞、鳃、内脏，洗净，拭干鱼肚内水分。砂仁研粉，置鱼肚内，蒸熟。佐膳或随意食，1～2 次／日。功效健脾开胃，化浊止呕。主治脾胃虚弱型妊娠呕吐。

（四）产褥期卫生

1. 产褥期保健

产妇分娩结束后，妊娠期间在解剖、生理上的变化恢复至未孕时状态的这一段时间，称为产褥期，约需 6 周时间。由于分娩时耗气失血，导致产妇抵抗力较差，易生病，须注意调摄。

（1）慎寒温——

产褥早期，皮肤排泄功能旺盛，排出大量汗液，以夜间睡眠、初醒时更明显,不属病态,于产后 1 周内自行好转。产后体质虚弱,抵抗力低下,易感风受寒,首先要注意保暖,避免寒邪,但亦忌过于温暖,至汗出过多,衣服应厚薄适宜,更忌用冷水洗浴,以免关节为寒邪凝聚,出现关节发炎疼痛(俗名"产后痛风")。产妇居室应清洁通风。

(2)适劳逸——

产后宜多休息及有充分的睡眠,忌过早、过度操劳,以免恶露延长或引起子宫脱垂等。但亦需适当活动,使气血流畅,促进身体的复元,至少 3 周以后进行全部家务劳动。在产后五六十日内宜禁止房事,以利子宫的恢复、避免细菌入侵引起生殖系统感染等。

(3)勤清洁——

产褥期因有恶露排出,血室正开,易感外邪,故产后尤需注意外阴清洁。在恶露未净前,每晚宜用温开水洗涤阴部,内裤、月经带须经常换洗、曝晒。

(4)观察排尿、排便——

产后 5 日内尿量明显增多,产妇宜尽早自解小便。产后 4 小时产妇应排尿。

若排尿困难,可坐起排尿,并可选用以下方法:①用热水熏洗外阴,用温开水冲洗尿道外口周围诱导排尿。下腹正中放置热水袋,按摩膀胱,刺激膀胱肌收缩。②针刺关元、气海、三阴交、阴陵泉等穴位。若使用上述方法均无效时应予导尿,必要时留置导尿管 1～2 日,并使用抗生素预防感染。

产后因卧床休息、食物中缺乏纤维素、肠蠕动减弱,产褥早期腹肌、盆底肌张力下降,易发生便秘。应多吃蔬菜,并早日下床活动。若发生便秘,应口服缓泻剂、开塞露塞肛或肥皂水灌肠。

(5)观察子宫复旧、恶露——

在产褥早期因宫缩引起下腹部阵发性剧烈疼痛称"产后宫缩痛"。于产后 1～2 日出现,持续 2～3 日自然消失。多见于经产妇。哺乳时反射性缩宫素分泌增多使疼痛加重。产后宫缩痛严重者,注意排空膀胱,可针刺中极、关元、三阴交、足三里等穴位,用弱刺激手法,也可用山楂 100 克水煎加糖服,或用镇痛剂止痛。

产后随子宫蜕膜(特别是胎盘附着处蜕膜)的脱落,含有血液、坏死蜕膜等组织,经阴道排出,称"恶露"。因其颜色、内容物、时间不同,恶露分为:①血性恶露——因含大量血液得名,色鲜红,量多,有时有小血块,显微镜下见多量红细胞、坏死蜕膜及少量胎膜。持续 3～4 日,子宫出血量逐渐减少,浆液增加,转变为浆液恶露。②浆液恶露——因含多量浆液得名，色淡红，显微镜下见较多的坏死蜕膜组织、宫腔渗出液、宫颈黏液，少量红细胞、白细胞，且有细菌。持续约10日，浆液逐渐减少，白细胞增多，变为白色恶露。③白色恶露——因含大量白细胞，色泽较白得名，质黏稠。显微镜下见大量白细胞、坏死蜕膜组织、表皮细胞、细菌等。约持续3周干净。

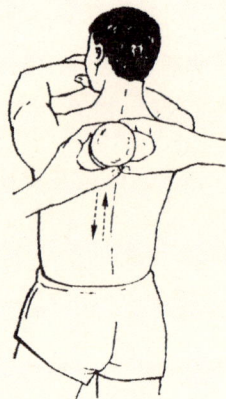

图11　走罐法

正常恶露有血腥味，但无臭味，持续4～6周，总量250～500毫升，个体差异较大。恶露的不同表现是子宫出血量逐渐减少的结果。若子宫复旧不全或宫腔内残留胎盘、多量胎膜或合并感染时，恶露增多，血性恶露持续时间延长并有臭味。

每日应注意观察恶露数量、颜色、气味。若子宫复旧不全，恶露增多、色红且持续时间延长时，应及早给予子宫收缩剂。若合并感染，恶露有腐臭味且有子宫压痛，应给予抗生素控制感染。

（6）调情志——

经历妊娠、分娩的激动与紧张，产妇精神极度放松；对哺育婴儿的担心；产褥期的不适等均可造成情绪不稳定，尤其在产后3～10日可表现为轻度抑郁，应帮助产妇减轻身体不适，并给予精神关怀、鼓励、安慰，使其恢复自信。抑郁严重者，需及时就医，必要时服抗抑郁症药物（详见"产褥期抑郁症"）。

（7）适当活动、做产后健身操——

经阴道自然分娩的产妇，产后6～12小时内即可起床做轻微活动，产后第2日可在室内随意走动，再按时做产后健身操。行会阴一侧切开或行剖宫产的产妇，可适当推迟活动时间。待拆线后伤口不感疼痛时，也应做产后健身操。

尽早适当活动、做产后健身操，有利于体力恢复、排尿、排便，避免或减少静脉栓塞的发生率，且能使骨盆底、腹肌张力恢复，避免腹壁皮肤过度松弛。

产后健身操应包括能增强腹肌张力的抬腿、仰卧起坐动作；锻炼骨盆底肌、筋膜的缩肛动作；锻炼腰肌的腰肌回转运动。产后2周时开始加做胸膝卧位，以预防或纠正子宫后倾。产后健身操的运动量应由小到大,循序渐进。

（8）注意避孕——

产褥期内禁忌性交。产后 42 日起应采取避孕措施,原则是哺乳者以工具避孕为宜,不哺乳者可选用药物避孕。

（9）产后健康检查——

产妇应于产后 42 日去医院做产后健康检查,包括全身检查、妇科检查。前者主要测血压、脉搏,查血、尿常规,了解哺乳情况等;后者主要观察盆腔内生殖器是否已恢复至非孕状态。最好同时带婴儿来医院做一次全面检查。

2. 产褥期调养

产后 1 小时产妇可进流食或清淡半流食,以后可进普通饮食。食物应富有营养、足够热量和水分。若哺乳,应多进蛋白质、多吃汤汁食物,并适当补充维生素、铁剂。

产妇由于分娩时的疼痛、疲劳、出血等原因,造成产后气血亏损,身体虚弱,加以需要乳汁哺养婴儿,故应增加营养,以多食蛋白质丰富而易消化者为宜;忌过于肥腻,以免影响胃肠、乳汁,过寒过热均非所宜。但忌偏食,肉类、蔬菜可适当配伍,以满足身体的需要。

产妇应多吃能补气血的食品,以助其身体复原。若产妇脾胃功能良好,应以食补为主,适当辅以药膳,不必另外吃补气的中、西药。

3. 产褥期药膳

（1）黄芪粥——黄芪 30 克,粳米 100 克,陈皮末 3 克,红糖适量。黄芪水煎 2 次,取汁,入粳米煮粥。熟后加陈皮末 3 克稍煎,再入红糖。食 1 剂 / 日。功效补气健脾。主治产后气虚。

（2）参术芪米粥——党参 9 克、白术 18 克、黄芪 15 克水煎 2 次取汁,加粳米 60 克煮粥。食 1 剂 / 日。功效补气健脾。主治产后气虚。

（3）益母红糖饮——益母草 60 克煎取汁,加红糖 50 克。趁热饮,1 剂 / 日,连服 5 日。功效活血化瘀。

主治产后瘀血阻滞;症见下腹痛,恶露不下或恶露淋漓不尽。

（4）山楂红糖茶——山楂 50 克水煎,加红糖 20 克。趁热饮,1 剂 / 日,连服 5 日。功效活血化瘀。主治产后瘀血阻滞;症见上方。

（5）冬瓜赤豆茶——赤小豆、冬瓜皮各适量水煎,代茶饮。1 剂 / 日,连服 5 日。功效清热利湿。主治产后湿热内阻;症见下腹痛,恶露味重或有臭味,口干口苦。

（6）火腿豆腐汤——豆腐 250 克,鸡蛋 1 个,火腿 30 克,猪油、猪排骨汤、料酒、水豆粉、细盐、葱花、味精各适量。鸡蛋打在碗中,加适量水豆粉搅匀;火腿切小粒。豆腐切小三角形,平放在抹在猪油的平盘内,加上蛋糊滚匀,上摆火腿粒,上笼蒸熟,取出;猪排骨汤入锅煮沸,倒入蒸好的豆腐再煮沸,加调料。食1～2次/日。功效促食欲,补营养,助康复。

(7)猪排鸡骨汤——猪排骨200克,鸡骨架200克,猪前蹄1只,海虾5克,香菜10克,细盐、味精、料酒、姜末、葱各适量。猪排骨、鸡骨架、猪蹄切块,加清水以大火煮沸后去浮沫,加料酒、姜末、细盐,改小火煮至汤呈乳白色时,入海虾、香菜、葱、味精。食1次/日。功效诱发食欲,促进优质乳汁分泌,补充钙质。

(8)红花益母汤——红花3克、益母草15克水煎取汁,加红糖适量。1剂/日,连服5日。功效活血化瘀。主治产后瘀血阻滞;症见方(3)。

(9)莲草茅根瘦肉汤——旱莲草、白茅根各30克水煎取汁,加瘦猪肉少许煮熟。饮汤,1次/日。功效养阴清热。主治产后阴虚内热,见口干低热;预防产后泌尿系感染。

(10)产后调血汤——当归、川芎各10克,黄芪30克,生姜3克,鲫鱼250克。鲫鱼、药物共煎汤,不放任何调料。产后1～3日内服,2～3次/日。当归、川芎活血行气;生姜温经通脉;气为血帅,伍以黄芪补气生血;鲫鱼"和五脏,通血脉"。合则能补虚调血,促使子宫收缩,使恶露排出流畅。

(11)产后健脾汤——薏苡仁、糯米草根、大米各30克,莲米20克,砂仁6克,瘦肉少许(猪、鸡、鱼均可)。上述药、肉、米加适量蔬菜、食盐熬粥(1次量)。服2～3次/日。功效健脾化湿。主治产后脾胃较弱、食欲欠佳。

(12)产后养阴汤——沙参、小麦各30克,首乌、麦冬、百合、五味子、女贞子各20克,芡实15克,仔鸭1只。熬成糊状,放糖或盐服。亦可将仔鸭炖熟后入药煎汤。1次/日。功效滋阴养血。首乌、女贞子滋补肝肾;五味子、芡实敛阴;小麦养心、益肾、和血、健脾;鸭滋五脏之阴,补血行水,养胃生津。主治产后或流产、引产后口眼干燥、大便难,汗多。

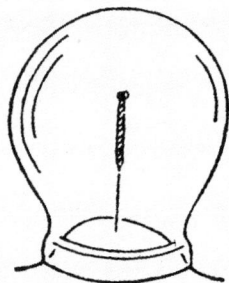

图12 针罐法

(13)产后滋补汤——生晒参2克(或明沙参30克),黄芪、枸杞子各20克,当归10克,陈皮6克,仔鸡半只(或鹌鹑4只或肉鸽1只或瘦猪肉500克),共炖1小时。饮汤,1剂/日。功效补养气血,恢复分娩致生理性消耗。当归补血,枸杞子滋阴;

仔鸡、鹌鹑、肉鸽、瘦猪肉滋补精血；参、芪大补元气，与归配补气生血，更佐陈皮健脾理气，以防呆填腻补伤胃之弊。适于产后或流产、引产术后。

（14）三七鸡汤——生三七末6克，子鸡1只（约1000克），45°米酒200克。鸡宰后去毛、内脏、皮、脂肪等，切小块，放炖盅内，加冷开水2小碗，隔水炖3小时，食盐调味。每次用鸡汤送服三七末2克，并食鸡肉。1剂/日，分2～3次食完。功效补虚活血，祛瘀止痛。三七活血祛瘀止痛；米酒行血通络，以助三七祛瘀止痛；子鸡补中气。主治瘀血内留所致产后腹痛；产后血崩者也可食。

（15）艾香黄芪汤——艾叶15克，黄芪20克，小茴香5克，瘦猪肉100克。瘦猪肉切薄片，适量食盐、生粉、生油、白糖、酱油等腌制。艾叶、小茴香、黄芪放砂锅内，加清水3小碗煎成1碗，入瘦猪肉煮熟，调味成汤。饮汤食肉，1次食完，1～2次／日。功效温经散寒，行气止痛，补气健脾。艾叶苦、辛、温，温经散寒，暖宫止痛；小茴香辛、温，行气上痛；黄芪甘、微温，善补中益气，与温经散寒之药配伍，有增强行气止痛之功。黄芪补气健脾，其提取的活性物质黄芪皂苷甲有镇痛作用。主治子宫虚寒之产后腹痛。

（16）马齿苋饮——鲜马齿苋500克去根，冷开水浸后，捣烂取汁，加白糖20克拌匀，加热。分2～3次饮。功效凉血止血。主治血热型产后恶露不绝。马齿苋味酸，微寒，凉血止

血，临床用于产后子宫缩复不良之子宫出血有效。

（17）韭菜汁饮——鲜韭菜500克，血余炭6克，白糖20克。韭菜冷开水略浸榨汁，入白糖、血余炭。分1～2次服。功效温经散寒，收涩止血。主治寒凝血瘀型产后恶露不绝。

（18）益母草猪骨汤——益母草（干品）100克，枳壳30克，猪骨250克。猪骨斩碎，与益母草、枳壳共入砂锅，加清水8小碗，煮沸后慢火熬至2小碗，食盐调味成汤。饮1小碗／次，1剂/日，分2次食完。功效活血祛瘀。益母草辛、微苦，善于活血祛瘀，使瘀血去新血得以归经而出血自止；枳壳苦、微寒，破气行气，与益母草合用，能增强益母草祛瘀止血之力。益母草、枳壳对子宫有显著兴奋作用，能收缩子宫而止血。猪骨含钙、磷等元素，对血液凝固有帮助，尤宜产妇。主治血瘀型产后恶露不绝。

（19）牛奶焖嫩鸡——活子母鸡1只，新鲜牛奶1000毫升，猪油10克，味精、料酒、细盐、姜末、葱、水豆粉各适量。子母鸡去毛、内脏、血，置沸水中烫3分钟，捞起，晾干。鲜牛奶入砂锅，加少量细盐，大火煮沸，入鸡烧至沸腾，改小火，待鸡熟时捞出；将鸡切块上盘，用猪油、牛奶、盐、味精、加水豆粉勾芡淋上。饮汁食肉，隔日1剂，分次服完。功效增强产妇身体抵抗力，促进身体复原。

（20）三星蛋——鲜鸡蛋2个，咸鸭蛋1个，猪油10克，姜末、葱花、细盐、味精适量。逐个将鸭蛋、鸡蛋

打入装有清水的碗中，保持蛋黄完整，将蛋白搅匀，入猪油、生姜末、少量细盐，上笼蒸，将熟时撒入葱花，不加盖，继续蒸5分钟，调味精。隔日1剂。功效开胃滋阴，解毒益中，除疲劳，增体质。

（21）当归红糖蛋——当归10克，红糖50克，鸡蛋2个。当归加水700毫升煎至400毫升，入鸡蛋，加红糖，煮至蛋熟。食汤、蛋。功效清除子宫内瘀血，促进子宫复原，补血活血。适用于产后1周内服。

（22）茯苓包子——茯苓30克，红枣10枚，面粉1000克，鲜瘦猪肉500克，料酒、细盐、骨头汤、香油各适量。茯苓、红枣入锅，每次加水250毫升，煮3次，30分钟/次，取3次药液合并。面粉倒在干净盆中，入适量的发酵面团，加温热茯苓红枣水500毫升混匀，发酵。猪肉剁成肉泥，加调料搅成馅。按常法制成包子，上笼，大火蒸熟。食1～2次/日。功效补脾和胃，补血安神。

（23）归芪红枣鸡——子母鸡1只，当归、生黄芪各20克，红枣10枚，料酒、细盐、味精各适量。子母鸡去毛、内脏、血，在滚水中烫3分钟。生黄芪、当归、红枣塞鸡腹中，加料酒50毫升、清水，小火煮熟时，放细盐、味精。隔日1剂，分次服完。功效补虚强身，促进恶露下行，帮助子宫复原，预防产妇泌尿生殖系统感染。

（24）芦笋豆腐——干芦笋200克，豆腐干、瘦猪肉各50克，鸡汤100毫升，细盐、味精各适量。瘦猪肉切小块；芦笋水焯，漂除异味；豆腐干切细丝。共入瓷碗，放细盐，加盖，上笼大火蒸熟，调味精。食1～2次/日。功效增食欲，消疲劳，强体质。

（25）参芪归枣膏——党参50克，当归30克，大枣20枚，黄芪、红糖各100克。参、芪、归、枣水煎2次取汁，加红糖收膏。服20毫升/次，2次/日。功效补气健脾。主治产后气虚。

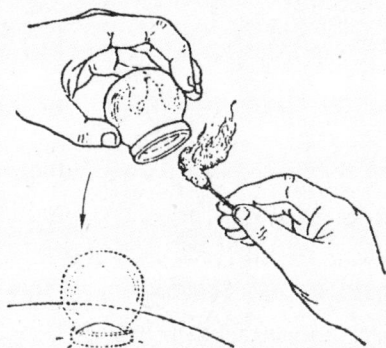

图13　闪火法

（26）二冬膏——天冬、麦冬各250克，川贝母粉50克。天冬、麦冬水煎取汁，加川贝母粉，炼蜜收膏。食10克/次，3次/日。功效养阴清热。主治产后阴虚内热，见口干低热。

（27）阿胶炖鸡——阿胶30克，子鸡1只（约1000克）。鸡宰后去毛、内脏、鸡皮、脂肪等，切小块，连同阿胶放炖盅内，加冷开水2碗，隔水炖3小时，汤成，食盐调味。饮汤食鸡，分2～3次食完。功效补益气血。主治血虚型产后腹痛。

（五）哺乳期卫生

1. 哺乳期保健

母乳为婴儿最适合之营养品，不仅符合其生长发育的需要，且可增进其抗御疾病之能力，故婴儿出生后应尽量采用母乳喂养，比之其他任何人工喂养均好。母乳喂养，按需哺乳，废弃定时哺乳。

产后半小时内开始哺乳，此时乳房内乳量虽少，通过新生儿吸吮动作刺激泌乳。生后 24 小时内，每 1～3 小时哺乳 1 次。生后 2～7 日内是母体泌乳过程，哺乳次数应频繁些，1 昼夜应哺乳 8～12 次。哺乳的时间、频率取决于婴儿的需要及乳母感到奶胀的情况。

哺乳前母亲要洗手，用温开水清洁乳房、乳头。哺乳时母亲、新生儿均应选择最舒适位置，需将乳头、大部分乳晕含在新生儿口中，用一手扶托乳房，防止乳房堵住新生儿鼻孔。让新生儿吸空一侧乳房后，再吸吮另侧乳房。哺乳后佩戴合适棉制乳罩。每次哺乳后，应将新生儿抱起轻拍背部 1～2 分钟，排出胃内空气以防吐奶。

哺乳期以 10 个月～1 年为宜。乳汁确实不足时，应及时补充按比例稀释的牛奶。

在哺乳期需注意的事项如表 5 所示。

表5　哺乳期的注意事项

症状	处理方法
1. 乳胀	多因乳房过度充盈、乳腺管阻塞所致。哺乳前湿热敷 3～5 分钟，并按摩、拍打抖动乳房，频繁哺乳、排空乳房。可口服散结通乳中药，常用方剂为柴胡（炒）、当归、王不留行、木通、漏芦各 15 克，水煎服
2. 催乳	若出现乳汁不足，鼓励乳母树立信心，指导哺乳方法，按需哺乳、夜间哺乳，适当调节饮食（详见"缺乳"）
3. 退奶	产妇因病不能哺乳，应尽早退奶。最简单的退奶方法是停止哺乳，不排空乳房，少进汤汁，但有约 45% 的产妇会感到乳房涨痛，佩戴合适胸罩，口服镇痛药物，2～3 日后疼痛减轻（详见"回乳"）
4. 乳头皲裂	多因婴儿含吮不正确，哺乳方法不当，过度在乳头上使用肥皂等干燥剂或婴儿口腔运动功能失调所致。轻者可继续哺乳。哺乳前湿热敷 3～5 分钟，挤出少许乳汁，使乳晕变软，以利婴儿含吮乳头、大部分乳晕，频繁哺乳，先在损伤轻的一侧乳房哺乳。哺乳后挤少许乳汁涂在乳头、乳晕上，短暂暴露、干燥。皲裂严重者应停止哺乳，可挤出或用吸乳器将乳汁吸出后喂给新生儿

哺乳期除注意饮食营养外,要保持心情舒畅,作息有时,劳逸结合,以保证乳汁的质量、正常分泌。同时,要落实避孕措施,不可错误采用延长哺乳期作为避孕之方法。

2. 哺乳期调养

哺乳期营养需求大,以食补为主,适当辅以药补。

鸡、鸡蛋是最理想的滋补品。它们营养价值高,富含蛋白质、人体必需的多种氨基酸,且营养比较全面,蛋黄含有较多的卵磷脂、铁质,可促进产妇恢复体力。在产后几个月内应坚持吃 8 ～ 10 只鸡、100 多个鸡蛋。

为了恢复体力、准备给婴儿哺乳,应注意吃营养价值高的食物。在产褥期,每日约需热量 11.3 ～ 11.7 兆焦、蛋白质 80 克,需比妊娠前饮食量增加 30%。该时期要多吃动物性蛋白质、新鲜水果和蔬菜。

哺乳期调养药膳可参考"产褥期卫生"。

（六）性生活卫生

1. 性生活保健

（1）注意清洁——

注意女性生殖器官的卫生。应每晚清洗一次外阴。每次性交后,先排尿,后洗外阴。男子也应养成每晚清洗外阴的习惯。注意内裤卫生,不论男女都应常换洗内裤,内裤勿与其他衣物同盆洗涤。

（2）性生活适度——

不同的夫妇之间的性交次数可能有很大的差别。通常,新婚期性的要求比较强烈。所谓适度,就是在性行为次日双方均不感疲劳。若出现没精打采、头痛腰酸、食欲不振等,则说明性生活过于频繁,要及时调整。适度的性生活可提高家庭生活质量,增进夫妻间的情爱、和谐,是生理上的需要。

（3）完美性生活的饮食——

性行为的正常与否,是人健康的重要标志之一。性欲和食欲一

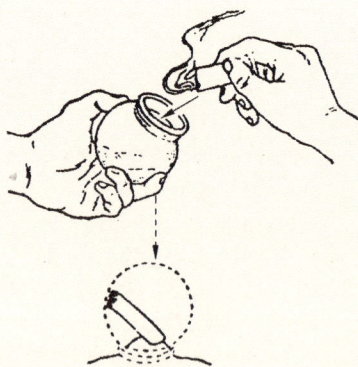

图14　投火法

样,都是人与生俱来的自然本能。和谐美好的性生活,不仅可使夫妻双方增进感情,生活得幸福和美,爱情的滋润还可使人的皮肤变得鲜亮饱满,容颜不衰,对增进身心健康、延缓衰老起着重要作用。而适当的营养如润滑剂、兴奋剂,有助于辅助性生活完成这一美容功能。性和美与饮食有着密切关系,性和谐的饮食保健有其独特功效。

在性保健的饮食调配中,应据不同的生理、身体状况合理安排饮食,保证营养充分供给、及时补充(如表6所示)。

表6　性生活保健的营养供给

营养成分	主要功能
1. 蛋白质	蛋白质在体内可转化成精氨酸,能提高男性精液的质量,增强精子活力,并可消除性生活后的疲劳感。对女方可促使处女膜破裂后的创伤早日愈合
2. 脂肪	脂肪可提供机体不能合成的脂肪酸,脂肪中的胆固醇还是合成性激素的重要原料。如缺乏,可导致性功能紊乱
3. 酶	酶可激活性细胞的活跃程度,有效防止性欲衰退。酶类广泛的存在于动物性食品中。酶母是一种鲜为人知的营养素。葡萄糖耐量不足是造成性功能减弱的主要原因之一,而酵母中的葡萄糖可与体内胰岛素结合弥补这一不足
4. 各种无机盐、微量元素	例如钙、锌、铁等也是性保健饮食中不可缺乏的营养物质

总之,科学合理地摄取营养,将会使性生活更加和谐完美,并可使容颜不衰,青春常驻。

2. 性生活药膳

(1) 枸杞黄精炖白鸽——枸杞子、黄精各50克,白鸽1只,细盐、料酒、味精各适量。白鸽去毛、内脏,与枸杞子、黄精共入砂锅,大火煮开后去浮沫,改小火煨60分钟,加料酒、精盐、味精再略煮。趁热吃鸽肉、喝汤。功效补肝肾,益精血。主治肝肾不足型性冷淡等。

(2) 火腿烧鸽蛋——鸽蛋10个,火腿50克,鸡汤60毫升,味精、料酒、香菜、葱丝、生姜末、水淀粉各适量。鸽蛋煮熟,去壳,涂上少许酱油,放热油锅中煎炸至金黄色时捞出。火腿切长条,稍煮。铁锅烧热,放菜油烧八成热时,加鸽蛋、火腿、料酒、葱丝、生姜末略炒,入鸡汤烧至20毫升,用水淀粉勾芡,加味精、香菜。吃肉、蛋。鸽蛋含蛋白质、多种维生素、脂肪,补肾益气;可帮助产妇清除子宫内瘀血、促进子宫复原、提高性功能。

(3) 清蒸枸杞鸽——枸杞子60

克,白鸽1只,料酒10毫升。白鸽去毛、血、内脏,枸杞子装鸽子腹腔内,淋上料酒,加清水,用棉线将鸽子全身扎牢。全鸽放瓷盆内(鸽腹朝上),不加盖,让水蒸气进入,用大火隔水蒸100分钟。喝汤吃肉,嚼枸杞子,1日内吃完。枸杞子含酸浆红色素、胡萝卜素、维生素B_1、烟酸、维生素C、酚类物质、亚油酸、桂皮酸、铁、钙等,可补肾益精,能"补精气诸不足,益颜色变白,明目安神,令人长寿";有改善肝功能,促进细胞新生,使皮肤变得细嫩等作用。鸽子可调精益气、补肾泽肤。鸽子、枸杞子相配伍,增强了二者的相互作用,不但护肤、美肤,且能改善性功能,提高性欲。有性冷淡或性欲较弱的女性,最宜食用此药膳。

(4)芪烧活鱼——生黄芪30克,党参、水发香菇各20克,活雌鲤鱼1条(约700克),精盐、料酒、酱油、红糖、葱、蒜、水淀粉、味精各适量。鲤鱼去鳞、鳃、内脏,保留鱼子,鱼身上斜刀切十字花刀。将豆油(或花生油、菜油)烧至六成热,下鲤鱼煎至金黄色,捞出。猪油、红糖、半熟鲤鱼、生黄芪、党参置砂锅内,小火煨;鱼熟时

捞出党参、黄芪,加香菇再煮10分钟,调味精、姜末,水淀粉勾芡。吃鱼、香菇。功效补中益气,健脾和胃,养血护颜,提高性欲。

(5)果仁排骨——薏苡仁、冰糖各150克,草果仁100克,排骨2500克,姜、葱、香油、味精、料酒、卤汁各适量。薏苡仁、草果仁炒香后捣碎,加水煎煮2次取滤液4000毫升。猪排骨切块,放上滤液中浸30分钟,入锅,加生姜、葱,小火煮七成熟,去浮沫,捞出排骨晾凉。卤汁倒入铁锅,小火煮沸,入晾凉的排骨,卤至透熟

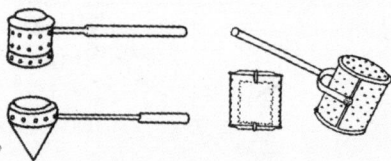

图15 各种温灸器

时起锅,加料酒、冰糖、盐等至卤汁中,小火熬成浓汁,再加味精、香油入卤汁中。将制好的卤汁均匀涂在猪排上。吃排骨。草果仁、排骨补气益血,滋养肝肾,养颜,增强性功能。

(七)女性避孕期间的调养

1.上环后的饮食调护

(1)多数妇女放入节育环后往往引起出血量增多、经期长、不规则出血,有的甚至持续数年,易致妇女发生缺铁性贫血。故妇女带节育环后,应注意身体营养。

(2)饮食中,应增加蛋白质的供给,在副食中适当增加肉类、鱼类、蛋

类的比重，比一般人多吃一些；也可多吃些大豆制品。动物性食品中铁更易被人体吸收，故常吃肝、肾、鸭血、瘦肉、鱼类、蛋类等。对由放节育环引起的月经增多所致贫血倾向，经上述食疗可获满意效果。

（3）注意经期卫生，经期避免重体力劳动、激烈运动，少吃生冷、刺激性食物（如辣椒、酒、烟等）可缩短经期、减少经量。

2. 口服避孕片引起月经失调药膳

（1）杞贞知柏蒸水鸭母——水母鸭1只（约600克），枸杞子、生地、玄参、益母草各15克，女贞子、知母、生黄柏、酸枣仁、麦冬各12克，丹皮、当归、白芍各9克，黑大豆30克，远志5克，淡菜60克，黑枣13枚，葱白5根，蜂蜜15～30克，食盐、酱油、味精各适量。水母鸭去毛、爪、肠杂，洗净沥干，留用鸭心、肝、肾，鸭肉切小块。女贞子、知母、黄柏、丹皮、玄参、益母草、当归、白芍、远志、枣仁、麦冬装纱布药袋内，扎紧袋口，放陶瓷罐中，入水鸭母、枸杞子、生地、黑豆、淡菜、黑枣、葱白、盐、酱油、味精、清水，放屉笼内用大火蒸2小时至熟透入味，揭盖取出，淋上蜂蜜食。功效滋肾养心，交通心肾，凉血调经，清退虚火。主治服避孕药过量或服避孕药期间房事不节频数所致月经先期、经量过多，带下色黄白、心烦失眠，五心烦热，头晕耳鸣，潮热，腰膝酸软，咽干口燥，心悸，健忘，舌红苔薄，脉细数无力。

（2）杞乌银柴炖活鳖——活鳖1只（约450克），枸杞子、制首乌各15克，银柴胡6克，女贞子、墨旱莲、桑寄生、山茱萸、麦冬、益母草、白芍、生地、熟地各12克，全当归9克，黑豆、淡菜、水发香菇各24克，蜂蜜30克，酱油、食盐、味精各适量。活鳖去鳖头、爪、肠杂，留用鳖甲、血，鳖肉切斜块。首乌、银柴胡、女贞子、墨旱莲、桑寄生、麦冬、益母草、当归、白芍装纱布药袋内，扎紧袋口，放陶瓷罐中，入枸杞子、鳖肉、鳖血、鳖甲、山茱萸、生地、熟地、黑豆、淡菜、香菇、盐、酱油、味精、清水，置大锅内隔水用大火炖2小时至熟透入味，取出，淋上蜂蜜食。功效滋水涵木，调益冲任，养血。主治服过量避孕药或服避孕药期间房事频繁，淫欲不节，冲任二脉虚损所致经来过少或经期错后，或月经先后不定期，经量过少或点滴、色淡红、质黏稠，伴头晕眼花，健忘，耳鸣，盗汗潮热，五心烦热，口干咽燥，虚烦不寐，腰膝酸软，下腹空坠感，带下色黄白相兼、量多、质黏稠、无臭秽，时有经期抽搐，尿短少，便干燥，舌淡红苔薄，或舌边有齿痕印少津，脉弦细数无力。

（3）参芪当归炖猪胎盘——鲜猪胎盘1个（150～300克），红参须30克，炙黄芪24克，熟地、鸡血藤、桑椹子各15克，白术、益母草各12克，茯苓、怀牛膝、白芍、当归身各9克，炙甘草4.5克，制香附3克，水发红菇

60 克,葱白 5 根、芝麻油、陈年老酒各 15～30 克,美味酱油、食盐、味精、红糖各适量。猪胎盘切斜片。红参须、黄芪、鸡血藤、桑椹子、白术、炙甘草、益母草、牛膝、香附、白芍、当归身装纱布药袋内,扎紧袋口,置陶瓷罐中,入猪胎盘、熟地、茯苓、红菇、葱白、酱油、盐、味精、红糖、清水,放大锅内隔水用大火炖 2 小时至熟透入味,取出,淋上芝麻油、老酒食。功效益气养血,调补冲任。主治禀赋不足,服过量避孕药,或长期口服避孕药停服 1～2 年以上未见排卵,见每逢行经期经量过少或点滴即净,伴带下色白如涕,头晕眼花,髫鬓不泽或枯燥脱落,面色苍白或萎黄,心悸怔忡,自汗,耳鸣,健忘,气短懒言,神疲倦怠,形体消瘦,性欲衰退,脉细或虚沉无力。

（4）杞附参韭蒸狗肉——鲜狗肉 300 克,枸杞子、熟地、菟丝子各 15 克,熟附子、生晒参、韭菜子、当归身各 9 克,炙黄芪、淮山各 24 克,肉苁蓉、巴戟天、白术、益母草各 12 克,白芍 6 克,鲜虾仁、水发香菇各 60 克,葱白 5 根、芝麻油、陈年老酒各 15～30 克,酱油、食盐、味精、红糖各适量。狗肉切斜片。附子、黄芪、韭菜子、肉苁蓉、巴戟天、白术、益母草、当归、白芍、菟丝子,装纱布药袋内,扎紧袋口;放陶瓷罐中,入狗肉、枸杞子、生晒参、山药、熟地、虾仁、香菇、葱白、酱油、盐、味精、红糖、清水,置屉笼内用大火炖 2 小时至熟透入味,取出,淋上芝麻油、老酒食(注意:饮用此膳后,脾肾真阳复苏温养,命门火旺时,

当去附子、韭菜子,以免阳火过亢,耗伤阴津,妄动相火;减去后该方可继服)。10 剂/疗程。功效温补脾肾,双补气血,固冲调经。主治禀赋不足,素体虚弱,服过量避孕药或长期服用避孕药停服后 1～2 年未见排卵和未见点滴月经,伴清稀白带,面色白,畏寒肢冷,面肢浮肿,腰背酸冷无力如折,下腹冷感,头晕,昏花耳鸣,心中恐慌,气短懒言,神疲乏力,形体消瘦,性欲衰退,小便清长,夜尿尤多,大便时干时溏软,脉沉迟细无力。

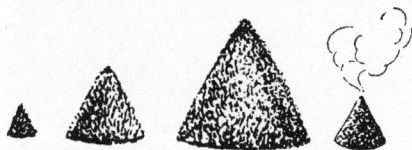

图16 艾炷

（5）柴贞丹花炖龟肉——活水龟 1 只(约 450 克),柴胡 6 克,白芍、丹皮、玫瑰花、制香附、白术各 9 克,女贞子、麦冬各 12 克,生地、熟地、玄参、地骨皮、枸杞子、黑木耳(水发)各 15 克,黑豆 30 克,黑枣 13 枚,淮山 24 克,葱白 3 根、蜂蜜、芝麻油各 15～30 克,酱油、食盐、味精各适量。活水龟去头、肠杂(留用心、肝、肾),龟肉切斜块,龟甲切断为 2 片。柴胡、白芍、女贞子、丹皮、玫瑰花、香附、地骨皮、麦冬、白术装纱布药袋内,扎紧袋口,入陶瓷罐中,加龟肉、龟甲、生地、熟地、玄参、枸杞子、黑豆、黑枣、淮山、葱白、黑木

耳、酱油、盐、味精、清水，放大锅内隔水炖 2 小时至熟透入味，取出，淋上芝麻油、蜂蜜溶化食。功效滋阴凉血，清热舒肝，调和冲任。主治素体阴亏，服过量避孕药或长期服用避孕药期间色欲过频，情志抑郁，经来先期，或经期先后不定，经量过多、色鲜红或深红、质黏稠，或伴带下增多色黄、黏稠、无臭秽，两颧潮热，头晕眼花，耳鸣，五心烦热，骨蒸潮热，胸乳连胁不舒，善太息，脉细弦数。血瘀者，加桃仁、川红花、泽兰各 9 克；痰湿者，加法半夏 9 克、薏苡仁 30 克。

（八）人工流产后的调养

流产对身体有一定损伤，不仅丢失一定量的血，加上流产过程中心理上承受的压力和肉体上的痛苦，使流产后的身体较虚弱，有的人还会有贫血倾向。因此，流产后应重视饮食调养，可进行适当补养。补养的程度、持续时间，应视流产者的体质、失血多少，全面衡量而定，既不要营养太过，也不可缺乏。

1. 人工流产后饮食原则

人工流产后须对各种食物在数量、质量、相互搭配上做出合理安排，以满足机体对蛋白质、碳水化合物、脂肪、维生素、无机盐、水、纤维素的需要。

为促进人工流产后的康复，饮食调整应注重以下几点：

（1）原则——保证优质蛋白质、充足的维生素和无机盐的供给，尤其是应补充足够的铁质，以预防贫血。

（2）宜食——食物选择讲究营养，又要易消化吸收。①蛋白质是人体重要组成成分，摄入不足则机体抵抗力降低。人工流产后半个月内，蛋白质每千克体重应给 1.5 ～ 2 克（100 ～ 150 克 / 日）。可多吃些鲜鱼、嫩鸡肉、猪瘦肉、蛋类、动物肝和血、奶类、豆类及其制品等。②人工流产手术后，身体较虚弱，常易出汗。补充水分应少量多次，减少水分蒸发量；汗液中排出水溶性维生素较多，尤其是维生素 C、B_1 和 B_2，应多吃大枣、莲子、新鲜蔬菜和水果。这也有利于防止便秘。③在正常饮食基础上，适当限制脂肪（术后 1 周内脂肪控制在 ≤ 80 克 / 日）。

（3）忌食——不吃或少吃油腻、生冷食物；忌食萝卜、山楂、苦瓜、橘子等理气活血、寒凉性食物。行经紊乱者，忌食刺激性食品，如辣椒、酒、醋、胡椒、姜等，这类食品均能刺激性器官充血，增加月经量。忌食螃蟹、田螺、河蚌等寒凉性食物。

（4）补养时间——补养时间以半个月为宜，平时身体虚弱、体质差、失血多者可酌情延长补养时间。

2. 流产后药膳

（1）豆浆大米粥——豆浆2碗、大米50克煮粥，熟后加白糖适量。每晨空腹食。功效调和脾胃，清热润燥。主治人工流产后体虚。

（2）鸡蛋枣汤——鸡蛋2个，红枣10个，红糖适量。锅内放水煮沸后打入鸡蛋，水再沸下红枣、红糖，小火煮20分钟。食蛋、枣，1次/日。功效补中益气，养血。主治贫血，病后、产后气血不足。

（3）荔枝大枣汤——干荔枝、干大枣各7枚共水煎。饮汤食枣，1次/日。功效补血生津。主治妇女贫血，流产后体虚。

（4）乳鸽枸杞汤——乳鸽1只，枸杞子30克，盐少许。乳鸽去毛、内脏，加水与枸杞子共炖熟，加盐。吃肉饮汤，2次/日。功效益气补血。主治人流后体虚、病后气虚，体倦乏力，表虚自汗等。

（5）参芪母鸡——老母鸡1只，党参、黄芪、淮山、大枣各50克，黄酒适量。母鸡去毛、内脏，加黄酒浸，其他4味置鸡周围，隔水蒸熟。食鸡肉，分次服。功效益气补血。主治流产后体虚。

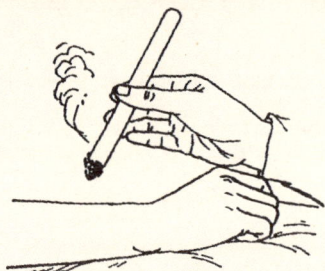

图17　温和灸

（6）糖饯红枣——干红枣、红糖各50克，花生米100克。红枣用温水浸泡，花生米略煮去皮。枣、花生皮同入小铝锅，加煮花生米的水，再加水适量，小火煮30分钟，捞出花生米皮，入红糖溶化收汁。饮汤食花生、红枣，分次服完。功效养血理虚。主治流产后贫血或血象偏低等。

（九）围绝经期卫生

围绝经期是绝经前后的一段时间，既往称"更年期"，是妇女生理上一个转折阶段。有些妇女身体一时不能适应此种转变，出现月经紊乱，如周期缩短，月经过频、过多等，并有面部皮肤潮红，不明原因的发热，头晕耳鸣，心悸失眠，烦躁易怒，烘热汗出，记忆力减退，感觉异常，性欲减退等一系列证候，可三三两两出现，轻重亦因人而异。

有的妇女认为进入此期不用过性生活了；很多妇女认为绝经了则已不存在生殖道问题，无必要再去妇科检查，除非出现阴道出血或有臭味的排出液或脓。但围绝经期是女性生殖器肿瘤好发年龄。若停经后又突然出现阴道流血或带下增多或外阴瘙痒和皮色变白者，更应及时检查，以尽早防治。出血离绝经时间越长，恶性病变的可能性越大。况且还有很多卵巢良性、恶性肿瘤，输卵管癌等，既不大出血，自己也触摸不到，早期无任何症状，只能依靠定期做妇科检查发现。

1. 围绝经期保健

（1）围绝经期妇女对身体及月经周期的紊乱状况与情绪要加倍留意，定期妇科检查，记录每次妇科就诊情况（包括新出现的迹象，重复出现的征兆及所有看来异常的情形），注意外阴部清洁。

（2）除月经紊乱应及时就医外，出现下述情况也应就医：①月经周期第二阶段出现情绪不安；②轻触乳房时，乳房极其绷紧、胀痛，触诊时发现不痛的小结节；③产生无名的抑郁状态；④突然产生阵发性轰热感或夜晚骤然发热、汗出；⑤出现突发性头痛；⑥遗尿或阴道干燥。

（3）对围绝经期者给予充分理解、同情、关怀，关心体贴其生活，千方百计给予安慰，消除其紧张情绪，了解发生围绝经期症状的原因，认识到出现围绝经期症状并不可怕。

（4）注意控制情绪，生活要有规律，遇事勿着急、紧张，强迫自己不要胡思乱想。对人生抱着积极态度，不沮丧、不消极。不妨替自己找些新事情来做，如参加义务工作等，使生活更加充实。

（5）骨质疏松症是老年人（尤其是老年妇女）的常见病，也是威胁老年人健康的主要疾病。中年后体内骨钙明显丢失，骨质疏松发脆，负载功能降低，骨折危险性明显增加（称"老年性骨质疏松症"）。

骨质疏松症的防治可从以下几个方面采取措施：①加强体育锻炼。运动可能刺激骨钙形成，有益于提高骨钙沉积量。老年人应常进行力所能及的锻炼，如慢跑步、打太极拳、舞剑、做操、做适当家务等。②注意饮食结构，保证摄入合理的营养成分。大多数人须摄取钙800～1000毫克/日，绝经后妇女钙摄取量需达800～1500毫克/日。绝经后的妇女、孕妇、老人及进食量少者可加服钙制剂500～1000毫克/日。

（6）随着年龄的增加，尤其到了更年期前后，妇女尿频、尿急、尿失禁等症状的发生率很高。对于这些症状，人们首先想到的就是尿路感染。但许多妇女反复的尿常规检查、尿液细菌培养都毫无异常；或存在尿路感染而经抗炎治疗效果不佳，其原因多因雌激素的缺乏可致尿道周围组织、膀胱、尿道黏膜发生萎缩性变化，括约肌松弛，常引起尿频、尿急甚至尿失禁。此时若有尿液外流受阻，使残尿增加，则有利于细菌生长，产生菌尿，引起尿频、尿急、尿痛，甚至出现发热、血尿、脓尿等尿路感染症状。

对围绝经期尿频等症状，单纯的抗炎治疗虽可暂时缓解，但不能完全消除病因。若为单纯的尿道、膀胱黏膜萎缩引起的尿频、尿急，则抗炎治疗无效，而用雌激素治疗可有显效（但感染时应加用抗炎治疗）。盆腔肿物压迫膀胱、自主神经功能紊乱等亦可致尿频。

（7）咳嗽、打喷嚏、大笑、提重物、体位改变等使腹压突然增加时，排尿失去控制，尿液不由自主流出（称"压力性尿失禁"），多见于中老年经产妇女。病因有慢性疾病致体虚，或缺乏体能锻炼；或多次分娩使盆底、阴道肌肉松弛。老年患者多因体内雌激素水平降低，使尿道、膀胱三角区黏膜下静脉丛变细，血液供应减少，黏膜上皮退化，尿道、膀胱上皮组织张力减退，盆

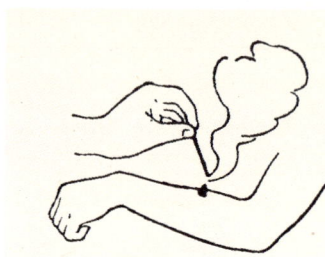

图18　直接灸

底肌肉萎缩而致膀胱底部下垂，改变了尿道、膀胱后角的正常生理角度，阴道阻力降低，引起尿失禁。

可采取中西医综合调治。也可先试用下述方法：①盆底肌肉锻炼，增强盆底、尿道肌肉的张力。病人自己做肛门、会阴括约肌收缩放松动作，数回／日，20 多次／回。②老年患者可在医生指导下用雌激素。③针刺、理疗（如电刺激）可增强盆底肌肉的收缩功能，一般选用关元、足三里、中极、大三阴交等穴位。

（8）参加适当的体力劳动、体育活动，以不增加心脏负担、不引起不适感觉为度，不做剧烈、劳累活动，可打太极拳、太极剑，练气功，做广播操等。生活起居有规律，睡眠充分，情绪乐观，避免引起过分激动或悲伤的刺激。不吸烟（吸烟可致动脉痉挛，诱发心绞痛发作），不喝酒。

（9）围绝经期妇女应保持性行为，因雌激素仍存在，且围绝经期女人更懂得将灵肉合一并享受每一瞬间的性爱，更了解男人的性格，变得更大度、更配合。有规律做爱的妇女能更好地刺激身体反应，阴道比没有性行为的女性更出色地保持着优良的状态。

（10）仍要注意做好避孕措施。已带节育环的妇女，绝经前月经紊乱如无异常，不必急于取出，但绝经半年后应及时取出。

2. 围绝经期调养

（1）加强饮食调理，提倡饮食清淡，多吃富含维生素的食物，如蔬菜、水果，多吃豆类，食用植物油（如菜籽油、豆油、玉米油）。

（2）多食瘦猪肉、排骨、鱼虾、海带等。

（3）膳食的热量不宜高，维持在 2000 千卡（8668 千焦）/ 日，以防肥胖，体重应维持在正常数值以内 [计算公式：体重（千克）＝身高（厘米）－ 105]。少食糖、脂肪食品、动物内脏、猪大肠、猪肝，尤需限制动物脂肪如猪油、牛油、羊油的摄入量。

（4）少吃含胆固醇食物，如肥肉、肝、脑、肾（腰子）、蛋黄、奶油。

（5）若食欲不振、厌油腻，可用红枣、龙眼加红糖煎汤服，也可用红枣、赤豆熬粥连食 10 ～ 14 日。

第二章　女性生殖内分泌疾病

一、功能失调性子宫出血

功能失调性子宫出血简称"功血"，是由内分泌失调所引起的子宫内膜异常出血。临床上以阴道不规则流血，甚至出现贫血为其特征。多因内分泌功能障碍、全身性疾病或生殖器官疾病引起。凡月经周期、月经量与正常月经周期不同者均属此范畴。无排卵型功血占80%～90%，常发生在青春期、绝经期；排卵型功血多见于育龄期妇女。功血的临床表现为不规则子宫出血（多发生于青春期、围绝经期妇女。流血时间、血量、间隔都不规律，有时流血可持续月余，一般不发生腹痛）。月经过频（多见于有排卵型功血中黄体发育不健全者，月经周期缩短，少于21天，往往伴有不孕或早期流产）、月经过多（一次经期总量500～600毫升，多伴有较大血块。或经期延长，约10～20日，血色陈旧，多见于30～40岁妇女）、流血量多或时间较长者，可伴不同程度的贫血症状。

该病属中医学"月经先期""月经后期""月经过多""月经先后不定期""经期延长""崩漏"等范畴。月经先期指月经周期提前7天以上，甚至10余日一行，连续3个周期者；月经后期指月经周期延后7天以上，甚至3～5个月一行者，连续出现2个周期以上；月经过多指经量较正常明显增多，而周期基本正常者。一般认为月经量以30～80毫升为适宜，超过100毫升为月经过多。该病可与周期、经期异常并发，如月经先期、月经后期、经期延长伴量多，尤以前者为多见。月经先后无定期指月经周期时或提前时或延后7天以上，连续3个周期以上者。经期延长指月经周期基本正常，行经时间超过7天以上，甚或淋漓半月方净者。崩漏是指阴道不规则流血，来势急骤，忽然暴下，称经崩；来势缓者，淋漓不断，谓之曰漏。该病的主要病机特点为脏腑气血功能失调，冲任不固，不能制约经血，以致经血非时妄行。

（一）针灸疗法

1.毫　针

（1）取关元、三阴交、隐白为主穴。虚热者，加内关、太溪穴；实热者，加血海、水泉穴；脾虚者，加脾俞、足三里穴。针1次/日。

（2）以隐白、足三里、三阴交、脾俞、胃俞穴为主穴，血止后，除主穴外加肾俞、关元、气海等穴。取26～28号毫针，进针后据病症的虚实，或补或泻；进针深度因形体而异。针刺得气后，施以补泻手法，并将艾绒捏在针尾上，点燃其上端，施温针灸，3壮/穴，6～7分钟/壮。留针30分钟，10次/疗程，3个疗程为限。

（3）断红穴，先针后灸，留针20分钟，功效减少出血。

（4）神阙、隐白，艾灸20分钟，功效减少血量。

（5）针刺脾俞、三阴交、足三里，中等刺激，留针20分钟，1次/日。大敦、隐白，艾柱灸，1次/日。

（6）气虚者——取肾俞、脾俞、关元、三阴交、足三里、交信穴，以益气固冲止血。手法均用补法。

（7）血热者——取血海、中极、水泉、曲池、大敦、隐白、气海、三阴交穴，以清热凉血止血。血海、中极、水泉、三阴交、曲池均用泻法；大敦、隐白点刺放血。

（8）血瘀者——取膈俞、血海、气冲、太冲穴，功效化瘀调冲止血。手法均用平补平泻法。

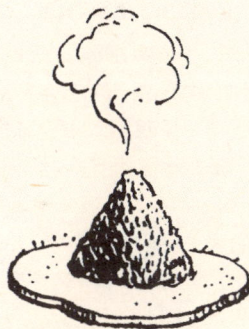

图19　隔姜灸

2.艾　灸

【取穴】百会、神阙、隐白。

【手法】艾条灸20分钟，隔日1次。

（二）物理疗法

【操作】用平流电刺激乳房、背部疗法，或红外线照射乳房部。调治

1 次 / 日，15 ～ 20 分钟 / 次，停止流血后再做 2 ～ 3 次。

【功效】通过神经反射至中枢，调整内分泌功能，改善月经周期。

（三）中药调治

功血是以阴道突然大出血，或淋漓不净为临床特点，故辨证止血为其调治第一步。血止之后，再据青春期、围绝经期的不同生理特点而分别采用调周期、促排卵、健脾补肾的不同治法以治其本。

1. 止　血

在出血期间，特别是暴崩之际，若不能迅速、有效地止血，常会导致气随血脱，甚至危及生命，故此时止血防脱为当务之急。

（1）独参汤——人参 10 克水煎频服，或嚼服。功效固气止血。

（2）参附汤——高丽参、熟附子各 10 克，水煎频服。功效益气回阳止血。主治功血出现阴损及阳，血无气护；症见大量出血，动则更甚，卧床休息出血量不减，神志昏沉，头仰则晕，胸闷泛恶，四肢湿冷，脉微欲绝，血压下降（病情已陷入阴竭亡阳之危象）。

（3）六味回阳汤——人参、制附子、炮姜、熟地、当归各 10 克，炙甘草 6 克。水煎频服。功效益气回阳止血。

（4）右归丸加减——制附子、赤石脂各 10 克，熟地、山药、杜仲各 20 克，山茱萸、枸杞子、菟丝子、鹿角胶、覆盆子各 15 克，黄芪 30 克。水煎服，1 剂 / 日，至阴道流血止。功效补肾益气，固冲止血。主治肾阳虚型功血；症见阴道不规则流血、量多或淋漓不净、色淡质稀，精神不振，面色晦暗，肢冷畏寒，腰膝酸软，尿清长，舌淡

苔薄白，脉沉细。流血淋漓不净者，加茜草、海螵蛸各 15 克，棕榈炭 25 克；腰膝酸软、小便清长者，加续断 20 克、益智仁 15 克。

（5）左归丸加减——熟地、山药、杜仲、旱莲草各 20 克，枸杞子、山茱萸、菟丝子、鹿角胶、龟甲胶、女贞子各 15 克。水煎服，1 剂 / 日至阴道流血止。功效补肾滋阴，止血调经。主治肾阴虚型功血；症见阴道不规则流血、时多时少或淋漓不尽、色鲜红，头晕耳鸣，五心烦热，夜寐不安，舌红苔少或无苔，脉细数。流血淋漓不止者，加茜草、侧柏炭、荷叶炭各 15 克，地榆炭 25 克；五心烦热，夜寐不安者，加麦冬、银柴胡各 15 克。

（6）固冲汤——白术、龙骨、牡蛎各 20 克，黄芪 30 克，白芍、棕榈炭、地榆炭各 25 克，茜草、海螵蛸各 15 克。水煎服，1 剂 / 日，至阴道流血止。功效补气摄血，固冲止血。主治脾虚型功血；症见阴道不规则流血、量多、色淡质稀，神疲懒言，面色

萎黄,动则气促,头晕心悸,纳呆便溏,舌淡,苔薄白,脉弱。神疲懒言、动则气促、头晕心悸者,加党参25克、山药20克;纳呆便溏者,加莲子、神曲各15克。

(7)举元煎加味——红参(另煎)、柴胡、升麻、炙甘草、茜草各10克,炙黄芪30克,白术 15克,乌贼骨25克。水煎服,1剂/日,至阴道流血止。功效补中益气,固冲止血。主治脾虚型功血;症见阴道突然大出血或淋漓不止、色淡质稀,面色白,精神不振,疲乏无力,心悸失眠,唇爪色淡,舌淡、边有齿痕,苔白,脉细弱。四肢不温,出冷汗者,加附子10克回阳救逆;心悸头晕者,加阿胶(烊化)10克、首乌15克养血安神。

(8)保阴煎——生地、白芍各20克,熟地、山药、续断、黄芩、黄柏各15克,甘草10克。水煎服,1剂/日,至阴道流血止。功效滋阴清热,止血调经。主治虚热型功血;症见阴道不规则流血、量少、淋漓不断、血色鲜红质稠,颧红,手足心热,舌红而干,脉细数。流血淋漓不断者,加侧柏炭、大蓟炭各15克;颧红,手足心热者,加麦冬、沙参、青蒿各15克。

(9)滋阴止血方——生地、阿胶(烊化)各15克,女贞子、旱莲草各30克,当归6克,生甘草10克。水煎服,1剂/日,至阴道流血止。功效滋阴清热,固冲止血。主治虚热型功血;症见阴道突然下血,或淋漓不断,色鲜红、质黏稠,潮热汗出,五心烦热,头晕耳鸣,口咽干燥,夜间尤甚,

舌质红或嫩红,少苔,脉细数。头晕失眠甚者,加生龙骨、生牡蛎(先煎)各30克滋阴清热,镇静安神;气短乏力者,加太子参25克、生山药15克气阴双补。

(10)清热固经汤——生地、牡蛎粉、地榆各20克,地骨皮、黄芩、焦栀子、炙龟甲、阿胶(烊化)、藕节各15克,棕炭25克,甘草10克。水煎服,1剂/日,至阴道流血止。功效清热凉血,固冲止血。主治实热型功血;症见阴道不规则流血、量多、色紫红、质黏稠有块,面赤口渴喜冷饮,心烦少寐,舌红苔黄,脉数有力。流血量多者,加贯众炭20克、芥穗炭15克;血中有块者,加蒲黄炭 15克;面赤口渴,心烦少寐者,加青蒿15克。

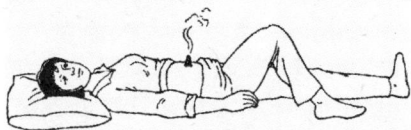

图20 隔盐灸

(11)四物汤加味——熟地20克,当归、川芎、炒蒲黄、桃仁、丹皮各15克,白芍25克。水煎服,1剂/日,至阴道流血止。功效活血化瘀,止血调经。主治血瘀型功血;症见阴道不规则流血、淋漓不断、量时多时少、血色紫暗、质黏稠有块,小腹疼痛拒按,血块下后痛暂减,舌紫暗或有瘀斑、瘀点,脉沉涩。血色暗有块者,加红鸡冠40克;腹痛者,加延胡索15克、益母草30克。

(12)逐瘀止血汤加味——生

地、枳壳各 15 克,赤芍、丹皮、当归、桃仁、龟甲胶（烊化）各 10 克,熟军炭 6 克,三七粉（分冲）3 克。水煎服,1 剂／日至阴道流血止。功效活血化瘀,固冲止血。主治血瘀型功血;症见经血非时而下、淋漓不止、量时多时少、时来时止、色暗有血块,小腹疼痛拒按,血块排出后痛减,舌暗或有瘀点、瘀斑,脉弦或弦涩。小腹胀痛甚者,加制香附 10 克理气止痛;血块多,小腹痛甚者,加生蒲黄（包）、生五灵脂（包）各 10 克化瘀止痛。

（13）生化汤加味——当归、党参各 15 克,川芎、桃仁、炮姜、炙甘草、益母草各 20 克,三七粉（分冲）3 克。水煎服,1 剂／日,至阴道流血止。功效活血化瘀,固冲止血。主治胞宫损伤型功血;症见人流术或宫腔术后经血淋漓难净、量时多时少、色暗夹有血块,小腹坠痛或胀痛,时轻时重,舌质暗或有瘀点、瘀斑,脉弦细或涩。腰膝酸痛者,加桑寄生、川断各 15 克补肾强腰;血块多,腹痛较甚者,加生蒲黄（包）、生五灵脂（包）各 10 克化瘀止痛。

（14）复方四炭汤——棕炭、贯众炭、生地各 25 克,艾炭、蒲黄炭、当归、白芍、阿胶（烊化）各 15 克,加水 2000 毫升煎至 600 毫升。服 200 毫升／次,3 次／日。功效收涩止血。

（15）验方 1——贯众炭 16 克酒煎。1 剂／日,顿服。功效固涩止血。

（16）验方 2——伏龙肝 60 克、姜炭 30 克水煎。1 剂／日,分 2～3 次服。功效温健脾阳,固涩止血。主治脾阳虚型功血。

（17）验方 3——益母草 50 克、香附子 15 克水煎。1 剂／日,分 2 次服。功效理气解郁,活血化瘀。主治血瘀型功血。

（18）止血灵——补骨脂 3 克、赤石脂 2 克共为细末,顿服,3 次／日。功效温肾止血。主治功血属肾阳虚久漏不止者。

（19）卫生培元丸——服 1 丸／次,2～3 次／日。功效补益肾气。主治肾虚型功血。

（20）参桂鹿茸丸——服 1 丸／次,2 次／日。功效补气壮阳,益精血。主治肾虚型功血。

（21）茸坤丸——服 1 丸／次,2 次／日。功效补肝肾,益精血,调冲任。主治肝肾不足型功血。

（22）乌鸡白凤丸——服 1 丸／次,2 次／日。功效脾肾双补,益气养血。主治脾肾两虚,气血不足型功血。

（23）人参归脾丸——服 1 丸／次,2～3 次／日。功效健脾益气,养血。主治脾虚型功血。

（24）补中益气丸——服 6 克／次,2～3 次／日。功效补益中气。主治脾虚型功血。

（25）右归丸——服 1 丸／次,2 次／日。功效温补肾阳。主治肾阳虚型功血。

（26）十灰散——服 9 克／次,2 次／日。功效清热凉血,固涩止血。主治血热型功血。

（27）四红丸——服 1 丸／次,

2～3次/日。功效清热凉血,止血。主治血热型功血。

（28）宫血宁胶囊——服1～2粒/次,3次/日;出血严重者,3～4粒/次,4次/日,宜饭后服。功效凉血止血。主治血热型功血。

（29）二至丸——服1丸/次,2次/日。功效滋阴清热,止血。主治阴虚有热型功血。

（30）震灵丹——服6克/次,2次/日。功效活血化瘀,固崩止漏。主治血瘀型功血。

（31）益母草膏——服10克/次,2次/日。功效活血化瘀,养血调经。主治血瘀型功血。

（32）云南白药——服2粒/次,2～3次/日。功效化瘀止血。主治血瘀型功血。

2. 调整月经周期

当阴道出血停止后,据患者的不同年龄特点、不同证型分别采用滋补肝肾、温补脾肾、补气养血之法施治,或为卵巢恢复正常的排卵功能奠定基础,或改善全身症状,纠正其偏盛、偏衰,而达到缩短经期、减少经量、恢复月经周期的目的。

（1）滋肾调周方——生地、女贞子、枸杞子、白芍、益母草各15克,山萸肉、紫河车、当归、山药、制香附各10克。水煎服,1剂/日,至阴道流血止。功效滋补肝肾,调冲任。主治肝肾不足型功血;症见阴道出血干净后,头晕耳鸣,两目干涩,腰膝酸软无力,或足跟痛,五心烦热,口咽干燥,舌淡红或嫩红,少苔,脉细无力或细数。潮热明显者,加旱莲草15克、鳖甲10克滋阴退热;腰酸甚者,加桑寄生、川断各15克补肾强腰膝。

（2）温肾调周方——仙茅、淫羊藿、紫河车、干姜、香附、炙甘草各10克,党参20克,枸杞子、炒白芍、炒白术、茯苓各15克。水煎服,1剂/日,至阴道流血止。功效温肾健脾,调冲任。主治脾肾阳虚型功血;症见阴道大出血已止,面色晦暗无华,或面目浮肿,腰脊冷痛,形寒肢冷,带下量

多、质稀如水,食欲不振,口淡无味,腹胀便溏,舌淡体胖、边有齿痕,苔白或白腻,脉沉细无力,尺脉尤弱。带下量多甚者,加紫石英20克、鹿角霜10克温肾止带;纳差,腹胀甚者,加炒谷芽、炒麦芽各15克,石菖蒲10克健脾开胃,消胀。

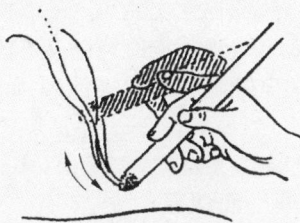

图21　雀啄灸

（3）十全大补汤加味——党参、炙黄芪各30克,炒白术、茯苓、生白芍各15克,当归、熟地、川芎、炙甘草、紫河车、山萸肉各10克,肉桂6克。水煎服,1剂/日,至阴道流血

止。功效补益气血,调冲任。主治气血虚弱肾型功血;症见阴道出血已净,面色萎黄或㿠白,精神不振,神疲乏力,心慌心悸,失眠多梦,头晕眼花,舌淡苔薄,脉细弱。恶心纳差者,加橘叶、陈皮各10克,砂仁5克和胃降逆止呕;心悸失眠甚者,加龙眼肉10克、酸枣仁15克养血安神。

3.促排卵

相当一部分功血患者为无排卵性功血,故恢复卵巢正常的排卵功能,建立正常的月经周期,是治疗青春期、育龄期功血的最终目的。

补肾养血汤加减——仙茅、淫羊藿、紫河车、羌活、制香附各10克,菟丝子、川断各30克,女贞子、枸杞子、桑寄生、当归、生白芍各15克,红参(另煎)6克。水煎服,1剂/日,至阴道流血止。功效温肾养阴,益气补血。主治肾虚型功血。初潮迟,子宫发育不良者,加鹿角胶(烊化)、巴戟天各10克补肝肾,益精血;形体肥胖者,加鹿角霜、姜半夏各10克温阳祛痰。

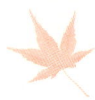

(四)预防调护

1.未病先防

(1)一般措施——

①避免精神过度紧张,保持情绪愉快,做到有劳有逸,既不可过劳,又要适当参加体育锻炼;饮食当富含营养、多样化,不可偏嗜过嗜,尤其是寒凉、辛燥、肥甘之品。

②经期要注意避寒防热,不宜涉水冒雨,也忌剧烈运动、禁行房事。

③积极调治其他慢性病,如肝病、血液病、高血压等。

(2)中药预防——

①先天不足,肾气偏虚,多为青春期患者,可服六味地黄丸、补天大造丸、龟鹿二仙膏等。

②素忧思易烦,肝郁血热,多为育龄期发病者,可服加味逍遥散。

③平素气血不足,神疲易乏者,可预服四物汤合八珍汤之类。

④更年期肝肾亏损者,可服六味地黄丸。

2.既病防变

该病常因调治不当,失血过多,调护不周,复感外邪;精神不畅,郁火内发等恶化传变,致使气血俱虚,阴阳两亏;肾脏大伤,冲任失固;虚实夹杂,多脏受累。

（1）树立信心——提高患者对月经病的认识,树立其可治愈的信心,消除恐惧悲忧心理。

（2）加强营养,保障休息——注意营养,出血期间避免紧张、劳累、剧烈运动,保证充足休息、睡眠。

（3）重症调护——失血多而重者,应予输血。流血时间长久者,给予西药消炎药或抗生素以防感染。

（五）饮食调护

青春期功血属实热者,饮食宜以清淡、易消化为好,忌用滋腻、温热动火之物。应多食绿叶菜、止血食物（如荠菜、黄花菜、莲藕、芹菜、木耳等）及胡萝卜、番茄、百合、瓜果等富含维生素、清热安神食物。

属虚者,可多食滋补阴血食物,如羊肉、乌鸡、龙眼、红枣、枸杞子等;虚热者宜清补,宜食甲鱼、乌贼、鳖肉、带鱼、淡菜、鸭肉、蛋类、鱼类、瘦肉、银耳等。忌食生冷瓜果、辛辣刺激性食物。

青春期少女能量消耗很大,需增加营养以满足身体发育的需要,应补充蛋白质,微量元素铁、铜、锌,维生素A、B族维生素、维生素C、维生素E等。这些营养素不仅是身体发育的需要,且为卵巢、性腺发育的需要。供给充足的营养素,对促进卵巢发育、预防青春期功血的发生有重要作用。

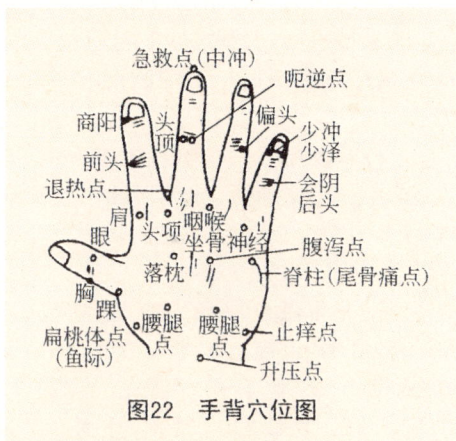

图22　手背穴位图

（六）调养药膳

1. 粥　类

艾叶薏仁粥——艾叶6克,鸡蛋1个,薏苡仁50克,花椒、盐适量。薏苡仁加水煮粥。艾叶、鸡蛋共煮蛋熟,取汤入薏仁粥。鸡蛋去壳,蘸花椒、细盐,同粥食。2剂/日。功效温经止血。主治胞宫虚寒型功血。

2. 汤、饮、茶、汁类

（1）人参大枣乌鸡汤——乌鸡1只、人参20克、大枣20枚加水2000毫升做汤（为3日量）。 服200毫升/次，3次/日，10日/疗程。功效补气养血。主治功血血止后体虚。

（2）排骨菠菜汤——猪排骨（或羊排骨）、菠菜各500克。 排骨加3000毫升水煮40分钟，入菠菜煮沸5分钟。1剂/日，分3次食完，连用半个月。功效补血。主治功血血止后体虚。

（3）艾叶赤砂糖汤——艾叶30克入铁锅或土砂锅炒至深黄色，再与赤砂糖20克共入茶缸，用沸开水沏入，盖闷15～20分钟。饮1剂/日。功效温经散寒止血。主治胞宫虚寒型功血。

（4）牡蛎肉汤——鲜牡蛎肉250克用肉汤煮沸，加盐、味精调味。吃肉喝汤，1剂/日。 功效滋阴养血。主治经血过多、崩漏等。

（5）黑木耳红糖饮——黑木耳120克，红糖60克。黑木耳煮熟，加红糖拌匀。食木耳，分次服完，连用7日/疗程。功效益气，凉血，止血。主治气血不足型功血。

（6）艾叶阿胶鸡汤——艾叶、阿胶各15克，鸡汤500毫升。艾叶用鸡汤煎煮，5分钟入阿胶融化。饮汤，分次饮完，1剂/日。功效补血止血，滋阴安神。主治血虚血寒型功血。

（7）猪皮汤——猪皮100克，黄酒少许，红糖50克。猪皮加水、少许黄酒用小火煮烂，红糖调味。食皮饮汤，分次服完，1剂/日。功效温经止血。主治胞宫虚寒型功血。

（8）玉米须猪肉汤——玉米须15～30克、瘦猪肉200克同煮肉熟。食肉喝汤。1剂/日。功效养血益气止血。主治气血不足型功血。

（9）龙眼黄芪汤——赤小豆、黄芪各30克，龙眼肉7枚，红枣10枚，共煎水。每日早、晚各服1次。功效益气补中，健脾止血。主治气血不足型功血。

（10）米酒阿胶汤——糯米酒或黄酒适量炖阿胶10克。 每晚睡前服，1剂/日。 功效活血化瘀止血。主治血虚血瘀型功血。

（11）乌梅红糖汤——乌梅15、红糖30～50克共加水1碗半煎至大半碗，去渣。温服1次/日。功效补血止血，美肤悦颜。主治功血。

（12）天冬红糖饮——天冬（连皮）20克（鲜品60克），红糖40克。天冬加水2碗半煎剩1碗，去渣后入红糖再煮开。饮2～3次/日。功效补血悦色。主治阴血不足型功血。

（13）姜汁米酒蚌肉汤——姜汁3～5毫升，米酒20～30毫升，蚌肉150～200克，食油、精盐各适量。蚌肉剖洗，用花生油炒香后入米酒、姜汁、清水同煮，肉熟后再加精盐调味。饮汤食肉，1剂/日。功效滋阴养血，清热解毒，润肤嫩肤。主治虚热型功血。

（14）三鲜汁——鲜藕节、鲜白萝卜、鲜旱莲草各 500 克共捣烂取汁，加冰糖适量。饮 1 剂 / 日。功效清热凉血，止血固经，增白皮肤。主治血热型功血。

（15）卷柏芹菜蛋汤——鲜卷柏叶 30 克（干品 15 克），鲜芹菜 30 克，鸡蛋 2 个。鸡蛋煮熟去壳放瓦锅内，入卷柏、芹菜，加清水浸过药面，煮熟后去药渣。吃蛋饮汤，1 剂 / 日，连服 2～3 剂。功效调经止血，和血悦颜。主治血热型功血。

（16）黑豆红糖饮——小黑豆 30 粒，红糖 20 克。小黑豆先煎，冲服红糖。2 次 / 日。功效益气止血。主治气虚型功血。

（17）木耳莲子饮——白木耳 3～5 个、莲肉 60 克、冰糖适量熬粥状。晨起空腹温服，连用 1 月。功效清热养阴止血。主治虚热型功血。

（18）当归山鸡汤——山鸡肉 250 克，当归 10 克，熟地、女贞子各 15 克。当归、熟地、女贞子纱布包好后，与山鸡肉共炖熟，调味。食肉喝汤，1 剂 / 日。功效滋补肝肾。主治肝肾阴虚型功血。

（19）淡菜汤——淡菜 20 克加水煮汤。汤、淡菜共吃，1 剂 / 日。功效补虚养肾。主治肾虚型功血。

（20）木耳藕节猪肉汤——木耳、冰糖各 15 克，藕节 30 克，瘦猪肉 100 克，入砂锅中共炖熟。喝汤食肉，1 剂 / 日，分 2 次服。功效补益肝肾。主治肝肾不足型功血。

（21）河蚌白果汤——鲜河蚌肉

60 克，白果仁、党参各 15 克，北芪 12 克，头发灰（布包）10 克，红糖适量。共炖汤。1 剂 / 日，分 2～3 次服。功效补益脾气。主治气虚型功血。

（22）老母鸡艾叶汤——老母鸡 1 只，艾叶 10 克，米酒 60 毫升。鸡去毛、内脏，加艾叶、米酒共炖熟。饮汤食肉，1 剂 /2 日。功效活血化瘀。主治血瘀型功血。

（23）牛膝炖猪蹄汤——猪蹄 250 克、牛膝 20 克用砂锅共炖烂熟，加米酒 20～50 毫升。1 剂 / 日，分 2 次服。功效化瘀止血。主治血瘀型功血。

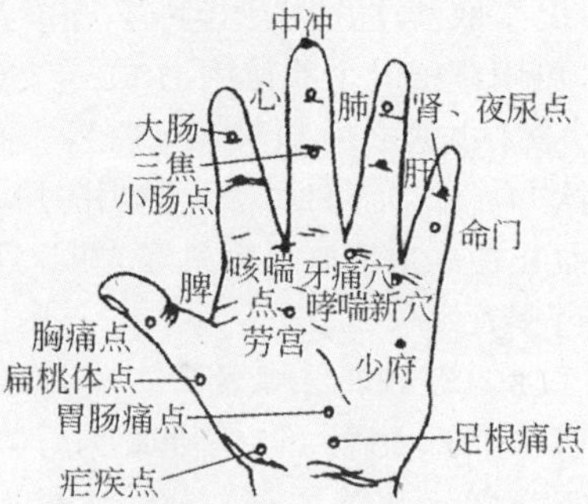

图23　手心穴位图

（24）清心止血饮——生地、藕节、白茅根各 60 克水煎取汁，入冰糖。代茶频饮，1 剂 / 日。功效清热凉血止血。主治血热型功血。

（25）芹菜茜草汤——芹菜 30 克、茜草 6 克、六月雪 12 克水煎取汁。1 剂 / 日，分 2 次服。功效清热平肝止血。主治肝郁血热型功血。

（26）白茅根丝瓜饮——白茅根

15 克, 老丝瓜、旱莲草各 9 克, 水煎取汁。代茶饮, 1 剂 / 日。功效清热凉血止血。主治血热型功血。

（27）参枣红糖饮——人参 9 克, 红枣、红糖各 100 克, 水煎取汁。1 剂 / 日, 分 2 次服。功效补中益气, 固本止血。主治气虚型功血。

（28）莲蓬壳红糖饮——莲蓬壳 20 克烘干研末, 用纱布包好, 与红糖共入茶杯中, 沸水冲泡。代茶频饮, 1 剂 / 日。功效消瘀止血。主治血瘀型功血。

（29）荸荠茅根汁——荸荠、鲜茅根各 500 克, 蜜糖 2 茶匙。鲜茅根、荸荠去皮, 用冷开水浸洗片刻后, 捣烂取汁, 加蜜糖调匀（若无鲜茅根, 可用茅根的干品替用, 100 ～ 150 克 / 次, 水煎之后和荸荠汁服）。随意饮, 1 ～ 2 次 / 日。功效滋阴清热, 凉血止血。主治血热型月经先期, 月经过多者。

（30）莲藕花生猪骨汤——莲藕（连藕节）、猪骨（以肩胛骨为好）各 500 克, 花生（留衣）100 克, 红枣 10 个。莲藕切小块, 猪骨剁碎。共入砂锅, 慢火熬 3 小时, 调味成汤。1 剂 / 日, 分 2 ～ 3 次服完。功效补脾止血。莲藕熟用健脾开胃, 补血止血; 藕节止血; 花生可抗纤维蛋白溶解, 促进骨髓制造血小板, 缩短出血时间从而止血, 且止血有效成分

3. 炖、煲、蒸、炒、膏、冲类

（1）淡菜猪肉煲——淡菜 75 克、猪肉 150 克共煮烂。食肉、菜, 月经来

溶解于水, 煎服有效; 花生衣的止血作用为花生仁的 50 倍; 猪骨富含钙质, 对止血有帮助。主治脾虚气弱型月经先期、月经过多。

（31）花生衣瘦猪肉汤——花生衣、瘦猪肉各 100 克, 大枣 20 克。瘦猪肉切厚片, 大枣去核。共放锅内, 加清水 4 小碗煎至 2 小碗。饮汤食肉, 分 2 ～ 3 次食完。功效健脾止血。花生衣有止血、补血作用。主治脾虚型功血。

（32）韭菜奶——鲜韭菜 500 克, 牛奶 200 毫升, 白糖 15 克。韭菜用冷开水浸洗、捣烂榨汁; 牛奶加白糖煮沸搅匀, 离火后放至适温, 冲入韭菜汁内。趁热饮, 1 ～ 2 次 / 日。功效祛瘀止血。韭菜活血祛瘀, 对离体子宫有兴奋作用, 能收缩子宫面制止出血; 牛奶滋补强壮; 白糖调味。主治血瘀型功血。

（33）淡菜瘦猪肉汤——淡菜（干品, 浸软）、瘦猪肉各 100 克, 乌贼骨 50 克, 茜根 30 克, 共入砂锅, 加清水 5 小碗煮沸后慢火熬至 2 小碗, 食盐调味。饮汤食肉, 1 剂 / 日, 分 2 ～ 3 次食完。功效滋阴清热, 凉血止血。淡菜滋养肝肾,"治崩中带下"; 乌贼骨收涩止血; 茜根凉血止血而有祛瘀之功, 故止血而不留瘀, 其能缩短血液凝固时间而有止血作用。主治阴虚血热型功血。

潮前服, 1 剂 / 日。功效益精血。主治精血不足型功血。

（2）益母草炒荠菜——鲜益母草、鲜荠菜、植物油各 30 克。鲜益母草、鲜荠菜切段。铁锅放大火上，下油烧开，投益母草、荠菜炒熟。1 剂 / 日，分 2 次食。功效活血破血，调经解毒。主治瘀热型崩漏。

（3）猪皮胶冻——猪皮 1000 克，黄酒、红糖各 250 克。猪皮切小块，放大锅内，加水以小火煨至肉皮烂透，汁液稠黏时，入黄酒、红糖调匀。随量佐餐食。功效滋阴养血，止血。主治阴血不足型功血。

（4）艾叶生姜煨鸡蛋——艾叶 15 克、生姜 25 克、鸡蛋 2 个加水同煮。鸡蛋熟后，去蛋壳，复入原汁中煨片刻。饮汤食蛋，2 次 / 日。功效温经，止血，安胎，散寒。主治功血、习惯性流产。

（5）乌梅膏——净乌梅 1500 克加水 3000 毫升，用炭火煎熬，待水分蒸发至一半，再加水至原量煎浓，滤取汁。服时加白糖调味，成人 5 ～ 10 毫升 / 次，开水冲服，3 次 / 日。功效收涩止血。主治功血。

（6）归地烧羊肉——瘦羊肉 500 克，当归、生地各 15 克，干姜、酱油、食盐、糖、黄酒各适量。羊肉切块，放砂锅中，加当归、生地、干姜、酱油、食盐、糖、黄酒、水，小火慢炖熟烂。食肉，随量佐餐食。功效温经散寒。主治崩漏属体虚瘦弱，血虚宫冷。

（7）艾叶鸡——老母鸡 1 只，艾叶 15 克。鸡去毛、内脏，用酒、水各 1 杯，入艾叶，隔水炖鸡熟。食鸡肉，随量佐餐。功效温经散寒止血。主治

胞宫虚寒型功血。

（8）丹栀地黄蒸猪子宫——鲜猪子宫 150 ～ 240 克（可用狗子宫或兔子宫 100 克代替），淡菜干、墨稆豆各 30 克，丹皮、生栀子、川黄柏、赤芍、白芍各 9 克，生地、玄参、麦冬、蜂蜜（最好为冬蜜）各 15 克，知母、女贞子、墨旱莲、仙鹤草、生地榆各 12 克，淮山 24 克，酱油、食盐、味精各适量。猪子宫（须为健康品）洗净沥干，切斜块。丹皮、栀子、黄柏、玄参、赤白芍、知母、女贞子、墨旱莲、麦冬、仙鹤草、地榆装纱布药袋内，扎紧袋口，放陶瓷罐中，入猪子宫、淡菜干、生地、稆豆、山药、酱油、盐、味精、清水，置屉笼内用大火蒸 2 小时至熟透入味，淋上蜂蜜。5 剂 / 疗程，1 剂 / 日，分 3 次慢饮。功效清热凉血，清冲止血，滋阴养津。主治血热型功血。

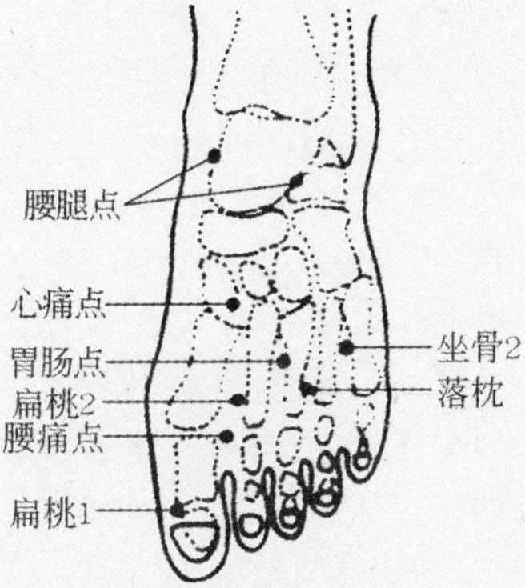

图24　足背部穴位图

（9）香柴龙贞蒸猪肝——猪肝 150 克，香附、柴胡、龙胆草、山栀子、白芍、女贞子、丹皮各 9 克，知母、墨

旱莲各 12 克,地骨皮、玄参、生地、水发黑木耳各 15 克,黑豆、蛏干各 30克,蜂蜜 15～30 克,酱油、食盐、味精、蜂蜜各适量。猪肝切斜片。香附、柴胡、龙胆草、山栀子、白芍、知母、女贞子、墨旱莲、丹皮、地骨皮、玄参装纱布药袋内,扎紧袋口,放陶瓷罐中,入余下原料、清水,置屉笼内用大火蒸 2 小时至熟透入味,淋上蜂蜜。5剂/疗程,1 剂/日,分 3 次慢饮。功效清肝泻火,凉血养阴,调和冲任。主治肝郁化火型功血。

（10）红枣炖猪皮——红枣 15～20 枚（去核）,猪皮 100 克。猪皮切小块,红枣去核,共入炖盅,加清水少量,隔水炖至猪皮熟烂。分次吃猪皮、枣。功效补脾和血,增加皮肤光泽、弹性。主治脾虚型崩漏、身体虚弱。

（11）地榆苦酒煎——生地榆250 克入苦酒（即米醋）1000 毫升中浸 7 日,取液。服 30 毫升/次,3～4 次/日。功效清热凉血止血。主治久漏不止之功血属血热型。

（12）旱莲茅根炖肉——旱莲草、白茅根各 30 克,瘦猪肉 50 克,加水共炖熟。1 剂/日,分 2 次服。功效凉血止血。主治血热型功血。

（13）黑木耳散——黑木耳 30 克焙烧研末。3～6 克/次,2 次/日,红糖水送服。功效凉血止血。主治血热型功血。

（14）猪肚炖莲子——猪肚 1 个,莲子 500 克。莲子浸后去皮心,纳入猪肚,并将两端扎紧,放锅中用水煮熟,加调味品。每剂分 5 日服。功效健脾补气。主治脾虚型功血。

（15）当归生地煲——当归 10 克,生地 30 克,羊肉 150～200 克。羊肉切小块,当归、生地纱布包好,加水煲汤,食盐调味。饮汤食肉,1 剂/日,分2 次服。功效益气补血,和血止血。主治气血不足型功血。

（16）芩柏沙参蒸猪子宫——猪子宫、猪肺各 120 克,猪肾 1 只,黄芩、生黄柏、知母各 12 克,党参、百合、生地各 24 克,北沙参、麦冬、天冬、玄参、地骨皮、生地榆、仙鹤草、水发白木耳各 15 克,黑豆、淡菜干各 30 克,丹皮 9 克,黑枣 9 克,蜂蜜 15～20克,食盐、味精、酱油各适量。猪子宫洗净沥干,切斜片;猪肾洗净内外、去白杂物,沥干后切 2 片;猪肺放热锅内漂 1 分钟,捞出排尽分泌物,入清水洗净沥干,切斜片。黄芩、黄柏、知母、北沙参、麦冬、天冬、玄参、地骨皮、丹皮、地榆、仙鹤草装净纱布药袋内,扎紧袋口,放陶瓷罐中,其余原料入罐加水,置屉笼内用大火蒸 2 小时至熟透入味,淋上蜂蜜。5 剂/疗程,1 剂/日,分 3 次慢饮。功效清肺泻火,养阴润燥,清经凉血,调和冲任。主治血热阴虚型功血。

（17）参芪龙地蒸羊子宫——羊子宫 150 克,羊心 1 个,红参、茯神、酸枣仁、丹皮各 9 克,炙黄芪、淮山各 24 克,龙眼膏、蜂蜜各 9～15克,大熟地、白术、制首乌、黑桑椹、仙鹤草各 15 克,鸡血藤 12 克,红莲子肉 30 克,姜炭 3 克,茜草炭 6 克,红枣 5 枚,味精、食盐、酱油各适量。

羊子宫切斜片。羊心外面擦净后，切 2 片。黄芪、白术、鸡血藤、制首乌、桑椹、枣仁、丹皮、仙鹤草、姜炭、茜草炭装纱布袋内，扎紧袋口，置陶瓷罐中，入余下原料、清水，放屉笼内用大火蒸 2 小时至熟透入味，淋上龙眼膏、蜂蜜溶化。10 剂／疗程，隔日 1 剂，分 3 次慢饮。功效补血益气，调和冲任，归经止血。主治气血不足型功血。

（18）杞贞牡丹蒸鳖——活鳖 1 只（约 300 克），淡菜干、黑豆、红莲子肉各 30 克，枸杞子、制首乌、北沙参、麦冬、生地、熟地、淮山、仙鹤草、墨旱莲、生地榆各 15 克，女贞子、生茜草各 12 克，丹皮、益母草、芝麻油各 9 克，黑枣 13 枚，蜂蜜 15 ～ 30 克，食盐、味精、酱油各适量。活鳖去头、爪、肠杂，留鳖甲切斜块。女贞子、首乌、麦冬、丹皮、益母草、茜草、仙鹤草、墨旱莲、地榆装纱布药袋内，扎紧袋口，放陶瓷罐中，入其他原料、水，置屉笼内用大火蒸 2 小时至熟透入味，淋上芝麻油、蜂蜜。10 剂／疗程；1 剂／日，分 3 次慢饮。功效滋水涵木，清经凉血，调和冲任，收敛止血。主治阴虚型功血。

（19）桃仁红花蒸羊子宫——羊子宫 150 克，羊肉 90 克，桃仁泥、川红花、玫瑰花、制香附、五灵脂、当归尾、制乳香、制没药各 9 克，参三七 6 克（研细如粉），大白芍、生茜草、怀牛膝各 12 克，益母草、大熟地、仙鹤草、黑木耳（水发）、芝麻油各 15 克，

淮山 24 克，大红枣 9 枚，生姜炭 3 克，食盐、酱油、味精、红糖各适量。羊子宫、羊肉洗净沥干，切斜块。桃仁、红花、玫瑰花、香附、五灵脂、归尾、白芍、益母草、仙鹤草、生茜草、牛膝装纱布药袋内，扎紧袋口，放陶瓷罐中，再入其他原料、清水，置屉笼内用大火蒸 2 小时至熟透入味，淋上芝麻油。5 剂／疗程；1 剂／日，分 3 次慢饮。功效活血调经，调和冲任，祛瘀止血，舒肝行气。主治血瘀型功血。

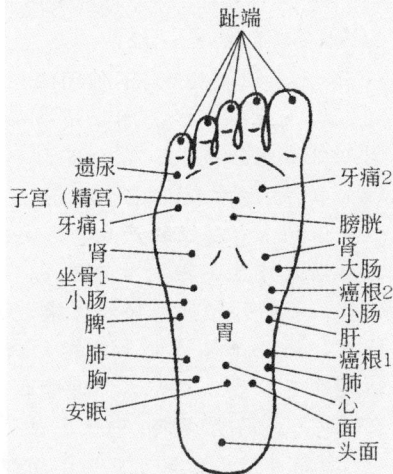

图25　足底部穴位图

（20）参芪仙附蒸乌鸡——乌骨鸡 1 只（约 450 克），红参、熟附子、茯苓各 9 克，炙黄芪、山药、海螵蛸各 24 克，淫羊藿、白术、菟丝子、川续断、枸杞子、芝麻油各 15 克，茜草炭、三七各 6 克，大虾仁、水发红菇各 30 克，大红枣 13 枚，姜炭 3 克，食盐、酱油、味精、红糖各适量。乌

骨鸡去毛、头、爪、肠杂（留用心、肝、肾、血）后洗净沥干，内勿洗，切斜块。黄芪、淫羊藿、熟附子、白术、菟丝子、续断、茜草炭、姜炭装纱布药袋内，扎紧袋口，放陶瓷罐中，再入其他原料、水，置屉笼内用大火蒸2小时至熟透入味，淋芝麻油。3剂／疗程，每间隔日膳饮1剂，每日分3次慢饮。一旦阳气复兴生化有源时，方中当即去附子不用，以防辛温大热壮阳之品过量（久服必耗伤阴津，生动血伤络之弊）。功效温补脾肾，固摄冲任，佐止血。主治脾肾阳虚型功血。

二、闭 经

　　女子年逾16周岁，月经尚未来潮，或月经周期已建立后又中断6个月以上者，称闭经。前者称原发性闭经，后者称继发性闭经。对于青春期前、妊娠期、哺乳期、绝经前后的月经停止不行，或月经初潮后1年内月经不行，又无其他不适者，不作闭经论。分为子宫性闭经、卵巢性闭经、垂体性闭经、下丘脑闭经。闭经是很多疾病的一个症状。闭经伴随症状如有无周期性下腹胀痛、头痛、视觉障碍、溢乳、厌食、恶心、体重变化（增加或减轻）、畏寒、潮红或阴道干涩等。

　　中医认为，月经的产生、调节以肾为根本。脏腑、气血、经络的正常生理活动是产生月经的生理基础。肾、天癸、冲任、胞宫是产生月经的主要环节，故凡引起脏腑功能失常、气血失调，以至肾—天癸—冲任—胞宫轴中任何一个环节发生功能失调或器质性病损都可致闭经。按其原因归纳起来不外虚、实两端。虚者多因肾气不足，冲任虚弱；或肝肾亏损，精血不足；或脾胃虚弱，气血乏源；或阴虚血燥等，致精亏血少，冲任血海空虚，源断其流，无血可下而成闭经。实者多为气血阻滞，或痰湿流注下焦，使血流不通，冲任受阻，血海阻隔，经血不得下行而成闭经。临床常见有气血虚弱、肾气亏虚、阴虚血燥、气滞血瘀、痰湿阻滞或虚实错杂的复合病机。

（一）针灸疗法

1.毫 针

　　闭经的毫针疗法如表7所示。

表7 闭经的毫针疗法

分型	取穴	治疗手法	功效
1.肝肾不足	关元、肾俞、肝俞、三阴交、太冲	关元、三阴交、太冲用补法；肾俞、肝俞用泻法	补益肝肾，生精养血
2.气血虚弱	足三里、三阴交、气海、归来、脾俞、膈俞	宜轻柔。足三里、三阴交、脾俞、肝俞、膈俞用补法；气海、归来平补平泻	补气养血调经
3.气滞血瘀	合谷、三阴交、太冲、血海、中极、气冲、次髎、地机	合谷、三阴交、太冲、地机、血海、次髎用泻法；中极、气冲平补平泻	行气活血
4.痰湿阻滞	脾俞、三焦俞、中极、三阴交、中脘、丰隆	脾俞、三焦俞、中脘、三阴交平补平泻；中极、丰隆用泻法	除湿祛痰通经

2. 耳 针

【取穴】内分泌、卵巢、皮质下、肝、肾、神门。

【操作】选3～4穴/次，毫针刺，用中等刺激，隔日1次，留针20分钟。或在耳穴埋豆，2～3次/周。

3. 电 针

【取穴】归来、三阴交、中极、地机、天枢、血海。

【操作】选1～2组/次，或各对穴交替使用，选用疏密波，通电20～30分钟，1次/日或隔日1次。

4. 皮 肤 针

【取穴】腰骶部膀胱经第1侧线，脐下任冲脉循行路线，归来、血海、足三里。

【操作】循各经反复叩打3遍。然后重点叩刺肝俞、肾俞、次髎，其后再叩刺其他各穴。中等刺激，隔日1次。5次/疗程，疗程间休息3～5日。

5. 灸 法

闭经的灸法如表8所示。

表8　闭经的灸法

序号	取　穴	具 体 灸 法
1	关元、归来、三阴交、肝俞、脾俞	按艾炷无瘢痕灸法操作，选2～3个穴位/次，每穴施灸3～5壮/次，艾柱如黄豆或麦粒大，隔日或3日灸治1次，5次/疗程
2	带脉区、腰、骶部、关元、曲骨、足三里、血海	按烟草灸法操作施术。用香烟代替艾卷施灸，将烟卷点燃后，使燃着的一端靠近穴位熏灼（距皮肤约3厘米），以病人感到温热舒服为度，灸7～10分钟/穴，隔日1次，10次/疗程
3	神阙、肾俞、三阴交	按灸法操作施灸

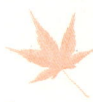

（二）推拿疗法

【取穴】关元、气海、血海、三阴交、足三里、膈俞、肝俞、脾俞、肾俞。

【手法】患者仰卧，术者用摩法施于小腹部，同时配合按、揉关元、气海。患者仰卧，术者按揉血海、三阴交、足三里，再施一指禅推法于腰部脊柱两旁的膈俞、肝俞、脾俞、肾俞等穴，或用㨰法在腰脊柱两旁调治，然后再按、揉上述穴位2～3遍，以病人感觉酸胀为度。

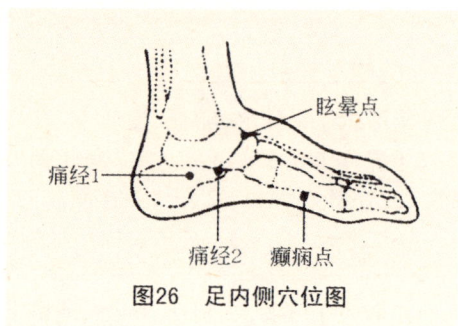

图26　足内侧穴位图

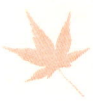

（三）按摩疗法

（1）患者仰卧位，双手掌相叠，右手掌在上，在整个腹部由上至下摩擦约5分钟。用拇指点揉中脘、天枢、气海、关元，2分钟/穴。

（2）患者取坐位，施术者用手掌根部从上到下推背部督脉（脊柱正中）约5分钟。

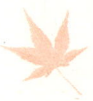

（四）刮痧疗法

【主穴】取大椎、肩井、膏肓、神堂穴，配刮气海至关元、血海、三阴交5次。

【配穴】血枯者,加刮脾俞、章门、足三里;血滞者,加刮肝俞、太冲经穴部位。

【操作】重刮主刮穴位、肝俞、太冲经穴部位约 3 分钟,轻刮其他经穴部位 3～5 分钟。

(五)气功疗法

宜做静坐养生功。

【姿势】取一方凳,正身坐上,双目、口微闭,头颈正直,微身前倾,微含胸,两脚平行分开,脚距约等于肩宽,沉肩,微曲肘,两手自然放在大腿上,掌心向下,全身放轻。

【呼吸】做吸气－呼气－屏气,同时默念"我－要－静坐"。具体做法:用鼻吸气时默念"我";舌落时用嘴呼气默念"要";屏气时,嘴闭合,舌抵上腭,默念"静坐",如此反复 30 分钟。

【意念】须意守下丹田(关元穴)。同时在吸气时将小腹鼓起,呼气、屏气时将小腹内收并尽力保持这一状态,使余下之气纳入下丹田。

(六)中药调治

闭经总治则是"虚则补而通之""实则泻而通之"。虚以养肝肾,补气血为主;实以活血调气为主。但闭经病变复杂,涉及脏腑、气血、冲任多端,病变虚实夹杂,故调治时应兼顾各脏腑,调理气血、冲任。闭经 2 个月,妊娠试验阴性患者,忌冒然使用活血通经药,应反复查妊娠试验,3 个月后仍阴性,方可考虑是闭经。掌握好补中有通、泻中有养,切勿滥用破血之药以图见血为快。

1. 成方(汤剂)

(1)加减苁蓉菟丝丸——肉苁蓉、菟丝子、淫羊藿、覆盆子、炒艾叶、紫河车各 10 克,桑寄生、熟地各 12 克,枸杞子、当归各 15 克。水煎服,1 剂/日。功效补肾益精,调理冲任。主治肾气不足型闭经:症见年逾 18 岁尚未初潮或初潮偏晚或月经已潮而又停闭 6 个月以上,或月经周期延后量少,经色淡或暗、质稀渐至闭经,体纤弱,第二性征发育不良,面色淡白或晦暗,腰膝酸软,头晕耳鸣,夜尿频,大便不实,带下量少,舌淡苔薄白,脉沉弱。肢冷畏寒者,加肉桂 6 克温肾阳,通经络;腰腹发凉,带下清稀者,加紫石英、巴戟天各 10 克温肾暖宫。

（2）归肾丸——熟地、首乌各12克，山药、枸杞子、女贞子各15克，山茱萸、茯苓、当归、杜仲、菟丝子各10克。水煎服，1剂/日。功效滋补肝肾，益精养血。主治肝肾亏虚型闭经；症见堕胎、小产、分娩后或大病久病后月经逐渐减少延后以至停闭，腰膝酸软，头晕目涩，怔忡健忘，或心烦潮热，或畏寒怕冷，停闭日久，或见阴部干涩，子宫渐萎，甚则形体瘦弱，面色不华，肌肤不润，阴毛、腋毛脱落，牙齿少泽，性欲淡漠，舌暗淡，苔薄白或薄黄，脉多沉弱或沉细无力。有产时大出血病史者，加紫河车、肉苁蓉、鹿角片各10克温肾填精血；咽干，手足心热者，加知母10克、玄参12克滋阴清热。

（3）秦艽鳖甲汤——秦艽、鳖甲、银柴胡、地骨皮、知母、青蒿、乌梅、当归、生地、玄参、枸杞子各10克，菟丝子15克。水煎服，1剂/日。功效滋阴填精，养血调经。主治阴虚血燥型闭经；症见月经后期量少，继而闭经，身体瘦削，潮热或五心烦热，咽干口燥，两颧潮红，盗汗，或有骨蒸劳瘵，咳嗽唾血，舌红少苔，脉细数。阴虚肺燥咳嗽不已者，加川贝、麦冬各10克滋阴润肺；唾血者，加阿胶、白茅根、百合、白及各10克润肺止血；阴中干涩灼热者，配合外洗方（大黄、青蒿、玄参、桃仁各10克及甘草6克煎水坐浴）。

（4）人参养营汤——黄芪20克，人参（另煎）、白术、茯苓、远志、陈皮、当归、炙甘草、五味子各10克，白芍、熟地各15克，桂心3克。水煎服，1剂/日。功效补气养血调经。主治气血虚弱型闭经；症见月经逐渐延后、量少、色淡质稀，继而停闭不行，或伴头晕眼花，食欲不振，心悸怔忡，失眠多梦，毛发不泽易脱落，肌肤不润，面色无华，神倦嗜卧，气短懒言，唇色无华，舌淡苔薄白，脉细无力。心悸怔忡者，加生脉散、石菖蒲各10克养心安神。产后大出血所致闭经，症见气血虚弱，终致肾气衰惫，可参照肝肾亏虚处理。

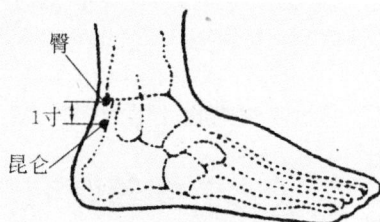

图27　足外侧穴位图

（5）血府逐瘀汤——桃仁、红花、川芎、柴胡、甘草各10克，当归、熟地、赤芍、牛膝、枳壳各15克，桔梗6克。水煎服，1剂/日。功效舒肝理气，活血化瘀。主治气滞血瘀型闭经；症见月经周期先后不定、量少，渐至闭经或表现为骤然停闭，伴情志抑郁易怒，胁痛或少腹胀痛拒按，舌暗或有瘀斑，苔正常或薄黄，脉弦或紧。寒凝血瘀，小腹疼痛，得热痛减，四肢不温，带下量多色白者，加艾叶片、仙茅、肉桂各10克温肾散寒；气郁化火，见心烦口苦，胸胁胀满，舌红苔薄黄，脉弦而数者，加黄芩、栀子各10克清肝泻火。

（6）苍附导痰丸合佛手散——茯苓、枳壳、当归各15克，半夏、陈皮、甘草、苍术、香附、胆南星、川芎各10克，生姜5片，神曲12克。水煎服，1剂/日。功效祛痰除湿，活血通经。主治痰湿阻滞型闭经；症见月经延后渐至闭经，形体肥胖，胸脘满闷，或呕恶痰多，神疲体倦，面浮足肿，或带下量多、色白、质黏，舌淡苔白腻，脉滑。呕恶、脘闷者，加厚朴、竹茹各10克宽胸和胃止呕；痰湿化热，舌苔黄腻者，加黄连6克，黄芩、麦芽各10克清化湿热。

（7）左归丸——熟地、山药、杜仲各20克，枸杞子、山茱萸、菟丝子、鹿角胶、龟甲胶各15克。水煎服，1剂/日。功效清热养阴，活血通经。主治津血枯涸型闭经；症见月经量少渐致停闭，伴心烦急躁，口干舌燥，口渴欲饮，尿黄赤，便秘，或夜寐多梦，或消谷善饥，舌红少津，脉细。大便燥结者，加大黄6克通腑泻热；里实燥热解除后，加当归、泽兰各10克，赤芍15克，丹参20克活血通经。

2. 验方（汤剂）

（1）验方1——桑椹25克、红花5克、鸡血藤20克加水、适量黄酒煎。服1剂/日，至月经来潮。功效补血活血，通滞化瘀。主治血瘀型闭经。

（2）验方2——厚朴90克、桃仁15克、红花10克水煎。服1剂/日，至月经来潮。功效理气活血，化瘀通经。主治气滞血瘀型闭经。

3. 丸、片、丹、散剂

（1）坤灵丸——服15粒/次，3次/日。功效益肾填精，养血益气。主治肝肾不足型闭经。

（2）八宝坤顺丹——服9克/次，3次/日。功效益气养血调经。主治气血虚弱型闭经。

（3）八珍益母丸——服9克/次，3次/日。功效补气养血。主治气血两虚型闭经。

（4）女金丹——服1丸/次，2次/日。功效养血益气调经。主治气血亏虚或寒凝胞宫型闭经。

（5）乌鸡白凤丸——服10克/次，2次/日。功效峻补气血调经。主治气血亏虚型闭经。

（6）乌鸡白凤补精——温开水送服2～3粒/次（0.3克/粒），3次/日。功效峻补气血调经。主治气血亏虚型闭经。

（7）补血坤丸——温开水送服9克/次，2次/日。功效滋补肝肾调经。主治肝肾阴虚型闭经。

（8）鹿胎丸——温开水送服15粒/次，2次/日。功效填精补髓调经。主治精血亏虚型闭经。

（9）妇科调经片——温开水或温黄酒送服4片/次（0.3克/片），3次/日。功效行气活血调经。主治气滞血瘀型闭经。

（10）妇科通经丸——温开水送

服 5～10 粒 / 次（0.1 克 / 粒），1～2 次 / 日。功效活血调经。主治血滞血瘀型闭经。

（11）当归浸膏片（丸）——服 4～6 片 / 次（或 10～20 粒 / 次），3 次 / 日。功效补血和血调经。主治阴虚血燥型闭经。

（12）通经甘露丸——服 6～10 克 / 次，2 次 / 日。功效活血祛瘀，通经止痛。主治血瘀型闭经。

（13）二陈丸——服 6～9 克 / 次，3 次 / 日。功效健脾理气化痰。主治痰湿阻滞型闭经。

（14）十二温经丸——温开水送服 6～9 克 / 次，2 次 / 日。功效温经散寒，活血调经。主治寒凝血瘀型闭经。

（15）五苓丸——温开水送服 6 克 / 次，2 次 / 日。功效利水渗湿，化痰调经。主治痰湿阻滞型闭经。

（16）血府逐瘀丸——服 1 丸 / 次，2 次 / 日。功效理气活血，化瘀通经。主治气滞血瘀型闭经。

（17）少腹逐瘀丸——温开水送服 1 丸 / 次，2 次 / 日。功效活血，化瘀通经。主治寒凝血瘀型闭经。

（18）调经化瘀丸——服 1 丸 / 次，2 次 / 日。功效行气散寒，破血通经。主治寒凝气滞型闭经。

（19）舒肝保坤丸——服 1 丸 / 次，2 次 / 日。功效舒肝调经，理气消滞。主治肝郁气滞，寒凝血瘀型闭经。

（20）活血止痛散——服 1.5～3 克 / 次，2 次 / 日。功效活血散瘀。主治瘀血内阻型闭经。

（21）妇科回生丹——服 1 丸 / 次，2 次 / 日。功效补气养血，化瘀通经。主治气血亏虚，瘀血阻滞型闭经。

（22）艾附暖宫丸——服 1 丸 / 次，2 次 / 日。功效暖宫散寒，理气调经。主治寒凝血瘀型闭经。

（七）药物外敷

益母草 500 克加水连煎 3 次，去渣，过滤沉淀，混合，浓缩成糊状。取药膏适量，敷穴位上，覆盖玻璃纸、纱布、胶布固定。外加热敷。30 分钟 / 次，1～2 次 / 日。热敷时，以有腹部湿热舒适感为度。

（八）饮食调护

引起闭经的原因很多，除查明原因，给予对症治疗外，饮食也应遵循辨证给膳的原则。

（1）体质虚弱者——应多食营养滋补、补血活血通络之鸡蛋、牛奶、大枣、龙眼、核桃、羊肉等。

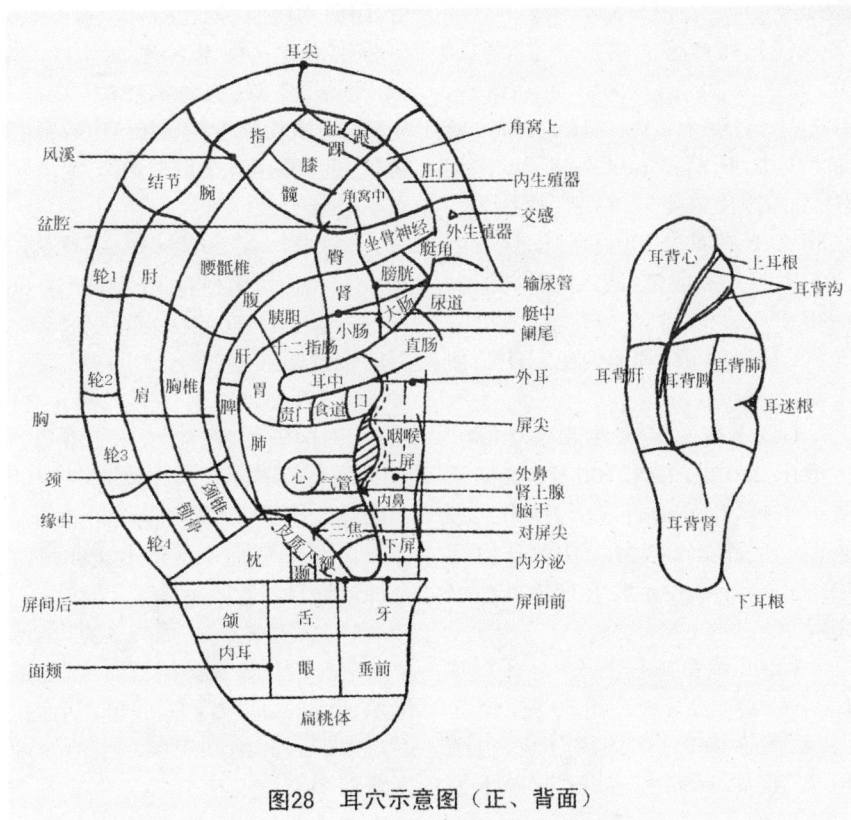

图28 耳穴示意图（正、背面）

（2）气滞血瘀型闭经——可多食些具有行血化瘀之品，如生姜、大枣、红糖等。可将红糖煎水代茶饮，或口服红花酒等。

（3）极度消瘦所致闭经者——应特别重视改变饮食习惯，消除拒食心理，加强营养全面供给，改善身体营养状况，使身体恢复正常状况。

总之，全面、合理的营养，对促进青春期女性的身体、生理发育，增强体质，防治闭经会起到积极作用。

（九）调养药膳

1. 粥、羹类

（1）苍术粥——苍术、粳米各30克。苍术水煎取汁，待米粥八成熟时入药汁共煮熟。1剂/日，可连续服用。功效除湿祛痰。主治痰湿阻滞型闭经。

（2）鸽肉葱姜粥——鸽肉150克，葱姜末20克，猪肉末50克，粳米100克，胡椒末1克，料酒10克，麻油、食盐、味精各适量。鸽子取肉切块，加猪肉、葱姜末、料酒、盐拌匀。粳米淘下锅加水1000毫升，烧开后入鸽肉等共煮成粥，调入麻油、味精、胡椒粉。食粥，1剂/日。功效滋肾补气，祛风解毒，和血悦色。主治血虚型闭经。

（3）水蛭粥——生水蛭30克，生淮山250克，粳米100克，红糖适量。水蛭、生淮山研末，与粳米共煮粥，粥熟后加红糖食。功效破血逐瘀，通经美容。主治青春期体壮血瘀闭经。

（4）乌贼香菇冬笋粥——干乌贼1只，水发香菇、冬笋各50克，猪瘦肉、粳米各100克，胡椒粉1克，料酒10克，食盐、味精各适量。乌贼干去骨，用温水浸胀，切丝；猪肉、香菇、冬笋分别切丝。粳米下锅，入肉丝、乌贼、香菇、冬笋、料酒熬熟烂，调盐、味精、胡椒粉。食粥、肉。功效补益精气，通调月经，美肤驻颜。主治精血不足型闭经。

（5）苡仁扁豆山楂粥——薏苡仁30克，炒扁豆、山楂各15克，粳米60克，共煮粥食。功效祛痰除湿通经。主治痰湿阻滞型闭经。

（6）人参滋血粥——人参6克，熟地、枸杞子各20克，大米100克。前3味水煎取汁。大米煮粥熟时调入药汁。作早、晚餐主食。功效养血补气。主治气血不足型多囊卵巢综合征，见月经过少。

（7）黑豆羹——黑豆3克，益母草15克，砂仁5克。黑豆研碎，与益母草、砂仁共煎取汁食。功效活血化瘀，理气行滞，嫩肤美颜。主治血虚气滞型闭经。

2. 汤、饮、茶、汁、酒类

（1）山药土豆汤——山药、土豆、黑豆各30克，鸡血藤50克，牛膝10克。鸡血藤、牛膝煎水1小时后去渣，入山药、土豆、黑豆煮熟烂，加红糖适量。饮汤，1剂/日。功效益气健脾，活血通经。主治脾虚血瘀型闭经。

（2）大枣白鸽汤——大枣50克，白鸽1只，炙鳖甲、炙龟甲各30克，枸杞子20克。大枣去核，白鸽去毛、内脏。先煎鳖甲、龟甲30分钟，入枸杞再煎20分钟取药汁煮大枣、白鸽至熟。吃肉饮汤，1剂/日。功效滋阴养血通经。主治阴血不足型闭经。

（3）黑豆红花糖方——黑豆50克，红花6克，红糖30克。前2味先水煎好后入红糖。热服，分次服完，1剂/日。功效补益肝肾，活血调经。主治肝肾不足兼血瘀型闭经。

（4）当归北芪猪肉汤——当归、北芪各20克，黄花菜根15克，瘦猪肉200克，同煎煮熟，加盐调味。吃肉饮汤，1剂/日。功效益气养血调经。主治气血虚弱型闭经。

（5）乌鸡丝瓜汤——乌鸡肉150

克，丝瓜 100 克，鸡内金 15 克，共煮烂食。1 剂 / 日。功效补益气血。主治气血虚弱型闭经。

（6）红糖北芪姜枣汤——红糖、红枣各 100 克，生姜 20 克，黄芪 50 克。红枣去核，生姜切片，共水煎代茶饮。连续服用。功效补益气血。主治气血虚弱型闭经。

（7）丹参鸡蛋汤——丹参 30 克、鸡蛋 2 枚以小火煮 1 小时。吃蛋饮汤，连续服用。功效行气活血通经。主治气滞血瘀型闭经。

（8）桑椹红花汤——桑椹子 25 克，红花 5 克，鸡血藤 20 克，米酒适量，加水 2 碗煎至 1 碗。1 剂 / 日，分 2 次温服。功效行气活血通经。主治气滞血瘀型闭经。

（9）鳖甲白鸽煲——鳖甲 50 克，白鸽 1 只。鳖甲打碎，放白鸽腹内，共置瓦锅内，加水炖熟后调味食。隔日 1 剂，连服 5 ～ 6 剂 / 月。功效滋补肝肾调经。主治肝肾阴虚型闭经。

（10）归姜猪肉汤——瘦猪肉 200 克，当归、生姜各 25 克，共煮汤。吃肉喝汤，1 剂 / 日。功效补中益气，温中暖下，补血活血，调经止痛。主治产后血虚，血枯经闭，身体虚弱。

（11）木槿花鸡蛋汤——木槿花 30 克，鸡蛋 2 个。木槿花煮汤，汤沸打入鸡蛋。吃蛋喝汤。功效活血润燥。主治血瘀型闭经。

（12）乌鸡肉丝瓜汤——乌鸡肉 150 克、丝瓜 100 克、鸡内金 15 克加水 1000 毫升共煮烂，调盐食。功效健脾消食，滋阴补血。主治体弱血虚型月经量少、闭经等。

（13）橙子益母草汤——益母草 50 ～ 100 克，橙子 30 克，红糖 50 克。水煎服，1 剂 / 日，每月连服数剂。功效活血化瘀通经。主治气滞血瘀型闭经。

（14）桃仁牛血汤——桃仁 10 ～ 12 克，鲜牛血（已凝固）200 克，食盐少许。牛血切块，与桃仁加清水煲汤。食时加食盐调味。功效破瘀行血，理血通经，美肤益颜。主治血瘀型闭经。

（15）乌豆双红汤——乌豆（黑

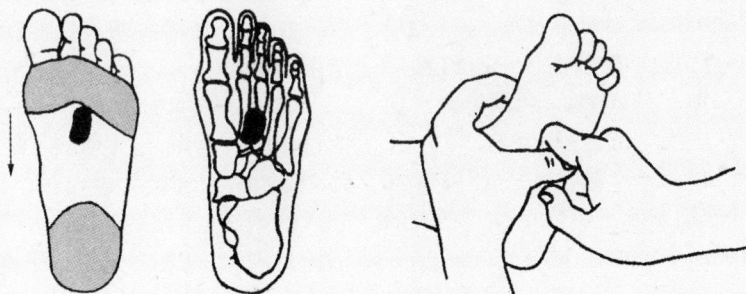

图29　足疗——肾脏调理

豆)50～100克,红花5克,红糖30～50克。前2味入炖盅,加清水,隔水炖乌豆熟透,去红花,调红糖。饮汤。功效滋补肝肾,活血行经,美容乌发。主治血虚气滞型闭经。

(16)益母草乌豆糖水——益母草30克,乌豆60克,米酒、红糖适量。益母草、乌豆加清水3碗煎至1碗,加红糖调味,并冲入米酒。饮汤。功效活血祛瘀,调经美颜。主治血瘀型闭经。

(17)当归鸡蛋汤——当归片9克、鸡蛋2个同入瓦煲,加水3碗同煮,蛋熟后去壳,用针在蛋周围刺10多个孔,放回煲中再煮15～20分钟。饮汤。功效益气补血,调经养容。主治血虚气滞型闭经。

(18)红枣木耳鸡汤——老母鸡1只、木耳30克、红枣15枚用水煮熟。调味食。功效补益气血。主治气血不足型闭经。

(19)红花黑豆饮——红花9克、黑豆90克、红糖60克水煎。代茶饮。功效补肾活血通络。主治肾虚血瘀型闭经。

(20)二皮益母草糖茶——益母草30克,青皮、陈皮各15克,红糖适量。水煎。代茶饮。功效补肾活血通经。主治气滞血瘀闭经。

(21)益母草糖水——益母草30克、红糖适量水煎。代茶饮。功效活血通经。主治血瘀型闭经。

(22)淫羊藿酒——淫羊藿、巴戟天各50克与黄酒1000毫升同煮数沸,滤去渣。服30毫升/次,2～

3次/日。功效温补肾阳通经。主治肾阳不足型闭经。

(23)枸杞兔肉汤——枸杞子30克、兔肉250克共小火煮烂,加精盐、味精。2次/日,宜常服。功效滋补肝肾。主治肝肾不足型闭经。

(24)猪肝红枣煮木瓜——猪肝100克、红枣(去核)20枚、番木瓜1个(切开)共入砂锅,加水煮熟。服食饮汤。2～3次/日,宜常服。功效补气养血。主治气血虚弱型闭经。

(25)老母鸡炖木耳红枣麦冬——老母鸡1只,木耳、麦冬各30克,红枣15枚。老母鸡去毛、内脏,与木耳、红枣、麦冬同入砂锅,加水炖至鸡肉烂熟。食2～3次/日,2剂/疗程。功效养阴清热调经。主治阴虚血燥型闭经。

(26)薏仁根老丝瓜汤——薏仁根、老丝瓜(鲜品)各30克水煎取汁,调红糖。1剂/日,连服5日。功效祛痰化湿。主治痰湿阻滞型闭经。

(27)鸡血藤炖肉方——鸡血藤(干品)10～15克、瘦猪肉150克共炖。食肉饮汤,1剂/日,5日/疗程。功效补气活血通经。主治虚实错杂型闭经。

(28)王不留行炖猪蹄——王不留行30克,茜草、红牛膝各15克,猪蹄250克。上述药物纱布包,与猪蹄同入砂锅,炖至猪蹄烂熟,去药包。饮汤食肉,2次/日,5剂/疗程。功效活血化瘀,理气通经。主治气滞血瘀型闭经。

(29)酒军饮——川大黄末9克,

黄酒 125 毫升。大黄研细末,用黄酒送下,服后在屋内行走 1～2 小时。功效活血通经。主治血瘀型闭经,尤适于室女闭经,午后发热。

(30)丹参红糖饮——丹参、红糖各 60 克同煮 30 分钟。每日早、晚各服 1 次。功效养血调经,活血祛瘀。主治血瘀型闭经。

(31)绿茶水——绿茶 25 克、白糖 100 克用开水泡 1 夜。次晨 1 次饮下。功效理气调经。主治气滞型闭经。

(32)姜枣糖茶——红糖、大枣各 100 克,生姜 20 克,水煎。代茶饮。功效补血活血,散寒调经。主治血虚寒凝型闭经。

(33)益母草黑豆糖水——益母草 30 克、黑豆 60 克、红糖 50 克加水 3 碗煎至 1 碗,入黄酒 2 汤匙冲服。1 次/日。功效活血,祛瘀,调经。主治血瘀型闭经。

(34)马鞭草红糖水——红糖 20 克,马鞭草 200 克。马鞭草加清水 3.5 碗煎至 1 碗,去渣,加红糖再煮沸。1 次饮完。1 次/日,连饮 2～3 日。功效活血通经。主治血瘀经闭。

(35)乌鸡肉丝瓜汤——乌鸡肉 150 克,丝瓜 100 克,鸡内金 15 克,葱、生姜、精盐、味精等各适量。鸡肉、丝瓜、鸡内金切丝,入砂锅,加葱丝、清水,用小火煎汤,调精盐、味精少许。佐餐常食。功效补虚,活血,通经化瘀。主治妇女血虚月经过少。

(36)丝瓜籽红糖饮——丝瓜籽 15 克,红糖适量,黄酒少许。丝瓜籽焙干、打碎,加水煎煮取汁 200 毫升,入红糖搅匀,再煮沸。1 次/日,1 剂/次,于月经前连服 3～5 日。功效益气血,调经脉。主治气血不足型月经量少。

(37)常春果枸杞酒——常春果、枸杞子各 200 克,好酒 1500 毫升。常春果、枸杞子捣碎,盛瓶中,入好酒浸 7 日。空腹服,1～2 杯/次,3 次/日。功效养血活血。主治血虚型闭经。

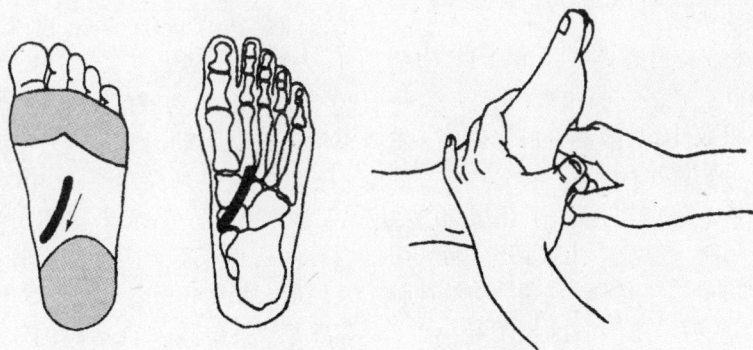

图30 足疗——输尿管调理

3.炖、煲、蒸、炒、冲、膏类

（1）黄芪枸杞炖乳鸽——黄芪、枸杞子各30克，乳鸽1只。黄芪、枸杞子布包，与乳鸽同入炖盅，加水，隔水炖熟、调味。饮汤食肉，隔日1次，连服4～5次/月。功效益气养血调经。主治气血虚弱型闭经。

（2）归姜黄芪羊肉煲——当归、黄芪各30克，生姜65克，羊肉250克。羊肉切块，生姜切丝，当归、黄芪布包，同入瓦锅，加水炖烂熟，去药渣，调味。食肉1次/日，连服3～5次/月。功效益气养血调经。主治气血虚弱型闭经。

（3）益母草猪血煎——鲜益母草、猪血各200克加水煮熟。空腹食。功效行气活血通经。主治气滞血瘀型闭经。

（4）王不留行炖猪蹄——王不留行30克，茜草根、牛膝各15克，猪蹄250克。上3味药煎水50分钟后去渣，同猪蹄炖烂熟。饮汤食肉，2次/日。功效行气活血通经。主治气滞血瘀型闭经。

（5）猪肉鳖煲——鳖1只，瘦猪肉100克煮汤。调味食，1次/日，每月连服数日。功效滋补肝肾调经。主治肝肾阴虚型闭经。

（6）姜丝炒乌贼——生姜50克，去骨乌贼250克。生姜切丝，乌贼切片，加油同炒。佐膳，食鱼。功效补血通经，美容。主治血虚型闭经。

（7）鳖甲炖白鸽——鳖甲30克，白鸽1只，米酒少许。鳖甲敲碎，置白鸽腹内，加清水、米酒，放瓦盅内隔水炖熟，调味食肉。功效滋肾益气，散结通经，泽肤美颜。主治身体虚弱型闭经。

（8）当归生姜羊肉煲——当归30克、生姜15克、羊肉250克放瓦锅内共煮汤至烂熟。调味食，1次/日，连服5～6次/月。功效温经散寒，养血通经。主治寒凝血瘀型闭经。

（9）鳖鸡肉煲——鳖、鸡各1只，黄酒适量。鳖甲打碎，放鸡腹内，共入瓦锅，加水炖熟。调味食肉。功效补益肝肾。

（10）猪鳖肉——鳖（甲鱼）1只，猪瘦肉500克，黄酒适量。活鳖去头、足、血，洗净入砂锅，加猪瘦肉、水，大火煮沸后改小火煨烂熟。分次吃完，须连食数只鳖。功效补气血，养冲任。主治冲任（子宫发育不良）、气血不足型闭经。

（11）猪爪葵梗煎——猪蹄250克，向日葵梗10克。猪爪入砂锅，用小火炖烂熟，加向日葵梗，煮沸熬浓汁，去渣。饮汤2～3次/日，20～30毫升/次。功效活血行气化瘀。主治瘀血型闭经。

（12）牛膝炖猪蹄——川牛膝15克，猪蹄2只，黄酒80毫升。猪蹄剖开两边后切数小块，与牛膝共入大炖盅，加水500毫升，隔水炖至猪蹄熟烂，去牛膝。食猪蹄肉饮汤。功效活血通经，美肤。主治气滞血瘀型闭经。

（13）河车人参炖瘦肉——鲜紫河车 1/4 个，人参 15 克，瘦猪肉 100 克。鲜紫河车切小块，人参切片，与瘦猪肉同入炖盅，加冷开水 1 小碗，隔水炖 3 小时，食盐调味。饮汤食肉，1 次食完，隔日 1 剂，连食 5～10 剂。功效补肾填精，益气养血。紫河车即人胎盘，大补气血，补肾益精。胎盘含雌激素、胎盘绒毛膜促性腺激素，可促进子宫、卵巢发育。主治肾虚精亏，气虚血弱型闭经。

（14）当归炖乌鸡——当归 15 克，雌乌骨鸡 1 只（约 500 克）。乌鸡去毛、皮、内脏。当归置乌鸡肚内，入炖盅，加冷开水 1 碗，隔水炖 3 小时，加盐调味。饮汤食鸡，隔日 1 次，连服 3～5 次。功效补益肝肾，养血调经。主治肾虚血少型闭经。

（15）晚蚕砂煎——晚蚕砂 60 克，45°米酒 100 克。晚蚕砂炒微黄，棉布包裹，连同米酒、清水 1.5 碗煎 10 分钟，滤取药汁。趁热饮，1 次/日，连服 3～5 日。月经未通者，隔 1 周后可再服。功效活血通经。主治寒湿凝滞型闭经。

（16）首乌当归枸杞鸡——鸡肉 250 克，制首乌、当归、枸杞子各 25 克，同入锅加水，大火煮沸后改小火炖烂熟，加常用佐料。1 剂/日，2 次服完。功效补肝肾，益精气。主治面色苍白，心悸气急，头昏耳鸣，视物模糊，疲乏无力，妇女月经过少甚至闭经。

（17）当归枸杞炖乌鸡——当归片、枸杞子各 20 克，雌乌骨鸡 1 只（约 500 克）。乌骨鸡宰后去毛、皮、内脏。当归片、枸杞子放鸡腹内，有盖盅盛好，加冷开水 1 碗炖 3 小时，食盐调味。食鸡饮汤，1 剂/日。功效补肝肾，养血调经。乌骨鸡具有强壮机体，提高生理机能，特别是对性功能障碍、妇科诸证有疗效。主治肾气不足，精血亏虚型月经后期，月经过少。

（18）川芎蛋——川芎 6～9 克、鸡蛋 2 个加水煎煮，蛋熟后去壳取蛋，再煮片刻，去药渣，加红糖适量调味。吃蛋，1 次/日，连服 5～7 天。功效行气活血通经。主治气滞血瘀型闭经。

（19）鸡血藤蛋——鸡血藤 30 克、鸡蛋 2 个加清水 2 碗同煮，蛋熟后去壳再略煮，煮成 1 碗后加白糖少许。食蛋饮汤。功效活血补血，舒筋活络，美颜。主治血瘀型闭经。

（20）姜黄酒蛋——鲜姜黄 20 克，黄酒 50 毫升，鸡蛋 2 枚。鸡蛋煮熟剥皮后，与鲜姜黄同煮 20 分钟。用黄酒送服鸡蛋，1 次/日，连服 4～5 天。功效温宫行瘀。主治寒凝血瘀型闭经。

（21）艾叶川芎姜蛋——艾叶 15 克，生姜、川芎各 10 克，鸡蛋 2 枚。煮熟。食鸡蛋。功效温经散寒通经。主治寒凝冲任闭经。

（22）加减归肾膏——熟地、枸杞子、山药、百合各 200 克，枣皮、仙茅、阿胶、龟胶、鹿胶、大枣各 100 克，乌鸡 1 只。乌鸡去毛、头、爪、内脏。除阿胶、龟胶、鹿胶外，诸药与乌鸡同炖至乌鸡熟烂，取汁500毫升。入胶，小火煎熬成膏，入防腐剂（枸橼酸或尼泊金）。服3次/日，1汤匙（约30克）/次。功效滋补肝肾。主治肾虚型闭经。

（23）木耳核桃糖——黑木耳、胡桃仁各120克，红糖200克，黄酒适量。木耳、胡桃碾末，入红糖拌匀。服30克/次，2次/日，至月经来潮。功效滋肝肾，益气血，养冲任。主治子宫发育不良之闭经。

（24）十全大补糕——黄豆粉、麦芽粉、面粉、党参、白术、茯苓、当归、白芍、川芎、熟地、黄芪各500克，肉桂100克，甘草300克。各药材洗净烘干，研粉。黄豆粉、麦芽粉、面粉分别炒熟，入白糖100克和匀做成饼干样糕，烘干。每日食。功效健脾益气，调经养血，嫩肤洁肤。主治气血虚损型闭经。

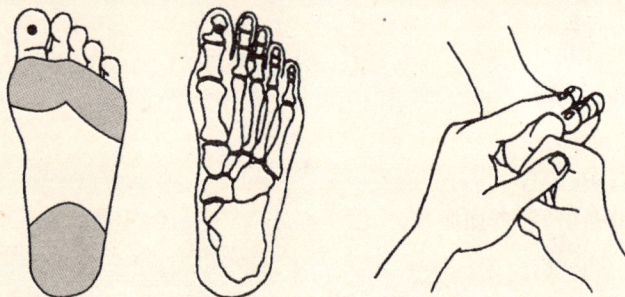

图31 足疗——垂体调理

（十）预防调护

闭经发生与诸多因素有关。虽无确切方法可预防，但注意调摄则可降低该病发病率。如避免多次人流或刮宫；适当参加体育活动（但需避免剧烈运动）；忌长期服用某些药物（如避孕药、减肥药等）；及时调治某些慢性疾病，消除闭经因素。

（1）注意精神调摄，保持精神乐观，情绪稳定，避免暴怒、过度紧张、压力过大。调治中应结合心理疗法，解除焦虑，促使疾病痊愈。

（2）积极调治慢性、消耗性疾病，对月经后期、量少等应及时调治，防止发展成闭经。

（3）饮食适宜，少食辛辣、油炸、油腻之品，以保养脾胃。增强体质，注意营养，避免过于减肥，造成营养不良引发该病。经行之际，忌食生冷，避免阴寒之邪，凝滞气血。平时应多食含维生素C丰富的食品，少食辛辣香燥的食品。

(4) 经期应避免冒雨、涉水、当风感冒,以防寒邪内侵;产后(包括人工流产后)应注意卫生,避免邪毒内侵,阻滞冲任胞脉。

三、多囊卵巢综合征

多囊卵巢综合征是一种发病多因性、临床表现呈多态性的内分泌综合征,以雄激素过多、持续无排卵为临床主要特征,是导致生育期妇女月经紊乱最常见的原因之一。其病因可能与高胰岛素血症、胰岛素抵抗有关。临床上以月经失调、不孕、多毛、痤疮、肥胖、黑棘皮症、双侧卵巢呈多囊性增大为主要特征。该病由于持续性无排卵,子宫内膜呈不同程度的增生变化,或非典型增生,发展为子宫内膜癌的风险增加。为妇科常见病,好发于 20 ～ 40 岁生育期妇女。

该病属于中医"月经后期""崩漏""闭经""不孕症""癥瘕"范畴。主要表现为脾肾两虚、肝肾阴虚、痰湿阻滞、肝郁化火等。

(一)针灸疗法

1.毫　针

多囊卵巢综合征的毫针疗法如表 9 所示。

表9　多囊卵巢综合征的毫针疗法

辨证分型	取　穴	功　效	手　法
1. 肾阳不足	关元、神阙、交感、次髎、太溪、大赫、肾俞、三阴交	温补肾阳	补法。神阙穴用隔盐灸
2. 肝肾阴虚	肝俞、肾俞、气海、血海、三阴交、然谷、太溪	滋补肝肾	补法
3. 痰湿阻滞	中极、气海、三阴交、丰隆、阴陵泉、脾俞、三焦俞	燥湿化痰,理气调经	平补平泻法

2.耳　针

【取穴】肾、肝、肾上腺、子宫。

【操作】毫针采用中等刺激,隔日 1 次。或者用耳穴埋针、埋豆,2 ～ 3 次 / 周。

3.穴位注射

【取穴】气海、关元、肾俞、白环俞、脾俞、三阴交、足三里、太溪。

【操作】选维生素 B_1 或当归注射液,注入 0.2～0.5 毫升 / 穴。选 3～4 穴 / 次,隔日 1 次。

4.艾　灸

【取穴】关元、中极、肾俞、脾俞、命门、三阴交、血海等穴。

【手法】选 3～4 个穴 / 次,用温和灸或温针灸。每日或隔日 1 次。

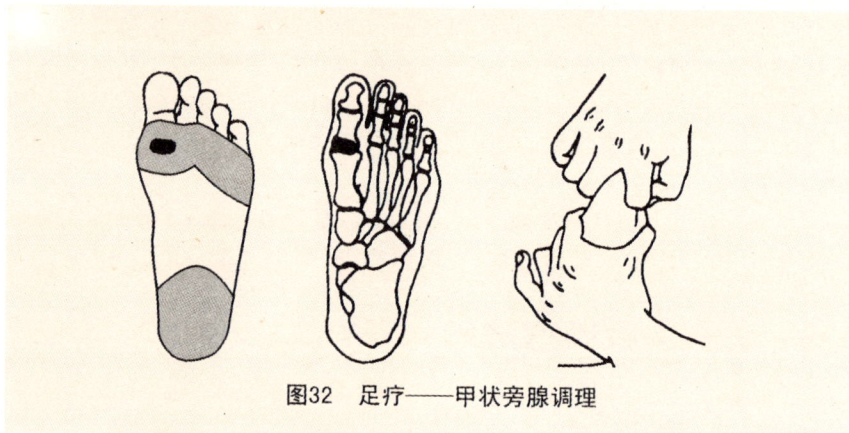

图32　足疗——甲状旁腺调理

(二)推拿疗法

(1)推拿疗法 1——

【取穴】肾俞、脾俞、足三里、三阴交、关元、中极、命门。

【功效】温补脾肾。

【手法】①患者坐位,医者以双手拇指点按肾俞、脾俞,横搓命门;②患者卧位,施颤法点按关元、中极,施提拿法点按足三里、三阴交。

(2)推拿疗法 2——

【取穴】肾俞、肝俞、太溪、然谷、三阴交。

【功效】滋补肝肾。

【手法】①患者坐位,医者以双手拇指点按肾俞、肝俞;②患者卧位,施提拿法点按太溪、然谷、三阴交。

（三）中药调治

1. 汤剂（成方、验方）

（1）金匮肾气丸合四君子汤加减——附子、肉桂、泽泻各10克，山茱萸、熟地各12克，山药、茯苓、白术、泽兰各15克，党参20克，炙甘草6克。水煎服，1剂/日。功效温肾健脾，调补冲任。主治脾肾两虚型多囊卵巢综合征；症见月经后期、量少、色淡质稀，甚至月经闭止，或崩漏，婚久不孕，形体肥胖，多毛，性欲淡漠，头晕耳鸣，腰膝酸软，神疲纳呆，便不实，尿清长，形寒肢冷，舌淡胖或有齿痕，苔白，脉沉细无力。伴子宫发育不良者，加紫河车15克，鹿角胶（烊化）10克，紫石英、制首乌各20克补肾填精养血，促子宫发育；卵巢增大明显者，加半夏、胆南星、皂角刺、水蛭各10克祛痰，化瘀，散结。

（2）六味地黄丸合二至丸加味——熟地、山药、茯苓、女贞子、旱莲草、枸杞子、白芍、夏枯草各15克，山茱萸12克，丹皮10克，泽泻、炙甘草各6克。水煎服，1剂/日。功效滋补肝肾，调理冲任。主治肝肾阴虚型多囊卵巢综合征；症见月经初潮迟至、月经后期、量少，渐至闭经，或阴道出血淋漓不净，婚久不孕，头晕耳鸣，两眼昏花，五心烦热，口燥咽干，大便干结，舌红少苔，脉细数。卵巢增大明显者，去炙甘草，加制鳖甲（先煎）、海藻、昆布各15克，生牡蛎（先煎）30克软坚散结；子宫发育不良者，加鹿角胶（烊化）、龟甲胶（烊化）各12克，制首乌20克增强补肾填精之力；兼胸闷胁痛者，加川楝子12克、郁金10克舒肝行气。

（3）苍附导痰汤加味——制半夏、苍术、陈皮、制香附、川芎、枳壳、胆南星、泽兰、皂角刺各10克，茯苓15克，石菖蒲12克，炙甘草6克。水煎服，1剂/日。功效燥湿化痰，行滞散结。主治痰湿阻滞型多囊卵巢综合征；症见月经后期、量少或闭经，婚后不孕，形体肥胖多毛，带下量多色白，头晕头重，胸闷泛恶，嗜睡神倦，舌苔白腻，脉滑。伴食少便溏者，加党参、白术各15克益气健脾；卵巢增大明显者，加三棱、莪术、水蛭各10克逐痰消瘀。

（4）丹栀逍遥散加减——柴胡、丹皮各12克，当归、白术、茯苓、栀子、川牛膝各10克，白芍、夏枯草各15克，薄荷、炙甘草各3克。水煎服，1剂/日。功效舒肝解郁，清热泻火。主治肝郁化火型多囊卵巢综合征；症见月经先后不定，或闭经，或阴道出血淋漓不断，婚久不孕，毛发浓密，面部痤疮，胸胁乳房胀满，烦躁易怒，口苦咽干，大便秘结，舌红苔薄黄，脉弦数。胸胁乳房胀痛甚者，加郁金、川楝子各10克舒肝行气止痛；大便不行者,加大黄(后下) 6 克泻热通便。

(5)验方——菟丝子 150 克,茯苓 100 克,石莲肉 60 克。共研为末,

加酒,糊调如梧桐子大。服 30～50 丸/次。功效补肾气。主治肾虚型多囊卵巢综合征。

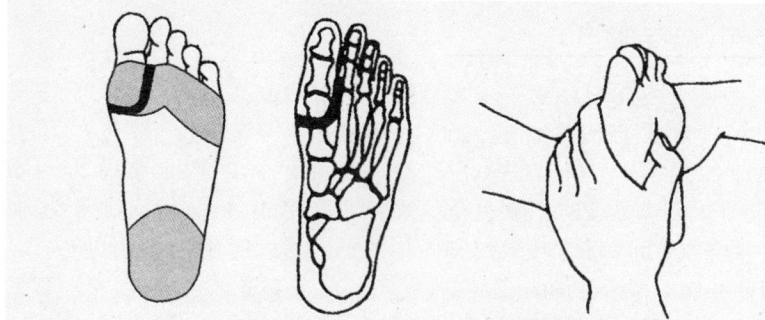

图33　足疗——甲状腺调理

2. 丸、散剂

(1)右归丸——服 9 克/次,3 次/日。功效温肾填精,养血调经。主治肾阳不足型多囊卵巢综合征。

(2)左归丸——服 9 克/次,2～3 次/日。功效滋补肝肾,填精益血,调补冲任。主治肝肾阴虚型多囊卵巢综合征。

(3)六味地黄丸——服 6～9 克/次,2 次/日。功效滋补肝肾,调理冲任。主治肝肾阴虚型多囊卵巢综合征。

(4)加味逍遥散——服 6～9 克/次,2～3 次/日。功效舒肝解郁,清热泻火。主治肝郁化火型多囊卵巢综合征。

(5)二陈丸——服 6 克/次,3 次/日。功效燥湿化痰。主治痰湿阻滞型多囊卵巢综合征。

(6)安坤赞育丸——服 9～12 克/次,2 次/日。功效益肝肾,补气血,调冲任。主治肝肾不足,气血亏虚型多囊卵巢综合征。

（四）综合调理

(1)对形体肥胖的多囊卵巢综合征者,应通过加强锻炼、饮食控制、服用降代谢的减肥药等以减轻体重,有利于降低胰岛素、睾酮、性激素结合球蛋白水平,并有可能恢复排卵、生育功能。

(2)注意饮食适量,有规律,忌暴饮暴食。忌过食膏粱厚味,以免损伤脾胃,而致痰湿内生。

(3)青春期应注意保健卫生,月经不调者应积极诊治。

（五）调养药膳

1. 粥　类

（1）莱菔粥——莱菔子15克，大米50克，白糖少许。大米加水600毫升煮粥，待粥将好时放入莱菔子，调白糖。1次/日。功效化痰行滞。主治痰湿阻滞型多囊卵巢综合征。

（2）薏米陈皮粥——炒薏苡仁30克，陈皮6克，大米适量。共煮粥食。1次/日。功效祛湿化痰，理气调经。主治痰湿阻滞型多囊卵巢综合征。

（3）益母草粥——益母草15克，陈皮10克，粳米100克。前2味水煎取汁，粳米加水、药汁同煮粥。1剂/日，经前连服1周。功效理气活血调经。主治气滞血瘀型多囊卵巢综合征，见月经后期。

（4）黄芪大枣粥——黄芪20克，当归10克，大枣5枚，粳米50～100克。大枣去核，与黄芪、当归水煎取汁。粳米煮将熟时调入药汁，再煮片刻。温服1剂/日，经前连服10日。功效养血益气。主治气虚血瘀型多囊卵巢综合征，见月经后期。

2. 汤、饮、汁类

（1）月季花冰糖饮——鲜月季花3～5朵，冰糖、黄酒各适量。鲜月季花加水200毫升，小火煮沸，捞出月季花，入冰糖搅匀，晾凉。1剂/日，分2次，空腹时用黄酒1盅送服。功效理气活血调经。主治气滞血瘀型多囊卵巢综合征；症见月经后期，量少，色紫暗，有血块等。

（2）酸甜饮——山楂80克，红糖40克。山楂切两半，与红糖同入锅，加水煮至山楂熟烂、核自脱时，取汁。不拘时频饮。功效温中散寒，活血行瘀。主治寒凝血瘀型多囊卵巢综合征，见月经后期。

3. 炖、煲类

（1）猪腰核桃——猪腰1对，杜仲、核桃肉各30克。猪腰去白筋，与杜仲、核桃肉共加水500毫升煮熟，去杜仲。食猪腰、核桃，喝汤，1次/日。功效温肾填精。主治肾阳不足型多囊卵巢综合征。

（2）白鸽鳖甲汤——白鸽1只，鳖甲50克。白鸽去毛、内脏，鳖甲打碎置白鸽腹内，加水1000毫升煮烂，调味。食肉饮汤，1次/日。功效滋补肝肾。主治肝肾阴虚型多囊卵巢综合征。

（3）人参胡桃煎——人参3克，胡桃肉3枚。煎汤服。1次/日。功效补益脾肾。主治脾肾两虚型多囊卵巢综合征。

（六）减　　肥

饮食减肥是通过限制热量摄入，使热量呈负平衡，而降低体重。

1. 摄入热量的标准

（1）轻度肥胖——只需一般控制热量的摄入，适量减少碳水化合物、脂肪的摄入，不必严格要求。

（2）中度肥胖——要较严格地控制热量的摄入，摄入热量以男性 1.5～2 千卡/日，女性 1.2～1.5 千卡/日为度。以此标准，热量负平衡约 1 千卡/日，即 7 千卡/周，消耗 3 千卡就能减去约 0.5 千克脂肪，这样每周可减去体重约 1 千克。

（3）重度肥胖——要更严格控制热量摄入，以生理上能耐受为度，但对因重度肥胖而不能工作者，要按此标准控制一个阶段，摄入热量为 1～1.2 千卡/日。

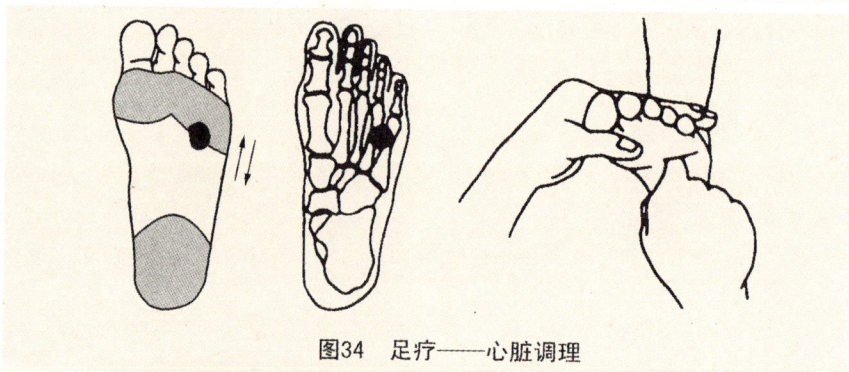

图34　足疗——心脏调理

2. 其他主要营养的标准

饮食控制者每日摄入营养标准：①蛋白质 100 克/日。②碳水化合物 150～200 克/日。③其余热量由脂肪补充，应控制动物脂肪摄入量。

可用低热量饮食法调治肥胖症。在调治期间，仍可补充少量食物，而不是完全饥饿。

糖有低饱食感，并可增食欲，故低热量饮食主要是限制糖的摄入，大多数胖人用此法减肥效佳。但也有少数人因长期吃糖已致胰岛素水平提高，一旦用低糖饮食就会产生低血糖症，故应逐渐减少糖的摄入。同样热量的食物，成分不同其降体重效果也不同。蛋白质含量高，降体重的效果就好些；果糖含量高，体重则会不断增加。

3. 吃高纤维食物来减肥

在控制饮食的同时要多食高纤维物质，高纤维物质有天然的（如蔬菜等），也有人工制成的（最常用的是甲基纤维素），均可减轻患者的饥饿感。

纤维可阻止食物中碳水化合物被人体吸收。吃高纤维食物者所吸收的热量要比一般人少 1% ～ 3%。一般女子 1 日需热量 1800 卡，若所吸收热量下降 1%，就意味着每年会丢失体重 1 千克；若下降 3%，则相当于每年减去 3 千克体重。

纤维在胃内吸水膨胀，可形成较大的体积使人产生饱腹感，有助于减少食量，对控制体重有一定作用。

纤维分可溶性、不溶性纤维。含不溶性纤维较多的食物如粗制小麦产品（麦麸、麦片）、全麦粉、糙米、燕麦、全谷食品、芸豆、白豆、豌豆等。可溶性纤维存在于水果、蔬菜、豆类之中。

吃高纤维食物不但减肥，还可预防结肠癌，降低胆固醇、血糖等。

4. 食醋减肥

醋中含有挥发性物质、氨基酸、有机酸等。氨基酸可促使体内过多的脂肪消耗转变为体能，还可使摄入的糖、蛋白质等的新陈代谢顺利进行，因而具有良好的减肥作用。

近年来，国内外兴起食醋热，如美国一些肥胖者纷纷喝醋减肥。日本也制造一种糙米醋精。上海生产一种保健醋，比较畅销。

食醋对中老年人有以下好处：①食醋对消化不良、缺乏胃酸者可生津开胃，加强消化功能。②食醋能提高胃肠道的杀菌能力。③醋可降低脂肪类物质的油腻并能保持维生素 C 不被破坏，且可开胃、减肥。

5. 慢食减肥

每日减慢就餐进食速度，可达到减肥的目的。食物进入人体，血糖升高到一定水平，大脑食欲中枢就会发出停止进食的信号。

当过快进食，大脑发出停止进食信号前往往已吃了过多的食物，从而快食就成了产生肥胖的原因之一。

若减慢进食的速度，则可有效控制食量，以达减肥的目的。

6. 减肥食谱与药膳

常用减肥药膳如表 10 所示。减肥食谱如表 11 所示。

表10　常用减肥药膳

药膳分类	常用减肥药膳举例
1. 健脾利水	薏苡仁粥、赤小豆粥、茯苓粥、芦根粥、冬瓜粥、扁豆粥、凉拌芦笋、健脾糕（桔皮、荷叶、山楂、炒麦芽）等。适于肥胖脾虚湿甚者
2. 降脂消食	玉米须饮、玉米粥、莱菔子粥、山楂粥、荷叶粥、麦麸粥、薏苡仁粥、泽泻粥、三仙饭（山楂、麦芽、谷芽）、荠菜拌豆腐、烩双菇（蘑菇、香菇）、凉拌芹菜、芹菜炒香菇等。适于肥胖膏脂凝聚者
3. 化痰降脂	杏陈薏苡仁粥、芥菜粥、木耳汤、萝卜汤等
4. 泻下通便	大黄饭、番泻叶粥等
5. 益气温阳	附子羊肉汤、生芪糕等

表11　减肥食谱举例

分　类	①轻度肥胖	②中度肥胖	③重度肥胖
摄入总热量	1600 千卡 / 日	1400 千卡 / 日	1200 千卡 / 日
早餐	精面 50 克（相当于馒头 75 ~ 78 克），淡豆浆 250 克，咸菜或萝卜干 20 克	精面 50 克，淡豆浆 250 克，咸蛋 50 克	精面 50 克，淡豆浆 250 克，咸菜或萝卜干 20 克
中餐	大米 100 克，瘦猪肉、豆腐干各 50 克，蔬菜 250 克	大米 75 克，瘦猪肉、豆腐干各 50 克，蔬菜 200 克	大米 75 克，瘦猪肉 50 克，蔬菜 200 克，植物油 10 克
晚餐	大米 75 克，瘦猪肉 50 克，豆腐干 50 克，蔬菜 250 克，植物油 10 克	大米、瘦猪肉各 50 克，豆腐干 25 克，蔬菜 200 克，植物油 10 克	精面、豆腐干各 50 克，瘦猪肉 25 克，蔬菜 100 克，植物油 10 克

7. 注意养成良好的饮食习惯

（1）口味要淡。

（2）吃八分饱。

（3）多吃蔬菜，少吃荤菜。

（4）规律饮食。

（5）不暴饮暴食。

（6）充分咀嚼。

（7）禁咖啡、浓茶。因能刺激胃液分泌，增加食欲。

（8）戒酒。因每毫升纯酒精，可产热 7 卡。

（9）改掉喜吃甜食、零食、临睡前吃点心、饭后立即睡等习惯。

（10）晚餐要少。

（11）睡前 3 小时勿进食。

8. 减肥不能操之过急

若大量节食以期迅速达到减肥目的，在 4 个月内将有 1/3 的肥胖者有患胆石症的可能。大量限制饮食会导致胆汁中的胆固醇呈高度饱和状态，易形成胆固醇结石；且快速减肥会引起胆汁郁积，从而促进胆固醇晶体核心的形成，导致胆石症发生。

长期缺乏人体所需营养，还会使人产生抑郁、疲惫、麻木迟钝、嗜睡、活动减少等生理上不良反应，身体渐渐虚弱。减肥者连续 10～15 日处于半饱状态，结果身体内有害物质积聚，物质交换出现紊乱，体力、智力状况下降。在 7～10 日内，让减肥者饮食一下子降低到几乎绝食的状态，结果发现肥胖者确实显著变瘦了，但出现生命垂危状态。

减肥不能操之过急，突然大量节食或实行饥饿疗法是有害的。只有实行科学的饮食疗法，进食低热量、营养多样化的食物，如少吃糖、甜食，少吃脂肪、油脂多的食品，多吃新鲜蔬菜、水果等，进行适当运动，逐渐减去体内多余脂肪，才是理想的减肥方法。

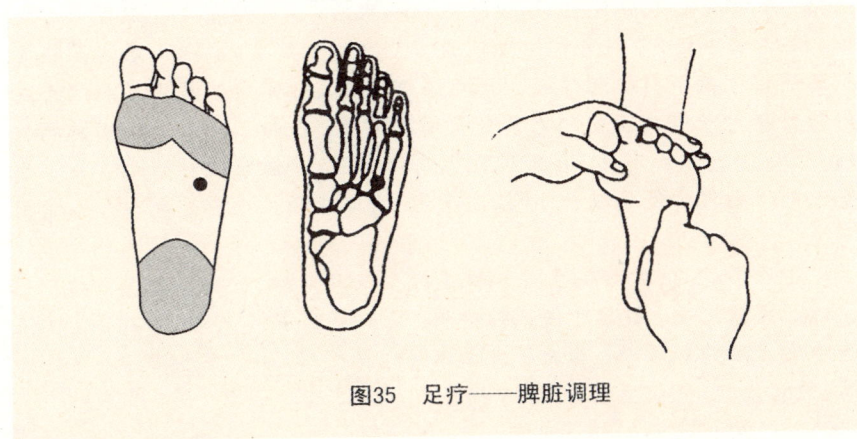

图35　足疗——脾脏调理

9. 加强体育运动

肥胖者的年龄、体质、肥胖程度不同，须选择适应自己的运动项目。

（1）耐力性运动——有中速和快速步行、爬坡性医疗步行、缓步跑、骑车、游泳等。步行、慢跑不需任何设备，锻炼尤其方便。锻炼时要循序渐进，速度应逐渐加快。以步行、慢跑为例，体质强者可由每小时跑 5 千米逐渐加快到每小时 10 千米，体质弱者可采用一般速度步行；步行、慢跑的距离也应逐步加长，一次可达数千米，也可分几次完成。这种耐力性运动锻炼能加速体内脂肪分解，消耗掉多余脂肪，利于减肥。

（2）力量性运动——①适于体质强者的有仰卧位的腹肌运动，如双腿直上抬运动，直腿上下打水式运动，仰卧起坐，可减少腹部脂肪；俯卧位的腰背臀肌运动，如双腿直上抬的运动，头、肩、腿同时后抬"船式"运动等，能减少腰背及臀部脂肪；不同重量的哑铃运动，可减少胸部、肩部脂肪。②体质弱者可采用医疗保健体操或广播体操，让全身肌肉都参加运动。

（3）球类运动——就是把耐力、力量锻炼结合起来，运动量较大，有乒乓球、排球、篮球、医疗实心球等，适于身体强者。

（4）气功、太极拳、八段锦等——适合于肥胖体弱者锻炼。

四、痛　经

痛经是妇科最常见症状之一，指行经前后或月经期出现下腹疼痛、坠胀，伴腰酸或其他不适，程度严重影响生活、工作质量者。痛经分原发性、继发性 2 大类，前者是指生殖器官无器质性病变的痛经，后者是指盆腔器质性疾病所引起的痛经。此处仅叙述原发性痛经。原发性痛经的发生与月经时子宫内膜前列腺素含量增高有关；也与子宫平滑肌不协调收缩，造成子宫供血不足，导致厌氧代谢物积贮，刺激疼痛神经元有关。原发性痛经的发生还受精神、神经因素影响，疼痛的主观感受也与个体痛阈有关。

中医学认为，痛经的主要病机是经期及其前后，气血变化急剧之时，受致病因素影响，引起冲任胞脉瘀阻，经血流通不畅，不通则痛，或冲任胞脉失于温煦和濡养，不荣则痛。病因包括气滞血瘀、寒湿凝滞、湿热瘀结、胞宫虚寒、气血虚弱、肝肾亏损等。

（一）针灸疗法

1. 毫　针

痛经的毫针疗法如表 12 所示。

表12　痛经的毫针疗法

辨证分型	取　穴	功　效	手　法
1. 气滞血瘀	气海、次髎、合谷、三阴交、血海	理气活血，化瘀止痛	均施泻法
2. 寒湿凝滞	关元、大赫、地机、三阴交	温经散寒，祛湿止痛	关元、大赫、三阴交施平补平泻，地机施泻法
3. 肝肾不足	关元、肾俞、肝俞、三阴交、太溪	补益肝肾	均施补法

2.耳　针

【取穴】子宫、交感、肾俞。

【功效】温经散寒，理气活血。主治寒凝型痛经。

【手法】①毫针刺，留针20～30分钟，经期1～2次/日，经前、经后2～3次/周。②耳穴埋针或埋豆，患者按压3～4次/日，痛剧时随时按压。

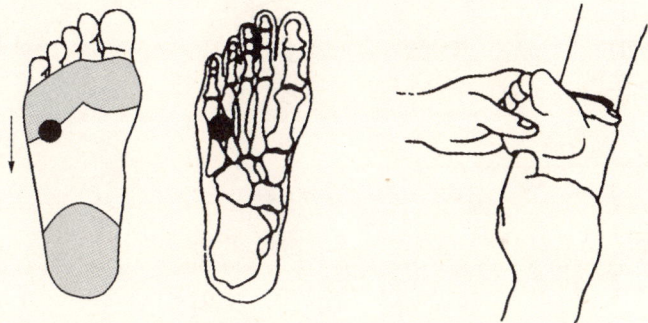

图36　足疗——肝脏调理

3.梅 花 针

【取穴】脐下之肾经、胃经、脾经循行部位，腰骶部督脉、华佗夹脊、膀胱经循行部位。

【手法】叩打顺序为先上后下，先中央后两旁，先腰骶后腹部。疼痛剧烈者，用重刺激；发作前或疼痛稍轻或体弱患者，用中等或轻刺激。10～15分钟/次。

4.艾　灸

（1）艾灸疗法1——

【取穴】关元、气海、曲骨、外陵、三阴交。

【手法】按艾卷温和灸法操作施术,选3个穴/次,施灸约20分钟/穴,连续调治4日。腰痛重者,加灸肾俞。4次/疗程,调治间隔4日,适应于痛经,一般在月经来潮前2日施灸术。

(2)艾灸疗法2——

【取穴】神阙、子宫穴。

【手法】按灸法常规施灸。取川牛膝、乳香、没药、白芍、丹参、红花、山楂、广木香各15克,共研细末,加冰片1克,混合后贮瓶。敷灸时每次取上药30克,以姜汁(或黄酒)调成糊膏状,分别敷于神阙、子宫穴,上盖纱布(或油纸),橡皮膏固定。换药1次/2日,月经前3日(或经期)敷灸。

5. 点 穴 法

【取穴】合谷、三阴交。

【手法】以食指指腹点按,各点按1分钟,有酸、麻、重、胀感时效果较好。也可在地机穴周围扣按,寻找最敏感点,用拇指的指腹由轻及重地按压敏感点,以能忍受为度。持续按压1分钟,疼痛会很快缓解或消失。按压后局部可产生酸胀痛感,或向会阴及小腹部放射。于经前数日及月经期间进行,1~2次/日。

6. 电   针

【取穴】①关元、三阴交。②归来、太冲。

【操作】取1组/次,选用密波或疏密波,电流强度以患者能耐受为度,通电15~20分钟。经期1~2次/日。

(二)穴位注射

【取穴】三阴交。

【操作】选用当归注射液、安痛定各4毫升,注入2毫升/穴。月经来潮前2~3日或经期内,共注射2~4次,调治2个周期。

(三)激光照射

【取穴】关元、中极、三阴交、血海、次髎。

【操作】用小功率激光调治仪,照射5分钟/穴。月经中期开始,隔日1次,共5次;或经前5日始1次/日。2个月经周期/疗程。

（四）刮痧疗法

【部位】主要刮拭大椎、肩井、大杼、膏肓，配刮关元至中极、地机至三阴交，5 次。

【加减】肝郁者，加刮太冲经穴部位；气血虚者，加刮足三里、命门经穴部位。

【操作】轻刮足三里、命门经穴部位 3 分钟；重刮其他穴位 3～5 分钟。

（五）拔罐疗法

【取穴】取肾俞、胸腰部（后背）、骶椎两侧、下脘穴。

【操作】选用大小适当的玻璃火罐，用闪火法将罐吸附于所选部位上，只拔 2～3 罐 / 次，留罐 25～30 分钟，1 次 / 日，7～10 次 / 疗程。

（六）推拿疗法

（1）推拿疗法 1——

【取穴】气海、关元、天枢、三焦俞、次髎、八髎、血海、三阴交。

【功效】理气活血，化瘀止痛。主治气滞血瘀型痛经。

【手法】①取仰卧位，用摩法按顺时针方向在小腹部调治，拇指按压气海、关元、天枢各 2 分钟。②再取俯卧位，掌擦八髎，以透热为度。指按三焦俞，一指禅推次髎。最后点按血海、三阴交。

（2）推拿疗法 2——

【取穴】气海、关元、肾俞、关元、血海、三阴交、腰阳。

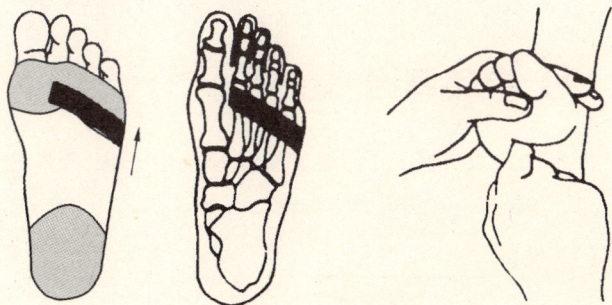

图37　足疗——肺脏调理

【功效】温经散寒，理气化瘀。主治寒湿凝滞型痛经。

【手法】①取仰卧位，用单掌或双掌反复推摩小腹部，至小腹透热为度，拇指点按气海、关元、肾俞各 1～2 分钟。②取俯卧位，直擦背腰部督脉，横擦腰部肾俞、腰阳关，以透热为度。最后点按血海、三阴交。

（3）推拿疗法 3——

【取穴】气海、关元、膈俞、脾俞、足三里、三阴交、肝俞。

【功效】补益气血，调经止痛。主治气血虚弱型痛经。

【手法】①取仰卧位，掌摩小腹部重点在气海、关元穴施术，以小腹部透热为度。两手拇指反复揉按脐下冲、任脉路线。按揉足三里、三阴交各 2 分钟。②再取俯卧位，揉压膈俞、脾俞、肝俞各 2 分钟，手法宜轻柔和缓。

（4）推拿疗法 4——

【取穴】关元、次髎、太溪、三阴交、肝俞、肾俞、关元。

【功效】调补肝肾。主治肝肾不足型痛经。

【手法】①取俯卧位，医者用双手掌根反复揉搓腰部，然后用拇指按揉肝俞、关元俞数分钟；掌搓命门、肾俞穴、次髎，至小腹内有微热感为度。②再取仰卧位，掌搓腹部，用拇指按揉关元、肾俞；揉按太溪、三阴交各 1～2 分钟。

（5）推拿疗法 5（周期调治法）——

先用拇指点按肚脐、气海、关元、中极、归来、三阴交，半分钟 / 穴。然后仰卧位，用右手掌按揉下腹部（脐以下）约 3 分钟，再由脐部向耻骨联合（阴部前方高骨）推摩 30 分钟。经前 1 周开始自我按摩，1 次 / 日，月经干净后 3 日结束。

经前 3 日内每晚用双手重叠，掌心向下压于小腹正中，做逆时针旋转揉摩 10 分钟，同时从小腹至脐部反推 30～50 次。

临睡前将双手心反压于双侧肾俞穴位上，立即会感到暖烘烘的；然后仰卧 10 余分钟，双手轻轻颤抖、揉按，达温肾调经止痛之效。

（七）中药调治

每于经前 5～7 日开始服药，服至经期或经后痛止，至少连服 3 个月经周期。

1. 成方（汤剂）

（1）膈下逐瘀汤——枳壳、乌药、制香附、川芎、红花、丹皮、延胡索、五灵脂（包煎）各 10 克，当归、桃仁各 12 克，赤芍 15 克，炙甘草 6 克。水煎服，

1剂/日。功效理气活血，化瘀止痛。主治气滞血瘀型痛经；症见经前、经期少腹或小腹胀痛拒按，坐卧不宁，月经量少或行经不畅，经色紫暗有块，血块排出后痛减，伴经前胸胁乳房作胀，平素性情急躁，舌紫暗或边尖有瘀斑、瘀点，脉弦或弦滑。肝郁化热，见经期延长，经质稠黏，口苦，苔黄者，加炒栀子、夏枯草各10克，益母草15克清肝泻热；膜样痛经者，加莪术、水蛭各10克，生山楂、益母草各15克，血竭粉（冲服）3克祛瘀止痛。

（2）少腹逐瘀汤加味——炒小茴香、干姜、川芎、生蒲黄（包煎）、五灵脂（包煎）、延胡索、制没药、苍术各10克，肉桂6克，当归、赤芍、茯苓各15克。水煎服，1剂/日。功效温经散寒除湿，活血止痛。主治寒湿凝滞型痛经；症见经前、经期小腹冷痛或绞痛，得热痛减，按之痛甚，经量少、色紫暗、有血块，块下痛减，伴畏寒肢冷，面色青白，舌紫暗或有瘀斑、瘀点，苔白滑，脉沉弦或沉紧。痛甚而

厥，冷汗淋漓者，加制附片、艾叶各10克温通阳气；恶心呕吐者，去制没药，加法半夏、藿香、陈皮各10克理气和胃，辟秽止呕。

（3）清热调血汤加减——丹皮、黄柏、川芎、桃仁、红花、制香附、延胡索、车前子（包煎）各10克，生地、赤芍、败酱草、红藤各15克，莪术12克。水煎服，1剂/日。功效清热除湿，祛瘀止痛。主治湿热瘀结型痛经；症见经前、经期小腹灼痛而胀，按之痛甚，或伴腰骶部胀痛，或平时小腹胀痛，经来加剧，经色暗红、质稠有块，平时低热起伏，带下量多、黄稠、有味，舌红苔黄或黄腻，脉弦数或滑数。月经量多者，经期去川芎、莪术等行血逐瘀之品，加益母草、生地榆各15克，炒栀子10克凉血化瘀止血；平时带下有臭味者，加鱼腥草、生贯众各15克清热解毒。

（4）温经汤加减——吴茱萸、桂枝、制附片、川芎、阿胶（烊化）、丹皮各10克，当归、赤芍各15克，生姜3片，艾叶、炙甘草各6克。水煎服，1

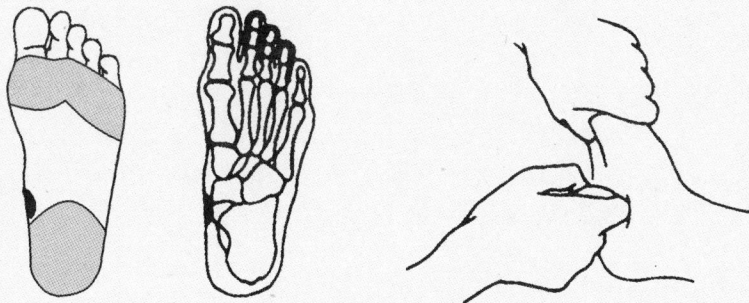

图38　足疗——膀胱调理

剂／日。功效温阳暖宫,调经止痛。主治胞宫虚寒型痛经;症见经行小腹冷痛,连及腰骶,喜温喜按,经量少、色淡暗、质稀,腰膝酸冷,尿清长,舌淡苔白润,脉沉细无力。腰痛如折,膝软乏力者,加炒杜仲12克,续断20克,狗脊15克温肾强腰膝;尿频数者,加益智仁10克、补骨脂15克温肾缩尿。

(5)圣愈汤加减——党参、炙黄芪、白芍、熟地、鸡血藤各15克,当归12克,川芎、延胡索、制香附各10克。水煎服,1剂／日。功效益气养血,调经止痛。主治气血虚弱型痛经;症见经期经后小腹隐痛或空痛、喜揉喜按,月经量少、色淡质稀,神疲乏力,头晕眼花,面色萎黄,舌质淡、边有齿痕,苔薄白,脉细弱。心悸失眠者,加龙眼肉10克、炒枣仁15克养心安神;小腹痛喜热熨者,加肉桂、艾叶各6克温阳暖宫。

(6)调肝汤加味——当归、白芍、山药、川断、鸡血藤各15克,山萸肉12克,阿胶(烊化)、巴戟天、杜仲各10克,炙甘草6克。水煎服,1剂／日。功效补益肝肾,养血止痛。主治肝肾亏损型痛经;症见经期经后小腹隐痛,腰膝酸痛,月经量少、色淡、质稀,平时腰膝酸软,头晕耳鸣,健忘失眠,舌红少苔,脉细弱。潮热者,加地骨皮10克、制鳖甲(先煎)20克滋阴清热;失眠健忘明显者,加夜交藤15克、五味子10克养血安神。

(7)玄灵止痛汤——延胡索、醋炒五灵脂、白芍各10～30克,当归、川芎、甘草各10～20克。水煎服,1剂／日,分3～4次服。每次月经前3～5日开始服,至经净痛止。连服3个月经周期／疗程。功效活血化瘀止痛。主治血瘀型痛经。气滞血瘀者,加柴胡、香附、桃仁各6～15克;寒凝血瘀者,加艾叶、吴茱萸各10～15克;血热夹瘀者,加丹皮、炒栀子、黄芩各10～20克;气血虚挟滞者,加黄芪、党参、熟地各10～20克。

(8)甘橘调经饮——干松、蚕砂各10克,荔枝核12克,山楂、橘叶各6克。水煎,经前3日开始服,1剂／日,连服5～7日。功效行气舒肝,活血调经。主治气滞血瘀型痛经。

(9)归芍棱乌萸草汤——当归12克,白芍30克,醋炒三棱、炙甘草各6克,乌药、山茱萸各9克。水煎,经前3日开始服,1次／日,至经净;3个月经周期／疗程。功效滋阴养血,活血止痛。主治血虚血瘀型痛经。阴虚血滞者,去乌药,加生地、丹皮、沙参;阳虚寒凝者,加肉桂、巴戟天、红花;肝肾亏损者,加狗脊、枸杞子、女贞子、旱莲草;便溏者,加茯苓、炒白术;呕吐畏寒肢冷者,加吴茱萸、生姜;口苦心烦者,加竹茹、栀子。

2. 验方(汤剂)

(1)验方1——五灵脂10克,酒制香附15克。水煎至300毫升。1剂／日,早、晚分服。功效理气活血,调经止痛。主治气滞血瘀型痛经。

（2）验方2——鸡蛋2枚，艾叶10克，生姜15克，共加水2大碗煮片刻，蛋去壳再煮至大半碗。饮汁吃蛋，1剂/日。功效温经散寒。主治寒湿凝滞型痛经。

（3）验方3——红花10克，红糖30克。水煎，经来即服，1次/日，连服3日。功效温阳暖宫。主治胞宫虚寒型痛经。

（4）验方4——黑豆60克、鸡蛋2枚同煎，蛋熟去壳再煮至豆熟，入米酒120毫升，与豆蛋汤同服。1剂/日。功效滋补肝肾。主治肝肾亏损型痛经。

（5）验方5——山楂40克、葵花子（去皮）20克同炒熟、捣碎，加水煎成浓汁，入红糖30克。月经来前服2～3次。功效活血止痛。主治血瘀型痛经。

（6）验方6——荔枝核200克、小茴香10克、苏木100克共浸酒中20日。饮1盅/次。功效散寒理气，活血祛瘀，调经止痛。主治气滞寒凝血瘀型痛经。

（7）验方7——艾叶10克、生姜2片、红糖100克共水煎。早、晚分服，每次月经来前3日始服。功效补中益气，温经散寒。主治寒湿凝滞型痛经。

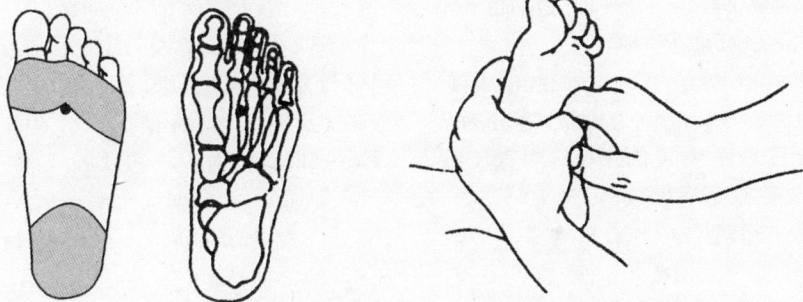

图39　足疗——肾上腺调理

3.丸、胶囊、膏剂

（1）田七痛经胶囊——服4粒/次，3次/日。功效活血止痛。主治血瘀型痛经。

（2）痛经丸——经前前3日开始服6～9克/次，2次/日。功效温经散寒，活血止痛。主治寒凝血瘀型痛经。

（3）参茸鹿胎丸——空腹红糖水或温水送服1丸/次，1～2次/日。功效温阳暖宫，活血止痛。主治胞宫虚寒型痛经。

（4）八珍益母丸（膏）——服1丸/次（膏剂10克/次），3次/日。功效补益气血，调经止痛。主治气血虚弱型痛经。

（5）归肾丸——空腹温盐水送服

1丸／次，3次／日。功效滋补肝肾，益精补血。主治肝肾亏损型痛经。

（6）愈带丸——服3克／次，2次／日。功效清热除湿，理气活血。

4. 外治方

（1）外治方1——肉桂、细辛、吴茱萸、延胡索、乳没各10克，研细末。经前取药粉2～3克，置于阳和膏中粘匀，贴神阙穴。功效温经散寒，理气活血。主治寒凝型痛经。

（2）外治方2——丁香、肉桂、延胡索、木香各10克，研末过筛和匀。经前或疼痛发作时，取2克药粉置胶布上，贴关元穴。若疼痛不止，加贴双侧三阴交。功效理气活血止痛。主治气滞血瘀型痛经。

（3）外治方3——月经前3日，用胡椒粉3克醋调为糊状，等分为二。取胶布2块，将胡椒粉糊置于胶布中，贴双侧涌泉穴，按摩10分钟。功效温经散寒。主治寒凝型痛经。

（4）外治方4——艾叶50克，胡椒10克，陈皮20克，焙黄为末，加白酒少许，纱布裹，睡前放于脐下3寸处（关元穴），上压热水袋。功效暖肾温经止痛。主治寒凝型痛经。

（5）外治方5——肉桂10克，吴茱萸20克，茴香、延胡索各15克，共研细末，用黄酒适量热敷于脐部；宜用胶布固定，冷后可再炒熨敷，以不烫伤皮肤为度。功效温经散寒，理气活血。主治寒凝气滞型痛经。

（6）外治方6——食盐250～

主治湿热瘀结型痛经。

（7）调经姐妹丸——服6～9克／次，3次／日。功效理气活血，化瘀止痛。主治气滞血瘀型痛经。

500克、葱白250克、生姜200克（切碎）共烘热，装布袋中，温熨下腹部。功效温经散寒。主治寒湿凝滞的痛经。

（7）外治方7——当归、吴茱萸、乳香、没药、肉桂、细辛各50克，樟脑3克。当归、吴茱萸、乳香、没药、肉桂、细辛水煎2次，煎液浓缩为糊状，混入（溶于95%乙醇）适量乳香、没药液，烘干后研细末，加樟脑。月经前3日取药粉5克，用黄酒调为糊状，外敷脐，用胶布固定，药干则调换1次药，月经3日后取下，1次／月，连续使用，治愈为止。功效温经散寒，理气活血。主治寒凝血瘀型痛经。

（8）外治方8——王不留行放在香桂活血膏上，贴三阴交、关元、气海，换1次／日，经前2～3日感到略有隐痛即贴。功效温经散寒，理气活血。主治寒凝血瘀型痛经。对部分患者有预防作用。

（9）外治方9（贴膏药法）——用麝香止痛膏，经前作痛、腹痛拒按者于经前开始贴；在月经中后期隐隐作痛、喜按喜热者在行经时贴。在疼痛部位及尾骶部各贴1张，换1次／日，一般连贴3日。功效温经散寒，理气活血。主治寒凝型痛经。

（八）饮食原则

（1）痛经者月经来潮前 3～5 日内饮食宜以清淡、易消化为主。忌吃得过饱，尤其应避免进食生冷食品（冷食品能刺激子宫、输卵管收缩，从而诱发或加重痛经）。

（2）月经已来潮，应避免一切生冷、难消化、刺激性食物（如辣椒、生葱、生蒜、胡椒、烈性酒等）。此期间病人可适当吃些有酸味的食品（如酸菜、食醋等），可缓解疼痛。

（3）痛经者无论在经前或经后，都应保持大便通畅（便秘可诱发痛经、增加疼痛感）。尽可能多吃些蜂蜜、香蕉、芹菜、白薯等。痛经者适量饮点儿葡萄酒，能舒畅情志，舒肝解闷，使气机和利。葡萄酒味辛甘性温，辛能散能行，对寒湿凝滞型痛经症，可散寒祛湿，活血通经；甘温能补能缓，对气血虚弱型痛经，又能温阳补血，缓急止痛。

（4）痛经者平时饮食应多样化，忌偏食，宜常食理气活血的蔬菜水果（如荠菜、洋兰根、香菜、胡萝卜、橘子、佛手、生姜等）。

（5）身体虚弱、气血不足者，宜常吃补气、补血、补肝肾的食物（如鸡、鸭、鱼、鸡蛋、牛奶、动物肝肾、鱼类、豆类等）。

（6）日常生活当中，特别是月经期及其前后，利用食物的偏性来改善体质。

（7）痛经时要避免吃生冷、辛热食物，否则会造成血路不畅的现象，加重疼痛。可多吃一些具有温性的食物。

（8）具体辨证分型适宜食物如表 13 所示。

表13　痛经患者的适宜食物

辨证分型	食物功效	适宜食物举例
1. 气滞血瘀	行气活血	大萝卜、荔枝、橘子、山楂、丝瓜、桃仁、芹菜、油菜、乌贼、花生等
2. 寒湿凝滞	祛寒除湿，温经通脉	生姜、大葱、八角、花椒、扁豆、韭菜、芥菜、辣椒、荔枝、桃子、栗子、羊肉、鸡肉、狗肉、鲤鱼、鲫鱼、胡椒等
3. 阳虚内寒	温补脾肾，益阳散寒	豆油、胡椒、八角、韭菜、羊肉、牛肉、草鱼、虾等
4. 湿热下注	清利下焦湿热	苦瓜、苦菜、茄子、黄瓜、冬瓜、油菜、菠菜、绿豆、苹果、梨、薏苡仁、茶叶、紫菜、赤小豆、黄花菜、蚬等
5. 气血不足	补气生血	海参、鸡肉、大枣、黑豆、香菇、枸杞、龙眼肉、奶、蛋、葡萄、章鱼、泥鳅、黄鳝鱼等
6. 肝肾亏损	补益肝肾	枸杞子、银耳、木耳、椰子、核桃、牛筋、干贝、鲍鱼、鸭蛋

常食鳖鱼治痛经,对散瘀块有效。中医书上介绍痛经瘀血的药方,用鳖很多,但进服时须按病情配合其他药品。

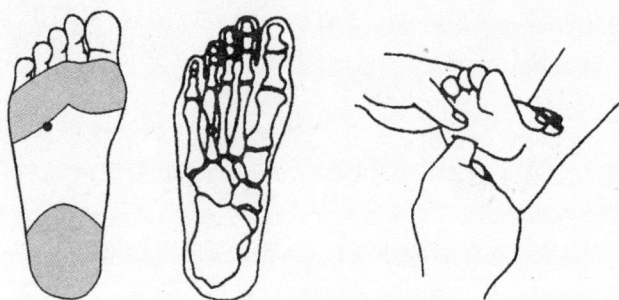

图40　足疗——胆囊调理

（九）调养药膳

1. 粥、羹类

（1）薏米粥——薏苡仁 30 克,大米 25 克。薏苡仁加水 1000 毫升煮软后入大米同煮成稀粥。经前 1 日开始,每晚 1 次,连服 5 日。功效清热除湿。主治湿热互结型痛经。

（2）糯米阿胶粥——阿胶 30 克,糯米 50 克。阿胶捣碎炒黄为末。糯米加水 500 毫升煮粥熟后下阿胶末搅匀。食 2 次 / 日。功效益气养血。主治气血虚弱型痛经。

（3）桂心薏米粥——桂心 5 克,山楂肉 10 克,红糖 30 克。水煎。月经来潮前四五日服,1 次 / 日,至行经止。功效温里散寒,活血止痛。主治寒凝血瘀型痛经。

（4）白芍猪肝粥——白芍 10 克,田七 3 克,延胡索 5 克,猪肝、粳米各500 克。诸药共研末。猪肝片、粳米共煮粥将熟时,入上药再略煮 10 分钟。2 次 / 日,早、晚空腹食。功效行气解郁止痛。主治肝郁气滞型痛经。

（5）砂仁藕粉——砂仁、木香各 2 克微炒研末,与藕粉、白糖一同冲服。2 次 / 日,早、晚空腹食。功效行气解郁止痛。主治肝郁气滞型痛经。

（6）韭菜粥——新鲜韭菜 30 ～ 60 克(或韭菜籽 5 ～ 10 克),粳米 100 克,细盐少许。鲜韭菜切细(或韭菜籽研细末)。粳米煮粥,粥沸后入韭菜或韭菜籽细末、精盐,同煮稀粥(韭菜要用新鲜的煮粥,现煮现吃,隔日粥勿吃)。1 次 / 日,空腹食。功效温补肾阳。韭菜又叫壮阳草,含蛋白质、糖类、脂肪、维生素C、矿物质、硫化物等（肾阴虚内热、身患疖肿、眼疾者忌食；夏天也不宜食）。主治阳虚型痛经。

（7）山楂粥——山楂30～40克（或鲜山楂60克），粳米100克，红糖10克。山楂入砂锅煎取浓汁，加粳米、红糖煮粥。2次/日，忌空腹食，7～10日/疗程（慢性脾胃虚弱者忌用）。功效开胃消食，化滞消积，活血化瘀止痛。山楂含有大量维生素C、

2. 汤、饮、茶、酒类

（1）痛经茶——香附、乌药、延胡索各10克，肉桂3克。研末，沸水冲泡代茶。2剂/日，连服3～5日。功效温经，理气，止痛。主治因外受寒湿、气血不足或情志不畅等因素，引起月经前或行经时小腹隐痛、时感胀满，或时感小腹阴冷，待热则舒。

（2）调经茶——当归60克，川芎10克，益母草45克。上药研碎后，以沸水冲泡或加水稍煎煮，代茶频饮。1剂/日，连服5日。功效补血，调经，止痛。主治经行腹痛，月经量少而不畅。

（3）活血茶——红花、檀香、赤砂糖各5克，绿茶1克。红花、檀香研碎后与绿茶稍加煎煮，加赤砂糖。1～2剂/日，连服3～5日。功效活血化瘀止痛。主治月经量少，小腹胀痛，经色紫暗有块。

（4）月季花茶——月季花10克、红茶1.5克、赤砂糖25克。沸水冲泡，代茶饮。月经来潮前3～4日服，连用1周。功效活血止痛。主治月

酸性物质，具有收缩子宫、易使宫腔内的血块排出、促进产后子宫复原的功效。主治血瘀型痛经。

（8）桃仁粥——桃仁10～15克，粳米100克。桃仁捣烂如泥，加水研汁去渣，与粳米同煮为粥。1次/日。功效活血通经，祛瘀止痛。桃仁可抗凝血、溶血（桃仁主要成分为苦杏仁苷，能分解产生氢氰酸，故用量忌过大）。主治血瘀型痛经。

经前1～2日或经期微有小腹胀满隐痛，经量较少。

（5）香药玄胡桂辛茶——香附、乌药、延胡索各9克，肉桂、细辛各3克。共研粗末，水泡代茶饮。月经来潮前3～4日服，连用1周。功效活血止痛。主治寒湿凝滞型痛经。

（6）佛手香橼汤——佛手15克、香橼12克水煎去渣，加少量红糖调味温饮。2次/日，连服3日/疗程。功效行气解郁止痛。主治肝郁气滞型痛经。

（7）萝卜莲藕汤——白萝卜、莲藕（不去节）各适量。白萝卜切块，莲藕（不去节）切段，水煮至烂熟，加红糖食。1次/日。功效行气止痛。主治气滞型痛经。

（8）胡椒姜糖饮——生姜10克，白胡椒籽7粒，红糖3匙。生姜切薄片，白胡椒籽打碎，与红糖共入小钢精锅内，加冷水半碗，小火烧开3分钟后离火，滤出糖汤，弃渣。行经期热服，1～2次/日，半碗/次，早、晚

饮，饭后漱口。功效温经散寒止痛。主治寒凝型痛经。

（9）山楂红糖饮——山楂肉15克，红糖30克。山楂加水2碗以小火煎至1碗，入红糖再烧片刻，即刻热服。1～2次/日。功效活血化瘀止痛。主治血瘀型痛经。

（10）橘饼汁——糖制橘饼2个切小块，泡汤代茶饮。数次/日。功效行气解郁止痛。主治肝郁气滞型痛经。

（11）椒姜羊肉汤——花椒3克，大蒜5克，生姜10克，羊肉100～150克。切片加盐少许，煮汤食。可在三餐时代汤食。功效温里散寒止痛。主治寒凝型痛经。

（12）月季益母蛋花汤——月季花3朵，益母草50克，鸡蛋2个。月季花、益母草水煎10分钟后去渣，将鸡蛋打入汤中煮熟服。2次/日，早、晚服。功效活血化瘀止痛。主治血瘀型痛经。

（13）益母鸡蛋饮——鸡蛋2个，益母草30克，延胡索20克。加水500毫升同煮，蛋熟去壳再煮片刻。

食蛋饮汤，月经前1剂/日，连服5～7日。功效理气活血。主治气滞血瘀型痛经。

（14）桂皮山楂饮——桂皮6克，山楂肉10克，红糖30克。前2味加水500毫升同煮，取汁后加红糖调服。月经来潮当天温服，早、晚各1次，连服3日。功效温经散寒除湿。主治寒湿凝滞型痛经。

（15）生姜红糖饮——生姜15克、红糖适量煎服。行经前3日起2次/日。功效温经散寒，活血止痛。

（16）牡丹花根饮——牡丹花根15克、甜酒糟50克共煮食。1次/日。功效活血散寒止痛。主治寒凝血瘀型痛经。

（17）益母草糖水——益母草、红糖各20克。益母草放砂锅内，加清水2碗煎至1碗，去渣，入红糖煮沸。经前1～2日开始，1次/日，连服2～3日。功效活血化瘀。主治血瘀型痛经。

（18）丹参红花酒——丹参、延胡索各30克，牛膝、红花、郁金各15克。上述药物倒入瓶中，用白酒500

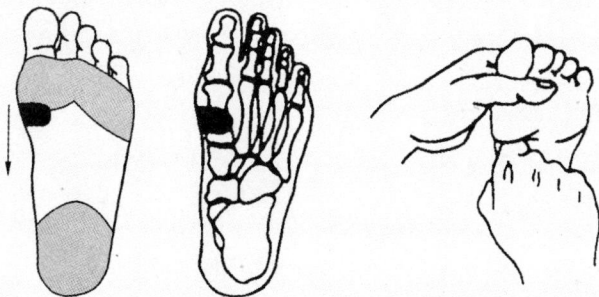

图41　足疗——胃的调理

毫升浸泡加盖，密封半个月。每隔3日摇动酒瓶1次，摇3分钟/次。行经前2日始饮，3次/日，1～2匙/次，至经血干净；连服4个经期/疗程。功效活血化瘀止痛。

（19）红花酒——川红花25克，45°米酒 500克。米酒放玻璃器皿内，加红花密封。1周后，摇匀过滤，取药酒，瓶贮。经前2～3日始服，10毫升/次，2～3次/日，痛经消失时停服，可连用2～3月经周期（不能喝酒者，将药酒隔水炖5分钟，令部分酒精挥发后饮）。功效温经散寒，行气止痛。主治寒凝血瘀或气滞血瘀型痛经。

3. 炖、煲、炒、冲类

（1）首乌肝片——首乌20克，鲜猪肝250克，水发木耳25克，青菜适量。首乌加水200毫升煮成20毫升浓汁。猪肝去筋，切片。首乌汁中调酱油、盐、料酒。铁锅中放素油先煸炒猪肝，八成热时入首乌汁炒匀，加青菜。佐餐，常食。功效滋补肝肾。主治肝肾亏损型痛经。

（2）艾生姜煲鸡蛋——艾叶10克，生姜15克，鸡蛋2枚。加水500毫升同煮，蛋熟后去壳放入再煮。煲好后饮汁吃蛋。月经首日始用，每晚1次，连服5日。功效温阳暖宫。主治阳虚宫寒型痛经。

（3）玉簪花红糖煲鸡蛋——玉簪花20克，红糖25克，鸡蛋3枚。共煮食。1次/日。功效活血养血止痛。主治血瘀型痛经。

（4）黑豆黄酒蛋——黑豆60克，黄酒120毫升，鸡蛋2枚。黑豆、鸡蛋加水用小火煎煮，蛋熟去壳再煮数分钟，冲黄酒服。2次/日，连用20日/疗程。功效活血散寒止痛。主治寒凝血瘀型痛经。

（5）阿胶汤——阿胶、当归各15克，瘦猪肉100克。当归、瘦猪肉（厚片）放锅内加清水3碗煮至1碗，去当归，加阿胶，慢火再煮令阿胶熔化，调味成汤。饮汤食肉，经净后1～2日始，1次/日，连服2～3日；连服2～3个月经周期。功效补血调经，活血止痛。主治血虚型痛经。

（6）益母膏——益母草1000克煎成膏。经前3日起食，1匙/次，2次/日，早、晚空腹吃。功效活血化瘀止痛。主治寒凝血瘀型痛经。

（十）预防调护

　　虽痛经存在，但只要在来经前的日常生活中注意饮食、起居方面的调节和进行自我护理，痛经出现的概率会大大降低：

　　（1）自月经初潮起，就应学习、了解一些卫生常识，对月经来潮这一生理现象有正确的认识，消除恐惧、紧张心理，把握好自己的情绪，使情绪不要波动太大,坦然面对生活、工作。行经前生理、心理都会出现某些征兆,如面油增多、易生暗疮、两眼发困、心烦气躁、胸腹胀痛等。平时调畅情志,乐观豁达,保持心情舒畅,可预防原发性痛经产生或提高痛阈而减轻疼痛程度。

(2)经期应注意保暖,忌寒凉、生冷刺激,防止寒邪侵袭;注意休息,减少疲劳,加强营养,增强体质;尽量控制剧烈的情绪波动,避免强烈的精神刺激,保持心情愉快;平时要防止房劳过度,经期绝对禁止性生活。勿游泳、涉水,避风寒,防止寒邪入侵,并保持外阴清洁。

(3)经期要注意饮食调理,经前、经期忌食生冷寒凉之品,以免寒凝血瘀而痛经加重;月经量多者,忌食辛辣香燥之物,以免热迫血行,出血更甚。注意别滥用药,应据痛经的原因,辨证施治。

(4)要多吃高钙食物、巧克力糖果。月经即将来潮时,体内需大量的钙来减轻子宫痉挛,从而避免痛经;巧克力糖果能令体内血糖升高,从而使紧张的神经系统得以舒缓。忌饮浓茶。浓茶中的咖啡碱含量较高,刺激神经、心血管,容易产生痛经、经期延长、经血过多。同时,浓茶中的鞣酸会使铁的吸收出现障碍,引起缺铁性贫血。

(5)平时应注意锻炼身体,下身不要受凉,经前忌食生冷、刺激性食品。

五、经前期综合征

经前期综合征是指妇女反复在黄体期(即月经前约1周)周期性出现影响日常生活、工作的躯体、精神、行为方面改变的综合征。月经来潮后,症状可自然消失。约21%～29%的女性月经来潮的前几日,有一些不舒服症状,如乳房胀痛、腹胀、抑郁、忧虑、情绪紧张、易怒、失眠、易疲劳、烦躁不安等。这种情况的发生与年龄、胎次无关。症状轻者可忍受,重者约8%须用药物调治。这些症状的出现主要与人体内雌激素、孕激素比例失调有关。

该病属中医学"经行乳房胀痛""经行头痛""经行情志异常"等范畴。多与情志内伤有关。经行乳房胀痛主要为肝失条达或肝肾失养所致。经行头痛主要为情志内伤,肝郁化火,上扰清窍;或瘀血内阻,络脉不通;或素体血虚,经行时阴血更加不足,脑失所养而致。经行情志异常主要为情志内伤,肝气郁结,痰火内扰,值经行气血骤变,扰动心神而致。

（一）中药调治

1. 成方（汤剂）

（1）四神丸合健固汤——人参、炒白术、茯苓、补骨脂各15克，薏苡仁20克，吴茱萸6克，肉豆蔻12克，巴戟天、五味子各10克。水煎服，1剂/日。功效温肾扶阳，健脾止泻。主治经前期综合征经行泄泻为主（肾虚型）；症见经行泄泻，或五更泄泻，头晕耳鸣，畏寒肢冷，腰膝酸软，舌淡苔白滑，脉沉迟。

（2）痛泻要方——白术、白芍各6克，陈皮5克，防风3克。水煎服，1剂/日。功效扶脾抑木。主治经前期综合征经行泄泻为主（脾虚肝旺或肝旺侮土型）；症见经行腹痛，痛则必泻，泻后痛止。

（3）地骨皮饮——当归10克，生地15克，川芎6克，白芍、丹皮、地骨皮各12克。水煎服，1剂/日。功效养阴清热。主治经前期综合征经行发热为主（虚热型）；症见经期或经后，午后潮热，两颧潮红，或五心烦热，夜寐不安，盗汗，舌红少苔或无苔，脉细数。骨蒸内热者，加胡黄连10克、青蒿15克退骨蒸。

（4）补中益气汤——人参、当归、白术各10克，黄芪15克，甘草、陈皮各6克，升麻3克，柴胡5克。水煎服，1剂/日。功效补益中气，养血和营。主治经前期综合征经行发热为主（气虚型）；症见经行或经后低热，热势不扬，动则汗出，少气懒言，肢软乏力，或纳呆便溏，舌淡苔白润，脉虚缓。

（5）芩连四物汤——黄芩、当归、川芎各10克，黄连6克，生地15克，白芍12克。水煎服，1剂/日。功效清热凉血调经。主治经前期综合征经行发热为主（血热型）；症见经前发热，烦躁不安，头痛目赤，口干喜冷饮，大便燥结，尿黄，唇舌红赤，苔薄黄，脉滑数。

（6）桃红四物汤加味——桃红、红花、白芍、丹皮各10克，当归、生地、鳖甲各15克，川芎6克，丹参30克。水煎服，1剂/日。功效化瘀清热。主治经前期综合征经行发热为主（血瘀型）；症见经前或经期发热，时作时止，口干不欲饮，伴小腹刺痛，或胸闷烦躁；经行不畅，经色紫暗有块，舌暗红、有瘀点，脉沉弦或弦数。因感染邪毒所致瘀热内阻，经行发热者，加红藤、蒲公英各15克清热解毒。

（7）桂枝四物汤——当归、川芎、白芍、桂枝各10克，生地12克，甘草50克，生姜5片，大枣7枚。水煎服，1剂/日。功效解表疏风，调和营卫。主治经前期综合征经行发热为主（外感型）；症见经行发热，恶风畏冷，有汗，头项强痛，体痛腰酸，舌淡红，苔薄白，脉浮缓。

（8）养血胜风汤——生地、白芍、酸枣仁各12克，当归、川芎、柏子仁、菊花、桑叶、五味子各10克，枸杞子、黑芝麻各15克，大枣7枚。水煎服，1剂/日。功效养血益气。主治经前期综合征经行头晕头痛为主（血虚型）；症见经期或经后头痛头晕，经行量少、色淡，心悸失眠，神疲乏力，舌淡苔薄白，脉细弱。

（9）杞菊地黄丸加味——熟地25克，山药12克，山萸肉、丹皮、泽泻、茯苓、枸杞子、菊花各10克，夏枯草、白蒺藜各15克，石决明（先煎）30克。水煎服，1剂/日。功效滋阴降火，平肝潜阳。主治经前期综合征经行头晕头痛为主（肝肾阴虚，肝阳亢盛型）；症见经前或经期头晕头痛，或巅顶掣痛，或目珠胀痛，烦躁易怒，咽干口苦，舌红苔薄黄，脉弦或细弦。

（10）通窍活血汤——赤芍、老葱各15克，川芎、桃仁、红花各10克，生姜3片，大枣5枚，麝香0.1～0.15克。水煎服，1剂/日。功效化瘀通络。主治经前期综合征经行头晕头痛为主（血瘀型）；症见经前或经期头痛如刺、痛有定处，经行腹痛，经色紫暗、多血块，块下痛减，舌紫暗、边尖有瘀点，苔薄白，脉细涩。小腹疼痛者，加延胡索、乌药各10克理气止痛。

（11）全生白术散加味——炒白术、生姜皮、茯苓各15克，大腹皮12克，陈皮、桂枝、车前子（包）各10克。水煎服，1剂/日。功效健脾温阳，利水消肿。主治经前期综合征经行浮肿为主（脾虚型）；症见经行面目或肢体浮肿，按之没指，晨起头面肿甚，经后浮肿渐消，伴脘闷纳少，腹胀便溏，神倦肢重，尿短少，舌淡苔薄或腻，脉沉缓。

（12）真武汤加味——茯苓20克，白术、生黄芪各15克，白芍、附子、巴戟肉各10克，生姜5克。水煎服，1剂/日。功效温补肾阳，化气行水。主治经前期综合征经行浮肿为主（肾虚型）；症见经行面目肢体浮肿，下肢尤甚，按之凹陷不起，腰腹不温，夜尿频，便溏薄，舌淡苔薄滑，脉沉细。经行前后肿甚者，加防己、泽泻

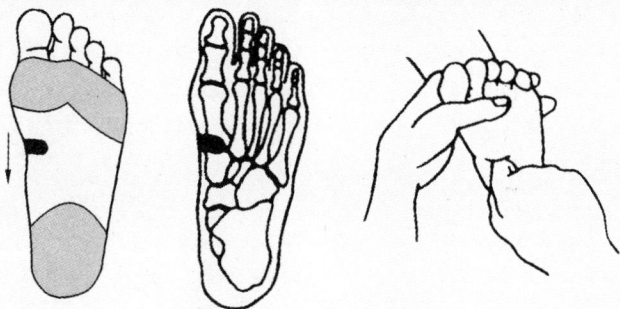

图42　足疗——胰的调理

各 10 克利水消肿。

（13）八物汤加味——当归、熟地、川芎、延胡索、苦楝子、槟榔、泽泻、茯苓各 10 克，白芍 15 克，木香 6 克。水煎服，1 剂／日。功效理气活血，行滞消肿。主治经前期综合征经行浮肿为主（气滞血瘀型）；症见经前或经行肢体肿胀不适，乏力，按之凹陷，随手而起，经行不爽或月经延后，经色紫暗、多块，胸胁胀痛，经行腹痛，舌紫暗，苔薄白，脉弦涩。

（14）导赤散加味——生地、沙参、木通各 15 克，甘草梢、竹叶各 10 克，麦冬 12 克，黄连 5 克。水煎服，1 剂／日。功效滋肾阴，清心火。主治经前期综合征经行口糜为主（心火上炎型）；症见每于经行前后或经期即出现口舌糜烂，疼痛不适，甚则影响进食，经后渐愈，心烦，失眠，口干，尿少色黄，舌红苔黄，脉细数。

（15）凉膈散——大黄（后下）、芒硝（冲）、生甘草、山栀、薄荷、黄芩、竹叶各 10 克，连翘 15 克。水煎服，1 剂／日。功效清泻胃热。主治经前期综合征经行口糜为主（胃热熏蒸型）；症见每值经行口舌糜烂，口干口臭，渴喜饮冷，便干，尿短赤，舌红苔黄燥，脉数。

（16）圣愈汤加味——当归、熟地、白芍、党参、生芪、丹参各 15 克，川芎 10 克，鸡血藤 20 克，生姜 5 片，大枣 7 枚。水煎服，1 剂／日。功效养血柔筋，活血通络。主治经前期综合征经行身痛为主（血虚型）；症见每于经期或经行前后，全身肢体关节疼痛，麻木酸楚，头晕头痛，或心悸气短，体倦肢软，舌淡苔薄白，脉细弱。

（17）趁痛散加减——当归、白术、川牛膝、鸡血藤各 15 克，黄芪 12 克，炙甘草、独活、薤白各 10 克，桂心 6 克，生姜 5 片。水煎服，1 剂／日。功效活血通络，益气散寒止痛。主治经前期综合征经行身痛为主（血瘀型）；症见经行肢体、关节疼痛，或酸楚不适，得热痛减，遇寒加重，经行不畅，量少色暗、有块，少腹疼痛拒按，舌紫暗或有瘀点、瘀斑，脉沉涩或弦紧。

（18）当归饮子——当归、川芎、白芍、防风、荆芥、黄芪、白蒺藜各 10 克，生地、首乌各 15 克，甘草 6 克。水煎服，1 剂／日。功效养血疏风止痒。主治各型经前期综合征经行风疹块为主（血虚型）；症见每值经前或经期皮肤出现疹块如粟，或起风团，瘙痒难忍，入夜尤甚，经行量少、色淡，皮肤干燥，面色萎黄，舌淡红，苔薄白或薄黄，脉细数。

（19）秦艽牛蒡汤——秦艽、牛蒡子、防风、黄芩、甘草、蝉蜕各 10 克，玄参、枳壳各 12 克，丹皮 15 克，麻黄 5 克。水煎服，1 剂／日。功效清热疏风止痒。主治各型经前期综合征经行风疹块为主（风热型）；症见经行皮肤起疹或风团，疹色红，遇热加重，瘙痒难忍，口干喜饮，尿黄，舌红苔薄黄，脉浮数。湿邪较甚，疹块延久不退，神疲纳差者，加茯苓 15 克，泽泻、白蒺藜各 10 克利湿疏风。

（20）甘麦大枣汤合养心汤加

减——炙甘草、当归、柏子仁、茯神、半夏、石菖蒲各 10 克，浮小麦、生龙齿（先煎）各 30 克，大枣 7 枚，熟地、白芍各 12 克，远志 6 克。水煎服，1 剂／日。功效养血安神，宁心开窍。主治经前期综合征经行情志异常为主（心血不足型）；症见经行前后悲伤欲哭，精神恍惚，喃喃自语，语言错乱，有时沉默寡言，夜寐不安，心悸怔忡，舌淡苔薄，脉细。

（21）龙胆泻肝汤加味——龙胆草、柴胡、山栀、黄芩、泽泻、当归各 10 克，木通 6 克，白芍、生地、夜交藤各 15 克，磁石 30 克（先煎），生龙齿 20 克（先煎）。水煎服，1 剂／日。功效清肝解郁，泻火宁神。主治经前期综合征经行情志异常为主（肝经郁火型）；症见经前情绪不定，坐卧不安，烦躁易怒，甚则狂躁淫言，谩骂殴打，不避亲疏，经后渐如常人，舌红苔黄，脉弦数。

（22）温胆汤加味——竹茹、枳实、半夏、陈皮、甘草、石菖蒲各 10 克，茯苓、丹参各 15 克，夜交藤 20 克，生姜 5 片。水煎服，1 剂／日。功效健脾化湿，豁痰开窍。主治经前期综合征经行情志异常为主（痰蒙清窍型）；症见经行头重如裹，痰多黏腻，倦怠嗜卧，沉默寡言，或悲泣时作，或语无伦次，或无端猜疑，舌质正常或淡，苔白腻，脉濡滑。

（23）归脾汤加减——党参 25 克，黄芪、白术、茯神各 15 克，酸枣仁、当归各 10 克，龙眼肉、夜交藤各 12 克，远志 6 克，木香 8 克，砂仁（后下）5 克。水煎服，1 剂／日。功效健脾养血，宁心安神。主治经前期综合征经行不寐为主（心脾两虚，气血不足型）；症见经前心悸少寐，夜卧不安，或彻夜不寐，头晕目眩，食欲不振，精神疲倦，四肢无力，舌淡苔薄白，脉细弱。

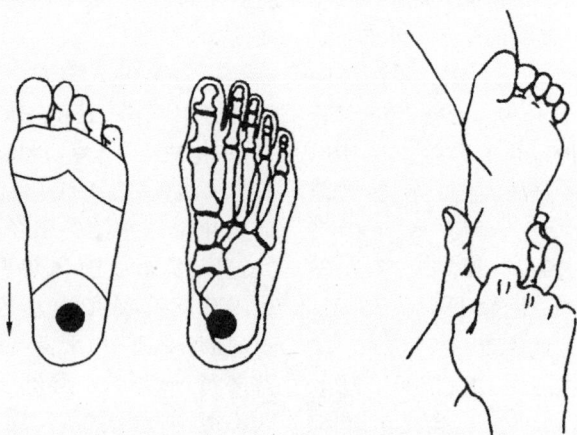

图43　足疗——性腺调理

2. 验方（汤剂）

（1）验方 1——蛇蜕、鹿角、蜂房各 10 克共烧存性，研面。黄酒冲服 3 克/次，2 次/日。功效散结通络。主治各型经前期综合征经行乳胀为主。

（2）验方 2——炒蝉壳研末，温酒送服 3 克/次。功效疏风清热止痛。主治各型经前期综合征经行头晕头痛为主。

（3）验方 3——椿皮 45 克，地榆炭 15 克，蜂蜜 30 毫升。药用水 3 碗煎剩大半碗，滤去渣，搅入蜂蜜，1 次服。功效凉血止血。主治各型经前期综合征经行便血为主。

（4）验方 4——马鞭草 30 克水煎服，1 剂/日，3 日/疗程。功效清热解毒。主治各型经前期综合征经行口糜为主。

（5）验方 5——鲜桑椹 500 克，大麦酒 1 升。鲜桑椹煮熟晾晒，浸大麦酒中 100 日至酒色嫣红、有浓厚果酸味。服 1 小杯/次。功效养血祛风，舒筋活络。主治各型经前期综合征经行身痛为主。

（6）验方 6——蝈蝈 3 只，醋 100 毫升，黄酒适量。蝈蝈泡醋内 100 日，用瓦焙干，研细末，黄酒送服。功效活血通络。主治经前期综合征经行身痛为主（血瘀型）。

（7）验方 7——蛇蜕 2 条。焙黄研面，1 次服完。功效祛风止痒。主治各型经前期综合征经行风疹块为主（风热瘀阻型）。

（8）验方 8（舒筋散）——当归、肉桂各 10 克，延胡索 6 克。共为细末，6 克/次，黄酒冲服。功效温经活血止痛。主治经前期综合征经行身痛为主（血瘀型）。

（9）验方 9——五味子 6 克，茯苓、菟丝子各 10 克。水煎去渣，加蜂蜜。1 剂/日，分 2～3 次服。功效益气养血安神。主治经前期综合征经行不寐为主（心脾两虚型）。

（10）验方 10——生百合 60～90 克，蜂蜜 1～2 匙。拌和蒸熟。临睡前适量食之（不需吃得太饱）。功效养血安神。主治经前期综合征经行不寐为主（心脾两虚型）。

（11）验方 11——生龙骨、生牡蛎各 10 克。水煎，1 剂/日，分 2 次服。功效重镇安神。主治经前期综合征经行不寐为主（心肝火旺型）。

（12）验方 12——丹参 800 克，女贞子、五味子各 600 克，浸白酒 2000 毫升中 14 日。服 3 次/日，5 毫升/次。功效滋阴养血。主治各型经前期综合征经行不寐为主。

3. 丸、散、胶囊剂

（1）香砂六君子丸——服 6～9 克/次，2～3 次/日。功效健脾化湿。主治经前期综合征经行泄泻为主（脾虚型）。

（2）人参健脾丸——服 1 丸/次，2～3 次/日。功效健脾益气，利湿止泻。主治经前期综合征经行泄泻为主（脾虚型）。

（3）参苓白术丸——服 6～9 克/次，2～3 次/日。功效健脾利湿。主治经前期综合征经行泄泻为主（脾虚型）。

（4）附子理中丸——服 1 丸/次，2 次/日。功效温补脾肾。主治经前期综合征经行泄泻为主（脾肾两虚型）。

（5）逍遥丸——服 6～9 克/次，2～3 次/日。功效舒肝解郁。主治经前期综合征经行乳胀为主（肝气郁结型）。

（6）加味逍遥丸——服 6～9 克/次，2～3 次/日。功效舒肝解郁，清热除烦。主治经前期综合征经行乳胀为主（肝郁化火型）。

（7）柴胡舒肝丸——服 6～9 克/次，2～3 次/日。功效舒肝行气，活血止痛。主治经前期综合征经行乳胀为主（肝气郁结型）。

（8）二至丸——服 9 克/次，3 次/日。功效滋补肝肾，养精益血。主治经前期综合征经行发热为主（阴虚内热型）。

（9）补中益气丸——服 6 克/次，3 次/日。功效补中益气，甘温除热。主治经前期综合征经行发热为主（气虚发热型）。

（10）小柴胡丸——服 6～9 克/次，3 次/日。功效和解少阳，舒肝解热。主治经前期综合征经行发热为主，见经行寒热往来，或肝郁化热型。

（11）八珍丸——服 6～9 克/次，2～3 次/日。功效益气养血。主治经前期综合征经行头晕头痛为主（气血虚弱型）。

（12）杞菊地黄丸——服 6～9 克/次，2～3 次/日。功效滋阴清肝。主治经前期综合征经行头晕头痛为主（阴虚肝旺型）。

（13）龙胆泻肝丸——服 6～9 克/次，2～3 次/日。功效清热平肝。主治经前期综合征经行头晕头痛为主（肝经湿热型）。

（14）正天丸——服 6 克/次，2 次/日。功效化瘀止痛。主治经前期综合征经行头晕头痛为主（血瘀型）。

（15）济坤丸——服 6～9 克/次，2 次/日。功效行气活血，清热利水。主治经前期综合征经行浮肿为主（气滞血瘀型）。

（16）济生肾气丸——服 6 克/次，2～3 次/日。功效温补肾阳，化气行水。主治经前期综合征经行浮肿为主（肾虚型）。

（17）止血片——服 4 片/次，3 次/日。功效清热凉血止血。主治经前期综合征经行便血为主（血热型）。

（18）十灰散——服 6～9 克/次，3～4 次/日。功效清热降火，凉血止血。主治经前期综合征经行便血为主（血热型）。

（19）知柏地黄丸——服 9 克/次，2 次/日。功效滋阴降火。主治经前期综合征经行口糜为主（肝肾阴虚，心火上炎型）。

（20）黄连上清丸——服 6 克/

次，3次/日。功效疏散风热，泄火解毒。主治经前期综合征经行口糜为主（胃火熏蒸型）。

（21）凉膈散——服9～15克/次，2次/日。功效清上泻下，泻火通便。主治经前期综合征经行口糜为主（胃火熏蒸型）。

（22）龙胆泻肝丸——服6克/次，3次/日。功效清肝泻火，清利湿热。主治经前期综合征经行口糜为主（肝火上炎型）。

（23）独活寄生丸——服6～9克/次，2～3次/日。功效滋补肝肾，益气养血，祛风除湿，通络止痛。主治经前期综合征经行身痛为主（肝肾不足，气血两虚，风寒湿阻滞经络型）。

（24）八珍丸——服9克/次，2～3次/日。功效补益气血。主治经前期综合征经行身痛为主（血虚型）。

（25）血府逐瘀丸——服9克/次，2次/日。功效活血化瘀，止痛。主治经前期综合征经行身痛为主（血瘀型）。

（26）四物丸——服4克/次，2～3次/日。功效补血活血。主治经前期综合征经行风疹块为主（血虚型）。

（27）肤红冲剂——服18克/次，2次/日。功效祛风除湿，化瘀止痒。主治经前期综合征经行风疹块为主（风热瘀阻型）。

（28）消风止痒冲剂——服15克/次，2次/日。功效祛风清热，透疹止痒。主治经前期综合征经行风疹块为主（风热型）。

（29）防风通圣丸——服9克/次，2次/日。功效解表通里，疏风清热。主治经前期综合征经行风疹块为主（风热型）。

（30）妇宁胶囊——服1克/次，4次/日。功效滋补肝肾，镇肝潜阳。主治经前期综合征经行情志异常为主（阴虚肝旺，心血不足型）。

（31）竹沥达痰丸——服6克/次，2次/日。功效逐痰降火开郁。主治经前期综合征经行情志异常为主（痰蒙清窍型实证）。

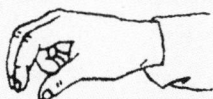

图44 三指拿法

（32）解郁安神冲剂——开水冲服5克/次，2次/日。功效舒肝解郁，健脾化痰，安神定志。主治经前期综合征经行情志异常为主（肝郁痰蒙型）。

（33）补脑丸——服3～6克/次，2～3次/日。功效滋阴养血，健脑益智，安神镇惊。主治经前期综合征经行情志异常为主（阴血不足型）。

（34）白金丸——服1.5克/次，1次/日。功效舒肝解郁，豁痰开窍。主治经前期综合征经行情志异常为主（肝郁痰蒙型）。

（35）养血安神丸——服6克/次，2次/日。功效补阴血，安心神。主治经前期综合征经行不寐为主（心脾失养型）。

（36）天王补心丹——服9克/次，2次/日。功效滋阴养血，补心安神。主治经前期综合征经行不寐为主（阴血不足，心肝火旺型）。

（37）神经衰弱丸——服6克/次，2次/日。功效补肾益智，养心安神。主治各型经前期综合征经行不寐为主。

（38）交泰丸——睡前半小时温开水送服，3克/次。功效交通心肾，安神定志。主治经前期综合征经行不寐为主（心肾不交，心火偏亢型）。

4.外治方

（1）外治方1（口腔溃疡散）——青黛40克，硼砂、玄明粉各14克，煅甘石、煅石膏各10克，雄黄6克，冰片4克，麝香2克。共研细粉，撒患处，1～2次/日。功效清热解毒，化腐生肌。主治各型经前期综合征经行口糜为主。

（2）外治方2（文蛤散）——五倍子（炒）30克，枯矾、冰片各3克，硼砂9克，玄明粉、朱砂各1.5克。共研细末，吹喷患处，3～4次/日。功效清胃泻火，化腐生肌。主治各型经前期综合征经行口糜为主。

（3）外治方3——食盐500克，小茴香籽120克。炒热，布包敷痛处。2～3次/日，15分钟/次，药用过后，下次仍可使用。功效温经通络止痛。主治经前期综合征经行身痛为主（寒凝血瘀型）。

（4）外治方4——桑枝适量，艾秆、柳枝各60克。水煮，先熏蒸后泡洗。或上药中任何1种煎汤熏洗，但需加大剂量。功效舒经活络。主治经前期综合征经行身痛为主（寒凝血瘀型）。

（5）外治方5——公丁香、胡椒各等量。共为细末，以水调和成小饼，敷肚脐上，更换1次/日，连续3～4次。功效温阳化湿。主治经前期综合征经行泄泻为主（脾虚肾虚型）。

（6）外治方6——五倍子、红茶各10克水煎熏洗，2～3次/日。功效清热止痒。主治各型经前期综合征经行风疹块为主。

（7）外治方7——鲜青蒿60克。擦患处，随擦随消至愈（冬季可用干青蒿，开水泡开擦之）。功效祛风止痒。主治各型经前期综合征经行风疹块为主。

（8）外治方8——荆芥穗30克研末，纱布包裹于皮肤上，用手来回揉搓，至皮肤发热。功效祛风止痒。主治各型经前期综合征经行风疹块为主。

（二）饮食调理

（1）月经来潮前1周的饮食宜清淡、富含营养。即少吃肥肉、动物脂肪、甜食、咸食、刺激性食物，应以豆类、鱼类等高蛋白食物为主，并增加绿叶蔬菜、水果的摄入量。多喝水、多吃润肠通便的香蕉等，以保持大便通畅，减少盆腔充血。食物应选择既有益颜美容，又能补气、舒肝、调节不良情绪的食品、中药，如卷心菜、芹菜、丝瓜、冬瓜、胡萝卜、白萝卜、黑木耳、蘑菇、香菇、海带、海参、瘦猪肉、鸭蛋、核桃仁、炒白术、山药、百合、薏苡仁、柚子等。

（2）日常生活中还应注意适当的休息、睡眠。如头痛、忧郁等神经系统症状较重，可多吃富含维生素 B_6 的食物或口服维生素 B_6 制剂。在症状开始前 3 日要少饮含咖啡的饮料，以避免此症的发生。Ⅰ型经前期紧张症者的膳食中钙/磷比值常高于正常，发钙也可能高，应注意少饮奶、含钙高的食物。

（3）Ⅰ型、Ⅱ型者在症状开始前 3 日要少用精制糖，Ⅰ型者常有多用精制糖的习惯，精制糖可增加尿中镁含量，缺镁可使此症状加重。膳食中应减少精制糖的摄入，适当增加含镁丰富的食物。

（4）为预防Ⅱ型、Ⅳ型此症的发生，在症状开始前 3 日要限制盐的摄入，盐可加速葡萄糖吸收，因而增加葡萄糖引起的胰岛素分泌。Ⅰ型、Ⅳ型症状者应注意补充维生素 A，有改善症状作用。对Ⅰ、Ⅱ、Ⅲ型症状者还应注意补充维生素 E，并可增加镁的摄入，这样可取得较好的防治作用。

总之，为防治此症的发生，女性饮食中要注意少用含咖啡的饮料、盐、精制糖，多选用含镁多的食物和富含维生素 A、维生素 E、维生素 B_6 的豆类、花生仁、葵花籽、西瓜子等食物。避免铅的摄入。

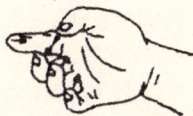

图45　五指拿法

（三）调养药膳

1. 粥　类

（1）玉枣粥——小麦15克，大枣10枚，玉竹9克，大米60克。加水共煮粥。月经前，1剂/日，连服4～6剂。功效滋补肝阴。主治肝阴不足型经前期紧张症。

（2）猪肾苁蓉粥——猪肾1对，肉苁蓉30克，粳米100克，姜、葱、盐各少许。猪肾剖开去脂膜，切细，与米共煮粥，入上述调料。空腹食。功效补肾温阳。主治经前期综合征经行浮肿为主（肾虚型）。

（3）薏米莲子粥——薏苡仁、莲子各30克，陈皮5克。陈皮布包，与薏苡仁、莲子同加水煮粥。分2次食,宜常服。功效健脾益气祛湿。主治经前期综合征经行泄泻为主(脾虚型)。

(4)山药扁豆粥——炒扁豆、淮山各 60 克,大米 50 克,煮粥食,1剂/日。功效健脾和胃。主治经前期综合征经行泄泻为主(脾虚型)。

2.汤、饮、茶、汁、酒类

(1)桑叶苦丁茶——桑叶、苦丁茶各 15 克,冰糖 20 克。桑叶、苦丁茶用清水 2 碗煎至 1 碗,去渣,入冰糖再煮溶。饮 1 次/日,至吐衄止。功效凉血止血,平肝降逆。主治肝火上逆型经行吐衄。

(2)生白萝卜汁——生萝卜不拘多少,切细粒,搅烂取汁,加白糖调味。随意饮。功效凉血止血。主治火热气逆型经行吐衄。

(3)茅根地黄饮——白茅根 30克,生地、牛膝各 20 克,加清水 2.5碗煎至 1 碗。1 次饮完,1 ~ 2 剂/日。功效滋补肺肾,凉血止血。主治肺肾阻虚,阴虚血热型经行吐衄。

(4)龟胶红糖饮——枸杞子 9克,陈皮 6 克,龟甲胶 15 克,红糖适量。陈皮、枸杞子煎汤,冲龟甲胶、红糖。月经前,1 剂/日,共服 4 ~ 5 剂。功效滋阴补血。主治阴血不足型经前期紧张症。

(5)鲜芹饮——新鲜芹菜绞汁100 毫升,温水冲服。功效舒肝平肝。

(6)芹菜益母草鸡蛋汤——芹菜250 克,益母草 30 克,佛手片 6 克,鸡蛋 1 只,盐、味精各少许。前 4 味加水

(5)梅花粥——粳米 60 克,梅花 10 克,白糖少许。水煮粳米,米熟入梅花继煮,米烂粥成入白糖。每日早、晚温服,连用 3 ~ 5 日。功效舒肝解郁,健脾开胃。主治肝郁型胸闷不舒、心烦、两胁乳房胀痛、纳减

煎汤,加调料食。月经前 1 剂/日,连服 4 ~ 5 剂。功效舒肝行气解郁。主治肝气郁滞型经前期紧张症。

(7)木耳饮——黑木耳、白木耳各 15 克,冰糖 30 克。二耳用温水泡发入碗,加冰糖、水适量,置蒸锅中,盖上碗盖蒸 1 小时。分次服。功效滋阴退热。主治经前期综合征经行发热为主(阴虚发热型)。

(8)莲子参汤——白人参 10 克,莲子、冰糖各 30 克。人参、莲子浸泡,入冰糖,装碗中,隔水蒸 1 小时。食莲子喝汤。功效补气益脾。主治经前期综合征经行发热为主(气虚型)。

(9)龙眼莲子百合汤——龙眼肉、莲子肉、百合各 10 克,大枣 7 枚,冰糖适量。炖汤饮。宜常服。功效补气养血。主治经前期综合征经行头晕头痛为主(血虚型)。

(10)二地白芷鱼头汤——生地(切片)、地骨皮各 20 克,白芷 15 克,草鱼头 1 个(约 150 克),生姜、葱、盐、料酒等各适量。草鱼头去鳃洗净,与药物共放砂锅中,入辅料、水,大火烧沸后改小火炖至鱼头熟透。

吃鱼头喝汤，1剂/日。功效活血化瘀止痛。主治经前期综合征经行头晕头痛为主（气滞血瘀型）；症见经前或经行头痛，疼痛部位固定，痛如针刺，入夜更甚，伴有经行不爽，量少色紫暗，或夹瘀块，少腹疼痛，舌紫暗或边尖有瘀点，脉弦涩等。

（11）淡菜松花蛋——淡菜焙干研末，用松花蛋1枚蘸之。每晚1次吃完，连吃5～7日。功效滋阴潜阳。主治经前期综合征经行头晕头痛为主（肝旺型）。

（12）川芎白芷鱼头汤——川芎10克，白芷5克，鱼头1个。川芎、白芷煎汤400毫升，放入鱼头煲半小时，调盐。饮汤食鱼头，隔日1次，连用3～7次。功效益气养血，通络止痛。主治经前期综合征经行头晕痛为主（血虚血瘀型）。

（13）二草葛根蜜饮——夏枯草、葛根各20克，车前草15克，蜂蜜50克。3药共放锅中，加水1000毫升煎至300毫升，去渣留汁，入蜂蜜溶化。分3次服，或倒保温杯中代茶饮，1剂/日。功效清肝泻火止痛。主治经前期综合征经行头晕头痛为主（肝火上炎型）。

（14）鲫鱼陈皮汤——活鲫鱼2条（500克），陈皮6克，香菜10克。鱼去杂、鳞洗净，香菜、葱切小段。铁锅烧热放入猪油，下葱姜末，入少量清水、奶汤、盐、醋，再入鱼、陈皮，烧沸后用中火炖15分钟，下香菜、味精。食鱼，1次/日。功效健脾利湿。主治经前期综合征经行浮肿为主（脾虚型）。

（15）猕猴桃饮——猕猴桃切碎捣烂，凉开水冲服。1～2个/次，2～3次/日。功效滋阴清热，凉血止血。主治各型经前期综合征经行便血为主。

（16）香蕉饮——带皮香蕉2枚加水炖。连皮食并饮汤。功效滋阴凉血止血。主治各型经前期综合征经行便血为主。

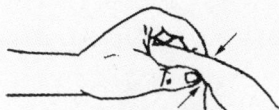
图46 掌拿法

（17）丝瓜姜汤——丝瓜500克，鲜生姜100克。丝瓜切段，姜切片，加水共煎2～3小时。饮汤2次/日。功效清热解毒。主治各型经前期综合征经行口糜为主。

（18）当归乌豆独活汤——当归15克，乌豆60克，独活10克。共加水同煎至300毫升，去渣加酒少许。分2次服，3～7日/疗程。功效益气养血，通络止痛。主治各型经前期综合征经行身痛为主。

（19）饭豆鲤鱼汤——白饭豆50克，鲤鱼1尾（约500克），陈皮、紫苏叶各5克。先煎鲤鱼后入饭豆、陈皮，加水500毫升久煮至饭豆烂，加紫苏叶继煮片刻。调味作饭菜。宜常服。功效健脾益气利湿。主治经前期综合征经行泄泻为主（脾虚型）。

（20）蝉蜕酒——蝉蜕3克，糯米酒50毫升。蝉蜕研细末。糯米酒加清水 250 毫升煮沸，取碗装好水酒，再入蝉蜕粉搅匀。温服 2 次 / 日，3 ～ 5 日 / 疗程。功效疏风止痒。主治各型经前期综合征经行风疹块为主。

（21）乌梅红枣汤——乌梅 20 克，红枣 7 枚。水煎。1 剂 / 日，分 3 次服。功效滋阴润燥。主治经前期综合征经行风疹块为主（血虚型）。

（22）合欢皮饮——合欢皮 30 克用开水泡 30 分钟。每日当茶饮。功效开郁安神。主治经前期综合征经行情志异常为主（抑郁型）。

（23）龙眼莲子芡实汤——龙眼肉 6 ～ 10 枚，莲子、芡实各 30 克。水煎汤。睡前服，连服 3 ～ 5 日。功效养心宁神。主治经前期综合征经行情志异常、经行不寐为主（心血不足型）。

（24）夏枯草菊花茶——夏枯草、菊花各 15 克，白糖适量。同入大杯中，冲入开水浸泡 15 分钟。不拘时代茶频饮。功效平肝解郁。主治经前期综合征经行头晕头痛为主（肝旺型）。

（25）乌梅红糖饮——乌梅 4 个，红糖 60 克。用水 1 碗煮汤。饮汤，分 2 次服。功效酸甘化阴，滋阴退热。主治经前期综合征经行发热为主（阴虚型）。

（26）姜葱汤——鲜生姜 3 ～ 4 片，连须葱头 5 ～ 7 个。加大半碗水，煎汤。温服，上、下午各 1 次。功效散寒解表。主治经前期综合征经行发热为主（外感发热型）。

（27）橘糖饮——橘叶 12 克、橘络 15 克、红糖 20 克同加水煎煮 20 分钟取汁。1 剂 / 日，分 2 次服，连服 3 ～ 7

日。功效舒肝解郁。主治经前期综合征经行乳胀为主（肝气郁结型）。

（28）香附酒——香附 500 克，酒适量。香附切薄片，小火炒香，布袋包裹，入酒浸泡 7 日。每次于餐后温服 10 ～ 20 毫升，3 次 / 日。功效舒肝理气，调经止痛。主治经前期综合征经行乳胀为主（气滞血瘀型）；对经期腹痛、月经不调也有疗效，可在经期内少量服用。

（29）牛鞭酒——牛鞭（牛阴茎）1 条，黄酒适量。新鲜牛鞭焙黄轧面。1 匙（约 6 克）/ 次，以黄酒 15 毫升送下，2 次 / 日，连服 2 ～ 3 条（服药期间禁食盐碱）。功效温肾利水。主治经前期综合征经行浮肿为主（肾虚型）。

（30）玉米须红枣饮——玉米须 60 克，红枣 6 枚。水煎分次饮。功效温阳健脾利水。主治各型经前期综合征经行浮肿为主。

（31）糯米谷汤——糯米谷（连壳）60 克入铁锅，小火烤至谷开花，加清水适量，放瓦盅内隔水炖（可加食盐少许）。1 次 / 日，连服 3 ～ 5 日。功效养血健胃。主治各型经前期综合征经行风疹块为主（血虚型）。

（32）草决明海带汤——海带、草决明各 10 克水煎。2 次 / 日，吃海带饮汤。功效柔肝清肝。主治经前期综合征经行头晕头痛为主（肝旺型）。

（33）桑菊钩藤汤——桑叶、钩藤各 20 克，菊花 15 克，冰糖 50 克。桑叶、菊花加水 500 毫升煮沸 15 分钟，下钩藤煮沸 5 分钟后取汁，入冰糖溶化。分 3 次饮，1 剂 / 日。功效清肝泻火止痛。主治经前期综合征经行头晕头痛为主（肝火上炎型）；症见经前或经期头痛，以两大阳穴胀痛为主，甚则巅顶掣痛，月经常先期而至、量多色鲜，伴心烦易怒，胁肋胀痛，口苦咽干，面红目赤，耳鸣失眠，尿色黄，舌红苔黄，脉弦数等。

3. 炖、煲、蒸、炒、烤、冲类

（1）莲子蛋——莲子 100 克，鸡蛋 2 枚，冰糖适量。鸡蛋煮熟，去壳。莲子温水浸泡，去衣去心，加水煮黏稠时，入冰糖、鸡蛋再煮 10 分钟。食 1 次 / 日。功效滋阴养血润燥。主治各型经前期综合征经行风疹块为主（血虚型）。

（2）生地蛋——生地 50 克，鸭蛋 2 枚，冰糖适量。砂锅加水 2 碗，泡生地半小时。鸭蛋、生地共煮，蛋熟后去皮再入生地汤煮片刻，食时加冰糖调味。食蛋饮汤。功效清热生津，养血凉血。主治经前期综合征经行口糜为主（虚火上炎型）。

（3）羊肉鲜虾豆腐煲——豆腐 2 块，羊肉 200 克，鲜虾 50 克，生姜 2 片，盐、味精适量。羊肉煮八成熟，下豆腐、鲜虾、调料。食肉饮汤。功效补肾阳，益气血。主治经前期综合征经行浮肿为主（肾虚型）。

（4）羊血煲——羊血 250 克，米醋 300 毫升，盐少许。羊血凝固后用开水略烫去血污，切小块，用米醋煮熟，加盐调味。只食羊血，不饮醋汤。功效散瘀止血。主治各型经前期综合征经行便血为主。

（5）归芪炖母鸡——母鸡 1 只，当归 15 克，黄芪 100 克。鸡去毛、内杂洗净，与当归、黄芪共入砂锅加水煨炖，加葱、姜等炖至肉烂。分次食。功效补血强身。主治经前期综合征经行身痛为主（血虚型）。

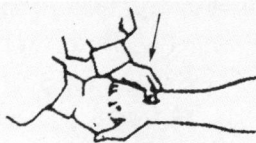

图47 拇指点法

（6）羊肉板栗煲——羊肉 150 克，板栗 50 克。栗切丁，与羊肉同加羊汤 250 毫升、盐 2 克、料酒 5 毫升、姜汁 10 毫升，小火煨 2～3 小时至肉烂食。功效温阳活血补虚。主治各型经前期综合征经行身痛为主。

（7）杜仲牛膝煲猪肾——猪肾（或羊肾）1 对，杜仲、牛膝各 10 克。猪肾剖开去脂膜，药研碎装入，蒸熟。去药食肾，连吃 7～10 日。功效补肾养血。主治经前期综合征经行身痛为主（血虚型）。

（8）山楂肉山药锅粑——焦黄锅粑 500 克，山楂肉炒黄 60 克，山药 120 克，砂仁 30 克。共研细末。10 克 / 次，白糖调服，2 次 / 日。功效和胃健脾。主治经前期综合征经行泄泻为主（脾虚型）。

（9）桃仁芝麻末——核桃仁、黑芝麻、桑叶各 50 克共捣碎。早、晚各服 15 克。功效滋肾养肝。主治经前期综合征经行头晕头痛为主(肝旺型)。

(10)参归白芷炖乳鸽——党参 20 克,当归 15 克,白芷 10 克,乳鸽 1 只,调味品适量。乳鸽去毛、内脏洗净。中药布包置鸽腹内,放炖锅中,入调味品,加水,用小火炖至鸽肉烂熟后去药包。随量吃肉喝汤。功效益气养血止痛。主治经前期综合征经行头晕头痛为主(气血亏虚型);症见经期或经后头部空痛,牵掣眼眶、眉棱骨痛,月经量少色淡,或经期延后,伴面色苍白、神疲乏力,气短懒言,头晕眼花,心悸汗出,失眠多梦,食少,舌淡苔薄白,脉细弱无力等。

(11)芪地葛根炖排骨——黄芪 30 克,熟地、葛根各 20 克,猪排骨 250 克。猪排骨剁小段,用沸水氽后捞出。中药、排骨共入锅,加调味品、水,用小火炖至排骨烂熟后去药渣。随量吃排骨喝汤。功效益气养血止痛。主治经前期综合征经行头晕头痛为主(气血亏虚型)。

(12)二子旱莲炖甲鱼——女贞子 20 克,枸杞子、旱莲草各 15 克,甲鱼 1 只,生姜、葱、盐、料酒等各适量。甲鱼剁小块。药用布包好,与甲鱼共入炖锅,加调料、水,小火炖至甲鱼烂熟后去药包。随量吃肉喝汤。功效滋阴降火止痛。主治经前期综合征经行头晕头痛为主(阴虚火旺型);症见经期或经后头晕胀痛,月经先期、量少色鲜,伴耳鸣眼花,心悸失眠,潮热盗汗,口燥咽干,便干尿短黄,舌红少苔,脉细数等。

(13)丹参芎芍鸡蛋方——紫丹参 20 克,川芎 10 克,赤芍 15 克,鸡蛋 2 个,红糖适量。上药共入锅,加水煎 30 分钟,滤取药液 1 碗,加红糖煮化后打入鸡蛋煮熟。吃蛋喝汤,1 剂/日。功效活血化瘀止痛。主治经前期综合征经行头晕头痛为主(气滞血瘀型)。

(14)芡实鸭煲——芡实 100~120 克,老鸭 1 只。鸭去毛、肠脏,洗净,将芡实放鸭腹中,置瓦锅内,加清水以小火煮 2 小时,调食盐。分次食。功效健脾利水。主治经前期综合征经行浮肿为主(脾虚型)。

(15)雪梨荸荠炖瘦猪肉——雪梨 2 个,荸荠 50 克,瘦猪肉 100 克。雪梨、荸荠去皮切片,与瘦肉加热水煎汤,调食盐。饮汤食肉,分次服。功效柔肝舒肝。主治各型经前期综合征经行泄泻为主,经前期综合征经行乳胀为主(肝郁化火型)。

(16)参麦枸杞蛋——洋参、麦冬、枸杞子各 9 克,鸡蛋 1 个。同煎煮。食蛋饮汤。月经前,1 剂/日,共服 4~5 剂。功效补肝血,滋肾阴。主治经前期紧张症(肝肾阴虚型),经前期综合征经行乳胀为主(肝气郁结型)。

(17)姜葱芫荽蒸带鱼——带鱼 250 克,生姜 1 片,葱 1 根,芫荽 3 棵。生姜切丝,葱去须切段。带鱼置碟上,放上姜、葱、芫荽、油、盐,隔水蒸熟。食 1 剂/日。功效调理肝脾,行气化滞。主治经前期紧张综合征(脾胃气滞,肝阴不足型);症见胸肋胀闷,乳房作胀,食少疲倦,嗳气恶心。

(18)猪油炒苦瓜——猪油适量,苦瓜250克,生姜1片,葱1根。葱去须、切段,苦瓜切开去籽、切丝。猪油起锅,放苦瓜、姜、葱爆炒,入盐调味炒熟。食1剂/日。功效清肝降火。主治经前期紧张综合征(肝火偏盛或肝郁化火型);症见情绪激动,乳房胀痛,头痛,易怒,难以入睡,尿黄赤等。

(19)猪胆汁荞面丸——猪胆汁1个,荞面15克。共为丸如豌豆大。每日早、晚各10丸/次,白开水送下。功效清热凉血止血。主治各型经前期综合征经行便血为主。

(20)兔肉山药煲——兔肉500克,淮山50克,盐少许。兔肉切小块,与淮山共煮至兔肉烂。食肉饮汤,宜常服。功效补益脾胃,养血生血。主治经前期综合征经行头晕头痛为主(血虚型)。

(21)大枣山药煲——大枣10枚,淮山100克。水煎煮烂食,1次/日。功效健脾益气。主治经前期综合征经行浮肿为主(脾虚型)。

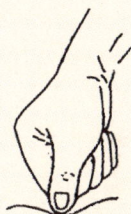

图48　拇指按法

（四）预防调护

(1)经前期紧张综合征可能是多种因素造成的,但不是器质性病变,而是一种短期症状, 也不会影响生育功能。青春期女孩与成年妇女一样,都有可能发生此症状,但多数女孩症状轻而不需调治。

(2)精神因素是公认的一种原因,许多女孩对月经来潮没有科学的认识,认为来月经是"倒霉""麻烦",每次月经来潮前就心理紧张、恐惧,尤其是月经周期与考试或重大事情碰在一起,更对月经有排斥感,心理负担加重,这无疑使经前紧张综合征更为突出。因此,女孩月经来潮前应尽量放松自己的精神,多听听音乐,参加一些体育活动,找机会和同伴聊聊天。一个人独处时,多看自己感兴趣的读物,或想一想自己曾经历的愉快事,这有利于淡化对月经的关注,转移注意力,放松心情,对情绪的控制有好处。越是紧张繁忙,心里越是烦躁,很易情绪失控,干扰学习、工作,故月经期要合理安排学习、活动。

(3)注意劳逸结合,多吃蔬菜、水果,增加维生素的摄入量。在月经前数日进低盐饮食,养成良好的生活习惯。

(4)更重要的是自身的调整,学会自控,这是对意志力的一种考验,也是走向成熟的标志。通过自身生活、心理的调节,完全可减轻经期综合征的症状,解除精神上的紧张与思想上的负担,坦然对待月经来潮,尽量做到宽慰、放松。通过调整日常生活节奏,加强体育锻炼,改善营养,减少对环境的应激反应等方法以减轻症状。

(5)若症状比较严重,可到医院去诊治,较温和的中成药可缓解经前症状。凡重型情感障碍者须就医调治。

六、围绝经期综合征(更年期综合征)

绝经是妇女生命进程中必然发生的生理过程,提示卵巢功能衰退,生殖能力终止。卵巢功能衰退是渐进性的,以往一直用"更年期"来形容这一渐进的变更时期,1994年世界卫生组织推荐采用"围绝经期"一词。围绝经期指围绕绝经的一段时期,包括从接近绝经出现与绝经有关的内分泌、生物学、临床特征起至最后一次月经后1年,即绝经过渡期至最后一次月经后1年。

围绝经期综合征指妇女绝经前后由于性激素减少所致的一系列躯体、精神心理症状。该病属中医"经断前后诸症"范畴。

(一)针灸疗法

1.毫 针

围绝经期综合征的毫针疗法如表14所示。

表14　围绝经期综合征的毫针疗法

辨证分型	取　穴	功　效	手　法
1.肝肾不足	①主穴:太溪、太冲、关元、照海、三阴交。②配穴:头晕目眩者,加百会、风池;腰脊酸痛者,加肾俞、腰眼;烘热者,加涌泉	调补肝肾	主穴均施补法;百会、涌泉泻法;风池、肾俞、腰眼平补平泻
2.脾胃虚弱	①主穴:脾俞、胃俞、中脘、三阴交、章门、足三里。②配穴:脘腹胀满者,加下脘、气海;便溏者,加阴陵泉;头面足跗水肿者,加关元、中极	补益脾胃	脾俞、胃俞、足三里、三阴交施补法;其余均施平补平泻

续表

辨证分型	取　穴	功　效	手　法
3.心肾不交	①主穴：心俞、脾俞、肾俞、神门、三阴交。②配穴：心中烦乱懊恼，五心烦热者，宜换神门为通里，加照海；恶梦多者，选大陵或神门透大陵、百会	补益心血，交通心肾	心俞、脾俞、肾俞、神门、照海施补法；三阴交、通里、大陵平补平泻；神门透大陵、百会轻泻

2.耳　针

【取穴】神门、交感、内分泌、心、肝、肾、皮质下、脾。

【操作】①症状严重者，可用毫针中等刺激或电针弱刺激，1次/日，15～20分钟/次。②症状缓解后，可选用埋豆或埋针法，2次/周。

3.梅花针

【取穴】神门、三阴交、百会、胸3～腰2夹脊穴、督脉循行部位、脐下任脉循行部位。

【操作】中等或轻刺激，至皮肤潮红为度。1次/日或隔日1次。

4.灸　法

【取穴】脾俞、胃俞、中脘、关元、足三里。

【手法】①艾条温和灸：3～5分钟/穴，至皮肤潮红透热。②艾炷灸：中等艾炷3～5壮/穴，小艾炷5～7壮/穴。每日或隔日1次。

【主治】脾胃虚弱型围绝经期综合征。

（二）拔罐疗法

【取穴】颈7～腰5督脉、膀胱经的第1及第2侧线、大腿部足阳明胃经循行路线。

【操作】用闪罐法在各部操作3遍后，于心俞、膈俞、脾俞、肾俞穴处留罐5～10分钟，每日或隔日1次。

（三）推拿疗法

（1）推拿方法1——

【取穴】肝俞、肾俞、百会、曲池、内关、三阴交、太溪、涌泉。

【功效】滋阴柔肝，育阴潜阳。主治肝肾阴虚型围绝经期综合征。

【手法】患者取俯卧位，双手由肩背部沿膀胱经路线推抚至足跟，或从胸胁部沿肝经路线推抚至足外踝部数遍，使患者全身放松。拇指揉拿小腿后部数遍，拇指重压跟腱 1～2 分钟。拇指轻揉三阴交、太溪，重按涌泉 2～3 分钟。最后指揉内关、曲池 1～2 分钟。用指快速按摩百会穴数百次。

（2）推拿方法 2——

【取穴】中脘、关元、足三里、三阴交、阴陵泉、百会、肾俞、脾俞、关元、八髎。

【功效】益肾扶阳，温补脾肾。主治脾肾阳虚型围绝经期综合征。

【手法】取俯卧位，基本手法同上，按揉肾俞、脾俞、关元俞各 1～2 分钟，掌握八髎穴以透热为度。再取仰卧位，掌摩小腹至透热为度，点按中脘、关元各 1～2 分钟。指压足三里、三阴交、阴陵泉各 1～2 分钟。双手末节指腹由前额交替推抖至后枕部数遍，并轻拍击巅顶部，多指捏拿、敲击头部。

（四）中药调治

1. 成方（汤剂）

（1）左归丸合二至丸加制首乌、龟甲——熟地、山药、杜仲、旱莲草各 20 克，枸杞子、山茱萸、菟丝子、鹿角胶、龟甲胶、女贞子各 15 克。水煎服，1 剂／日。功效滋养肾阴，佐以潜阳。主治肾阴虚型围绝经期综合征；症见月经紊乱，头目眩晕，耳鸣，潮热，出汗，烦躁，易激动，失眠，腰膝酸疼，或皮肤干燥、瘙痒，口干，大便干结，舌红少苔，脉细数。头痛，眩晕较甚者，加天麻、钩藤、珍珠母平肝熄风潜阳；心烦不宁，失眠多梦，甚至情志异常者，加黄连、麦冬、大枣、甘草宁心安神；头晕目眩，耳鸣严重者，加首乌、黄精、肉苁蓉滋肾填精益髓；汗多者，加浮小麦收涩止汗；失眠者，加夜交藤、珍珠母安神定志；腰痛者，加川断、补骨脂补肾强腰；焦躁者，用三黄泻心汤（黄芩 12 克，黄连、大黄各 6 克）、逍遥散加味清心除烦，舒肝解郁；抑郁者，用四逆散（柴胡、白芍、枳实各 9 克，甘草 6 克）舒肝解郁或甘麦大枣汤（甘

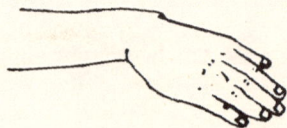

图49　多指按法

草 9 克，浮小麦、大枣各 15 克）养心安神；恐惧不安者，用柴胡龙骨牡蛎汤［柴胡 9 克，龙骨（先煎）、牡蛎（先煎）、法半夏各 15 克，桂枝 10 克，茯苓 12 克，大黄 6 克］安神定志；头重眩晕者，用钩藤散［钩藤（后下）、法半夏、麦冬、茯苓、菊花、人参、生石膏各 15 克，桂枝 10 克］平肝潜阳；月经过多者，用归脾汤（远志、人参、白术、龙眼肉、生姜、茯苓、酸枣仁、大枣各 15 克，北芪 30 克，木香、当归各 10 克，甘草 6 克）益气养血摄血。

（2）右归丸加减——制附子、赤石脂各 10 克，熟地、山药、杜仲各 20 克，山茱萸、枸杞子、菟丝子、鹿角胶、覆盆子各 15 克，黄芪 30 克。水煎服，1 剂／日。功效温肾扶阳。主

治肾阳虚型围绝经期综合征；症见脸色苍白或晦暗，腰酸背痛，小便清长，夜尿频数，便溏食少，或面浮肢肿，舌淡胖，脉沉细。腰背冷痛者，加川椒、鹿角片增强补肾扶阳之功；胸闷痰多者，加瓜蒌、丹参、法半夏以化痰祛瘀；肌肤浮肿者，加茯苓、泽泻、冬瓜皮。

（3）二仙汤合二至丸加菟丝子、制首乌、龙骨、牡蛎——①二仙汤：仙茅、淫羊藿、巴戟天、知母各 15 克，当归 10 克，黄柏 6 克；②二至丸：女贞子、旱莲草各 15 克。水煎服，1 剂／日。功效阴阳双补。主治肾阴阳俱虚型围绝经期综合征；症见乍寒乍热，烘热汗出，头晕耳鸣，健忘，腰背冷痛，舌淡苔薄，脉沉弱。

2. 验方（汤剂）

（1）验方 1——茯神 15 克，生鸡子黄 1 枚。茯神用 1.5 杯水煎取 1 杯，稍停，冲鸡子黄搅匀。睡前先以温水洗足，然后趁热服下。功效养心安神。主治围绝经期综合征各型失眠。

（2）验方 2——乌梅 10 枚，浮小麦 50 克，大枣 5 枚。水煎服。功效滋阴清热。主治围绝经期综合征阴虚烘热汗出。

（3）验方 3——杜仲、炒菟丝子、木香各 12 克，官桂 30 克。共为末。6 克／次，空腹时温酒调下。功效温肾强腰。主治围绝经期综合征肾阳虚之腰痛。

（4）验方 4——炒酸枣仁 12 克，柏子仁 5 克，珍珠母 20 克。珍珠母加水煎 20 分钟，再入前 2 味药煎 15 分钟。滤渣后再煎，2 次混合。1 剂／日，2 次分服。功效养心安神。主治围绝经期综合征失眠、多汗。

（5）验方 5——浮小麦 30 克，煅龙骨、煅牡蛎各 15 克，白芍、淫羊藿、钩藤各 12 克，柴胡、黄芩、当归各 9 克，桂枝、五味子、黄柏、甘草各 6 克。上药水浸 30 分钟，煎 30 分钟，滤液，余渣再煎，2 次药汁混合。1 剂／日，2 次分服。功效收涩止汗，安神清热。主治围绝经期综合征潮热出汗症状显著。

（6）验方6——生地、枸杞子、首乌各12克，白芍、当归、女贞子、白蒺藜、菟丝子、沙参各9克，龙齿20克（先煎）、白豆蔻3克（后下）。水煎，2次分服，7日/疗程，服药5剂。功效滋肾养肝。主治肝肾两虚、阴血不足型围绝经期综合征。

（7）验方7——生地、紫草、钩藤（后下）、生麦芽各15克，桑寄生5克，淫羊藿、当归、制香附各10克。水煎，1剂/日，分2次服。功效益肾扶元，协调阴阳。主治阴阳两虚、肝阳上亢型围绝经期综合征。

（8）验方8——当归、桃仁、红花、柴胡、枳壳、牛漆各9～12克，川芎、桔梗各6～9克，白芍、生地各12～15克，甘草6克。水煎，1剂/日，分3次服。12剂/疗程。如有效而未愈，可连服2～3疗程。如第1疗程无效，即停服。功效活血化瘀，行气舒肝。主治气滞血瘀型围绝经期综合征。

（9）验方9——黄连3克，麦冬、白芍、白薇、丹参、枣仁各9克，龙骨15克。水煎服，1剂/日。功效清心，平肝。主治心肝火旺型围绝经期综合征；症见烘热、汗出，或有心烦易怒、失眠、心悸心慌等。

（10）验方10——紫齿贝、青龙齿、紫丹参各15克，灵磁石30克，辰砂、琥珀末各1.2克，石菖蒲2.4克，法半夏6克。水煎服，1剂/日。功效镇惊安神，涤痰开窍。主治围绝经期综合征，症见月经周期紊乱、色量改变，情绪易波动，失眠，烘热，心悸胸闷，眩晕。

（11）验方11——淫羊藿、白芍各15克，仙茅、当归、熟地、女贞子、旱莲草、柴胡、郁金、远志各12克，知母、黄柏各10克。1剂/日，煎3次混匀，分2次服（早晨2/5，晚上3/5）。功效阴阳双补，舒肝解郁。主治围绝经期综合征畏寒烘热，忧郁烦躁。

（12）桑菊茶——桑叶1撮、菊花5朵（或干菊花适量）用沸水冲泡或煎汤，代茶饮。功效清肝明目，降血压。主治高血压、头晕脑胀、烦躁失眠、视物不清、口苦耳鸣。

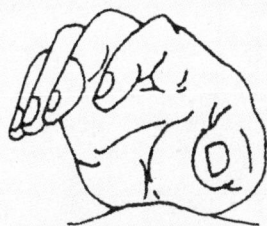

图50 掌根揉法

3. 丸、片、胶囊剂

（1）更年安胶囊（片）——空腹服4粒（片）/次，3次/日。功效补肝肾，清虚热。主治阴虚内热型围绝经期综合征。

（2）左归丸——服9克/次，2～3次/日。功效滋肾填精。主治精亏血枯型围绝经期综合征。

（3）龟甲养阴片——饭后服8～

1.0 片／次，3 次／日。功效滋补肝肾，平肝潜阳。主治阴虚肝旺型围绝经期综合征。

（4）天王补心丸（丹）——服 1 丸／次，2 次／日。功效滋阴养血，补心安神。主治心肾不交型围绝经期综合征。

（5）右归丸——服 1 丸／次，3 次／日。功效温补元阳。主治肾阳虚型围绝经期综合征。

（6）更年乐——服 10 ～ 15 克／次，2 ～ 3 次／日。功效补肝肾，壮元阳。主治阴阳俱虚型围绝经期综合征。

（五）饮食调理

（1）对于停经前月经频繁，经血量过多，并因此引起贫血，出现面色苍白、气短、头晕、眼花、全身乏力等症状者——

①可选择含铁、蛋白质丰富的食物（如猪肝、鸡蛋、瘦肉、豆类）、含维生素 C 丰富的食物（如白菜、油菜、芹菜、胡萝卜、番茄、柑橘、山楂、鲜枣等）、健脾益气补血的食物（如红枣、龙眼、黑豆、黑芝麻、枸杞子、红豆等）。特别是猪肝含丰富的铁、维生素 A、维生素 B_{12}、叶酸等，是调治贫血的重要食物。木耳加红糖炖服，适于妇女月经过多。这些食物可做成汤粥（如红枣龙眼汤、红枣红豆粥等）食用。

②多吃新鲜水果、绿叶菜，如苹果、梨、香蕉、橘子、山楂、鲜枣以及菠菜、油菜、甘兰、太古菜、番茄、胡萝卜等。这些食物不仅含有丰富的铁、铜，还含有叶酸、维生素 C、胡萝卜素，对防治贫血有较好的作用，维生素 C 还能促进铁的吸收利用。

（2）有浮肿、血压升高、头晕心慌、失眠等大脑皮层、自主神经功能失调现象的围绝经期女性——

①摄取足够的 B 族维生素。粗粮（小米、玉米、麦片等）、蕈类（蘑菇、香菇）、动物的肝肾、瘦肉、牛奶、绿叶蔬菜、水果等均含有丰富的 B 族维生素。特别是维生素 B_1，对神经系统的健康，以及增食欲、助消化有一定作用。

②减少食盐量。可吃低盐饮食，食用 3 ～ 5 克／日，对利尿、消肿、降压均有好处。

③禁吃刺激性食物，如酒、可可、咖啡、浓茶以及各种辛辣调味品（如葱、姜、蒜、辣椒、胡椒粉等），以保护神经系统。

④有条件时吃些安神降压食品，如猪心、芹菜叶、红枣汤、红果制品、酸枣、桑椹等。

（3）对停经后发胖，血胆固醇增高，并有动脉硬化现象者——

①控制体重。每餐饭不宜过饱，主食适当限制，可多吃些粗粮。不要吃煎炸油腻食物及白糖、甜点、含糖零食，少吃水果（糖分较高）。可多吃绿叶蔬菜，以补充维生素 C、B 族维生素，改善血管通透性，增强身体抵抗力，并可阻止动脉硬化的发展，减少肿瘤的形成。

②限制胆固醇高的食物，例如动物脑、鱼子、蛋黄、肥肉、动物内脏等都应尽量少吃或不吃。应选择食用优质蛋白质、含胆固醇低的食物（如瘦肉、鱼类），多吃豆类及其制品。豆制品中除含有丰富的

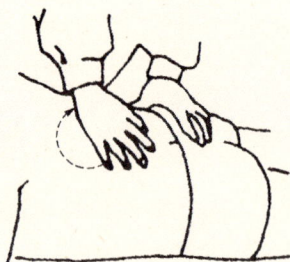

图51　掌擦法

蛋白质外，含有丰富的钙、磷、铁、维生素 B_1、维生素 B_2，还有多种无机盐、脂肪酸，能改变脂蛋白结构，增加高密度脂蛋白的比值，促进脂蛋白代谢，预防动脉硬化的形成（大豆蛋白中所含雌激素可消除紧张、失眠、盗汗等症状，所含亚麻油酸能降低胆固醇）。还应多吃含纤维素丰富的蔬菜。含硼丰富的食物，可减少绝经期妇女体内钙的流失，减慢阴道萎缩的进度、骨质疏松（含硼丰富的食物有苹果、花生、核桃、瓜子、葡萄干、豇豆荚、绿色蔬菜等）。

③烹调要用植物油（大多数动物油可使胆固醇增高）。植物油不仅能促进胆固醇的代谢，还能供给人体多种不饱和脂肪酸（如亚油酯、亚麻油酸、花生四烯酸等）。植物油中以葵花籽油、豆油、芝麻油、玉米油、花生油较好。

（4）对围绝经期患有情绪不安、烦躁、失眠者——

可选择含维生素 B 族丰富的食物，如粗粮（玉米、小米、麦片）、豆类、瘦肉。牛奶、小米中含色氨酸丰富，有镇静安眠功效。绿叶蔬菜、水果中也含有 B 族维生素、烟碱酸，这些食品对维持神经系统的正常功能，减轻疲倦、失眠症状，促进消化吸收都有作用。

（5）在围绝经期的饮食保健中——

烟、酒、咖啡不适于围绝经期女性。特别是常喝白酒或酗酒会影响神经、循环、消化、呼吸系统，加重围绝经期综合征的不适症状。茶、咖啡都含有咖啡因，能兴奋大脑皮质，虽能振奋精神，但都影响睡眠。因此，饮茶、咖啡切忌过浓、过量。

（6）宜选择的食物——如表 15 所示。

表15 围绝经期女性宜用食物

食物名	主 要 功 效
1. 木耳	木耳有黑木耳、白木耳之分。白木耳含有丰富的胶质、多种维生素、氨基酸、丰富的微量元素,可润肺止咳、生津滋阴、益气和血、补脑强心、补肾,对围绝经期女性肺肾阴虚、燥热口干、虚热口渴者,食之最宜。黑木耳则有补气作用,更能凉血止血,故围绝经期女性月经紊乱尤其是月经过多,淋漓不止时尤为适宜
2. 燕窝	可滋阴润燥,益气养阴,添精补髓,养血止血,乃清补佳品。《本草求真》言其"入肺生气,入阴滋水,入胃补中,其补不致燥,润不致滞。"体质虚弱、肺肾阴虚,或表虚多汗的围绝经期者宜常食
3. 百合	亦为清补食品,有润肺、补虚、安神作用。若女性在围绝经期出现心神失常、虚烦惊悸、神志恍惚、失眠不安者,最宜食。《日华子本草》说它有安心、安胆、养五脏的功效
4. 莲子	能益肾气、养心气、补脾气。《本草纲目》:"莲子交心肾,厚肠胃,固精气,强筋骨,补虚损,利耳目。"适宜围绝经期女性心神不安烦躁失眠,或夜寐多梦、体虚带下者食用
5. 枸杞子	是中医最常用的滋补肝肾的中药,民间也习惯用枸杞子泡茶饮,以调补肝肾。凡围绝经期女性皆宜食用,对肝肾阴亏、阴虚火旺、头晕目眩、腰酸腿软者食之颇有裨益
6. 桑椹	当5～6月份桑椹呈紫黑色时,围绝经期女性宜常食些新鲜的桑椹果。《随息居饮食谱》说它能"滋阴补肾、充血液、息虚风,清虚火"。围绝经期女性肝肾阴亏、头晕腰酸、手足心热、烦躁不安、心悸失眠、月经紊乱时,常吃些桑椹可收到补肝、益肾、滋阴、养液的功效。虚热退而阴液生,则肝心无火,魂安而神自清宁
7. 甲鱼	有滋阴作用。清·王孟英说它能"滋肝肾之阴,清虚劳之热",故最宜肝肾阴虚,或阴虚内热,出现手足心热,或烦热不安,或头昏腰酸、月经紊乱不止,或烘热汗出、舌苔光剥者
8. 鸭肉	乃滋阴清补食品。《别录》称它"补虚除热"。《除息居饮食谱》言其"滋五脏之阴,清虚劳之热"。对于围绝经期女性阴虚火旺者食之最宜
9. 淡菜	能补肝肾,益精血。《本草汇言》说它为"补虚养肾药"。清王孟英亦云其"补肾,益血添精"。故肝肾阴虚、目眩耳鸣、心悸自汗、月经错乱、腰酸腿软的围绝经期女性宜常食之
10. 牡蛎肉	能养血滋阴,最宜阴虚内热、烦热失眠、心神不安的围绝经期综合征者。《本草拾遗载》:"煮食,主虚损,妇人血气,调中。"《医林纂要》云:"清肺补心,滋阴养血。"崔禹锡在《食经》中说,牡蛎肉"治夜不眠,志意不定"。所以,女性围绝经期综合征或有神经官能症表现者,常食有益

续表

食物名	主 要 功 效
11. 蚌肉	能滋阴清热。围绝经期女性多为阴虚生内热，出现一系列的心烦失眠、头晕烘热、心悸易怒、口干自汗、月经紊乱等阴虚火旺之象，服食蚌肉最宜。《本草雨新》说蚌肉"治肝热、肾衰"。《随息居饮食谱》云："蚌肉清热滋阴，养肝凉血。"所以，肝肾阴虚、内热偏旺型围绝经期综合征者，常用蚌肉熬汤喝有一定食疗效果
12. 乌贼鱼	对月经紊乱、或前或后、或多或少，心烦多汗，阵阵烘热，口干失眠，手足心热等围绝经期综合征者常食之，可起到滋阴、补虚、养血清热的功效
13. 阿胶	围绝经期妇女阴血不足、冲任空虚。阿胶能滋阴养血，补益冲任，绝经前后宜常食之。古人云："阴不足者，补之以味，阿胶之甘，以补阴血。"《本草经疏》："阿胶，主女子下血，腰腹痛，四肢酸痛，虚劳羸瘦，阴气不足，脚酸不能久立等症，皆由于经血虚，肝肾不足，当补肝益气。取其入肺、入肾、益阴滋水、补血清热之功也。"阿胶烊化后，加入炒研的黑芝麻、核桃肉，冷后切块嚼食更宜

（六）调养药膳

1. 粥 类

（1）莲子百合粥——莲子、百合、粳米各30克同煮粥。每日早、晚各服1次。功效养心安神。主治围绝经期综合征；症见心悸不寐，怔忡健忘，肢体乏力，皮肤粗糙。

（2）赤豆薏苡仁红枣粥——赤小豆、薏苡仁、粳米各30克，红枣10枚。熬粥食。3次/日。功效利水渗湿。主治围绝经期综合征；症见肢体水肿，皮肤松弛，关节酸痛。

（3）生地精粥——生地、制黄精、粳米各30克。2味药水煎取汁，用药汁煮粳米粥食。1次/日。功效滋补肝肾。主治围绝经期综合征；症见头目昏眩，心烦易怒，经血量多，面色晦暗，手足心热等。

（4）枣仁粥——酸枣仁30克水煎取汁，与粳米60克共煮粥。1剂/日，连服10日/疗程。功效养血安神。主治血虚心神失养型围绝经期综合征；症见精神失常，喜怒无度，面色无华，食欲欠佳等。

（5）合欢花粥——合欢花干品30克（或鲜品50克）、粳米50克、红糖适量共加水500毫升，用小火煮至粥熟。每晚睡前1小时空腹温热食。功效安神解郁，活血悦颜，利水消肿。主治围绝经期综合征；症见易怒忧郁，虚烦不安，健忘失眠等。

（6）甘麦大枣粥——小麦、粳米各50克，大枣10枚，甘草15克。甘草水煎取汁，入粳米、小麦、大枣同煮粥。2次/日，空腹食。功效益气安神，宁心美肤。主治心气失养，神志不宁型围绝经期综合征；症见精神恍惚，时常悲伤欲哭，不能自持或失眠盗汗，舌红少苔，脉细数。

（7）益智仁粥——益智仁（细末）5克，糯米50克。糯米煮粥，入益智仁末、细盐少许稍煮。每日早、晚温热食。功效温补肾阳。主治脾肾阳虚型围绝经期综合征；症见腹中冷痛，面色晦暗，尿频，遗尿等。

（8）桑椹糯米粥——新鲜紫桑椹30克，糯米50克，冰糖适量。桑椹、糯米同加水1000毫升煮粥，粥熟后加冰糖。早晨空腹温热食，1次/日。功效滋补肝肾，滋阴养血。主治围绝经期综合征肝肾阴虚型。

（9）莲子粥——莲子（去心）、芡实各50克，糯米、鲜荷叶各适量。煮粥。1剂/日，分次食。功效养心宁神，固经止带。主治围绝经期综合征；症见心悸，失眠，腰痛，体虚。

（10）石决龙牡粥——石决明、龙骨、牡蛎各30克加水300毫升煎1小时取汁，入糯米100克、水600毫升煮粥，加红糖。分次食。功效平肝潜阳，镇静安神。主治围绝经期综合征；症见头痛耳鸣，头晕目眩，心神不安，心悸怔忡，失眠多梦，自汗，盗汗。

（11）核桃仁粥——粳米60克，核桃仁20克，芡实、莲子各18克。共加水1000毫升煮粥。每晚1次，常食。功效温补脾肾。主治肾阳虚型围绝经期综合征。

（12）酸枣仁粥——酸枣仁（捣碎）30克，粳米50克，羊肉60克。酸枣仁用纱布袋包扎，与羊肉（切片）、粳米同加水1000毫升煮粥，粥熟后去纱布袋，加红糖。温热睡前服，1次/日。功效调补阴阳。主治肾阴阳俱虚型围绝经期综合征。

（13）七宝粥——红豆50粒，黑豆64粒，黄豆56粒，莲子21粒，红枣24枚，核桃仁8个。红豆、黑豆、黄豆煮沸15分钟后入莲子、核桃，再煮沸10分钟入红枣。食3次/日。功效强肾健脾。主治脾肾两虚型围绝经期综合征。

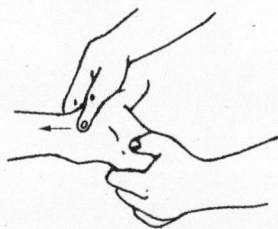

图52　拇指推法

（14）虾米粥——大虾米10个，小米100克，盐、味精、麻油、葱末适量。虾米切小丁，与小米共煮粥，加调料。食1次/日。功效补脾益肾。主治脾肾两虚型围绝经期综合征；症见经量较多，或崩中暴下，经血色淡或有块，腰膝酸软，形寒肢冷，便溏，纳呆腹胀等。

（15）地黄枣仁粥——酸枣仁、生地各30克，大米100克。共煮粥。分次食。功效补阴清热。主治阴虚血热围绝经期综合征；症见五心烦热，面热汗出，耳鸣腰酸，烦闷易怒，口苦尿黄,多梦便干等。

（16）百合生地粥——百合60克,鲜生地30克,鸡蛋黄2枚,白糖适量。生地切碎,加水3升煎至2升时去渣,入捣碎的百合煮至糊状,加捣烂的鸡蛋黄拌匀,煮沸,入白糖。分2次温服。功效养阴清热,清心安神。主治心肾不交型围绝经期综合征。

2. 汤、饮、汁类

（1）二仙百合龟肉汤——淫羊藿、仙茅各10克,百合20克,龟肉150克。淫羊藿、仙茅装入纱布袋,龟肉切小块,与百合共入砂锅,加料酒、盐、姜、清水,小火煮龟肉熟烂,捞出药袋。吃龟肉、百合,喝汤。功效补阴阳,宁心神。主治围绝经期综合征;症见性欲减退,心烦易怒,健忘,失眠等。

（2）甘麦大枣汤——小麦30克,红枣10枚,甘草10克。水煎,代茶饮。功效安神养心。主治围绝经期综合征;症见心烦不寐,哭笑无常,胆怯易惊,心悸梦多,多汗。

（3）甘麦饮——小麦30克,红枣10枚,甘草10克。水煎。每日早、晚各服1次。功效补血安神。主治绝经前后伴有潮热出汗、烦躁心悸、忧郁易怒、面色无华。

（4）杞枣汤——枸杞子、桑椹子、红枣各等份。水煎,早、晚各服1次。功效滋补阴血。主治围绝经期综合征;症见头晕目眩,饮食不香,困倦乏力,面色苍白。

（5）附片鲤鱼汤——制附片15克,鲤鱼1尾(约500克)。附片用清水煎煮2小时取药汁,加鲤鱼煮熟,食时入姜末、葱花、盐、味精等。饮汤食鱼,1次/日。功效温阳利水。主治围绝经期综合征;症见头目眩晕,耳鸣腰酸,或下肢水肿,喜温恶寒,或白带清冷,小腹冷痛,面色无华等。

（6）鲜枸杞汁——鲜枸杞子250克用纱布包裹,榨取汁液。服10～20毫升/次,2次/日。功效补肝益肾。主治肝肾不足型围绝经期综合征;症见月经紊乱或多或少,或先期或推后,头晕目眩,五心烦热,面潮红,腰酸软等。

（7）韭菜汁——韭菜500克用纱布包好,榨取汁液。临服时加适量白糖。2次/日,5～10毫升/次。功效温阳暖宫。主治肾阳不足型围绝经期综合征;症见形寒肢冷,面色㿠白,精神萎靡,腰膝酸冷,经血量少多、色淡而清,夜尿多等。

（8）瘦肉山药汤——淮山30克,瘦肉100克炖汤喝。1次/日。功效滋补阴血。主治围绝经期综合征;症见头晕目眩,饮食不香,困倦乏力,面色苍白。

3. 炖、煲、蒸、炒、膏类

（1）燕窝鸽蛋——干燕窝15克,枸杞子10克,鸽蛋20只,熟瘦火腿丝20克。燕窝泡发,去毛、杂质;鸽蛋烧熟后去壳;枸杞子蒸熟。起油锅，加鸡汤、盐烧开后，入燕窝煨数分钟，取出沥干放锅中间，鸽蛋镶四周，火腿丝、枸杞子放燕窝上面，入奶液稍煮。分次食。功效补脾益胃，滋补肝肾，抗衰老。主治围绝经期综合征；症见疲倦乏力，四肢酸软，头晕。

（2）清蒸甲鱼枸杞——甲鱼1只，枸杞子45克。甲鱼去内脏，枸杞子放甲鱼腹内，加葱、姜、糖、料酒等清蒸。作菜肴食。功效滋补肝肾，清热降火。主治围绝经期综合征；症见阴虚内热，潮热盗汗，腰膝酸软。

（3）黄精山药鸡——黄精15～30克，山药100～200克，鸡1只。鸡切块，同上药放盘中，隔水炖熟，调味。分2次食，隔日1剂，连服数日。功效滋阴补肾，益气健脾。主治肾阴亏虚，脾气不足型围绝经期综合征。

（4）丹栀地黄蒸猪子宫——鲜猪子宫（或狗子宫、兔子宫）150～240克，淡菜干、墨稽豆各30克，丹皮、生栀子、川黄柏、赤芍、白芍各9克，生地、玄参、麦冬、冬季蜂蜜各15克，知母、女贞子、墨旱莲、仙鹤草、生地榆各12克，淮山24克，酱油、食盐、味精各适量。健康猪子宫洗净沥干，切斜块。丹皮、栀子、黄柏、玄参、赤白芍、知母、女贞子、墨旱莲、麦冬、仙鹤草、地榆置纱布药袋内，扎紧袋口，放陶瓷罐内，入猪子宫、淡菜干、生地稽豆、山药、酱油、盐、味精、清水，放屉笼内用大火蒸2小时至熟透入味，淋蜂蜜。5剂／疗程；1剂／日，分3次慢饮。功效清热凉血，清冲止血，滋阴养津。主治阴虚血热型围绝经期综合征。

（5）香柴龙贞蒸猪肝——猪肝150克，制香附、北柴胡、龙胆草、山栀子、杭白芍、女贞子、丹皮各9克，知母、墨旱莲各12克，地骨皮、玄参、生地、水发黑木耳各15克，黑豆、蛏干各30克，蜂蜜15～30克，酱油、食盐、味精各适量。猪肝用纱布擦净后，切斜片。香附、柴胡、龙胆草、山栀子、白芍、知母、女贞子、墨旱莲、丹皮、地骨皮、玄参装净纱布药袋内，扎紧袋口；放陶瓷罐内，入余下原料，加清水，置屉笼内用大火蒸2小时至熟透入味，淋上蜂蜜。5剂／疗程；1剂／日，分3次慢饮。功效清肝泻火，凉血养阴，调和冲任。主治气郁化火型围绝经期综合征。

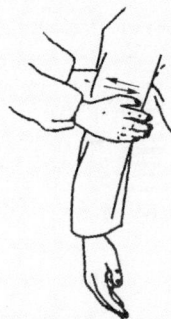

图53　掌搓法

（6）芩柏沙参蒸猪子宫——猪子宫、猪肺各120克，猪肾1只，黄芩、生黄柏、知母各12克，郁苏参、百合、生地各24克，北沙参、麦冬、天冬、玄参、地骨皮、生地榆、仙鹤草、水发白木耳各15克，黑豆、淡菜干各30克，丹皮9克，黑枣9枚，蜂蜜15～20

克,食盐、味精、酱油各适量。猪子宫洗净沥干,切斜片。猪肾洗净内外、剔去白杂物,沥干后切2片。肺放热锅内略汆,捞出排尽分泌物,入清水洗净沥干,切斜片。黄芩、黄柏、知母、郁苏参、麦冬、天冬、玄参、地骨皮、丹皮、地榆、仙鹤草装净纱布药袋内,扎紧袋口,放陶瓷罐内,其余原料置罐内,加水,放屉笼内用大火蒸2小时至熟透入味,淋上蜂蜜。5剂/疗程1剂/日,分3次慢饮。功效清肺泻火,养阴润燥,清经凉血,调和冲任。主治阴虚火旺型围绝经期综合征。

(7)杞贞牡丹蒸鳖——活鳖1只(约300克),淡菜干、红莲子肉、黑豆各30克,枸杞子、制首乌、北沙参、麦冬、生地、熟地、淮山、仙鹤草、墨旱莲、生地榆各15克,女贞子、生茜草各12克,丹皮、益母草各9克,黑枣13枚,芝麻油9克,蜂蜜15~30克,食盐、味精、酱油各适量。活鳖去头、爪、肠杂,留用鳖甲切斜块。女贞子、首乌、麦冬、丹皮、益母草、茜草、仙鹤草、墨旱莲、地榆装净纱布药袋内,扎紧袋口,入陶瓷罐内,加其他原料、适量水,放屉笼内用大火蒸2小时至熟透入味,淋上芝麻油、蜂蜜。10剂/疗程;1剂/日,分3次慢饮。功效滋水涵木,清经凉血,调和冲任,收敛止血。主治阴虚血热,冲任不固型围绝经期综合征。

(8)桃仁红花蒸羊子宫——羊子宫150克,羊肉90克,桃仁泥、川红花、玫瑰花、制香附、五灵脂、当归尾、制乳香、制没药各9克,参三七6

克(研细如粉),大白芍、生茜草、怀牛膝各12克,益母草、大熟地、仙鹤草、黑木耳(水发)各15克,淮山24克,大红枣9枚,生姜炭3克,芝麻油15克,食盐、酱油、味精、红糖各适量。羊子宫、羊肉分别洗净沥干,切斜块。桃仁、红花、玫瑰花、香附、五灵脂、归尾、白芍、益母草、仙鹤草、生茜草、牛膝装净纱布药袋内,扎紧袋口,放入陶瓷罐,加其他原料、清水,放屉笼内用大火蒸2小时至熟透入味,淋上芝麻油。5剂/疗程;1剂/日,分3次慢饮。功效活血调经,调和冲任,祛瘀止血,舒肝行气。主治气滞血瘀,冲任不固型围绝经期综合征。

(9)芪仙附蒸乌鸡——乌骨鸡1只(约450克),红参、熟附子、茯苓各9克,炙黄芪、山药、海螵蛸各24克,淫羊藿、白术、菟丝子、川续断、枸杞子各15克,茜草炭、参三七各6克,大虾仁、水发红菇各30克,大红枣13枚,姜炭3克,芝麻油15克,食盐、酱油、味精、红糖各适量。乌骨鸡宰杀褪净毛,去头、爪、肠杂(留用心肝肾、血)沥干,内勿洗,切斜块。黄芪、淫羊藿、熟附子、白术、菟丝子、续断、茜草炭、姜炭装净纱布药袋内,扎紧袋口,入陶瓷罐,放入其他原料、适量水,置屉笼内用大火蒸2小时至熟透入味,淋芝麻油。3剂/疗程,每间隔日膳饮1剂,每日分3次慢饮(一旦阳气复兴生化有源时,方中当即减去附子不用,以防辛温大热壮阳之品之过量;服之过久,必耗伤阴津动血伤络之弊)。功效温补脾肾,固摄冲任,佐止血。主治脾肾两虚，冲任不固型围绝经期综合征。

（10）甲鱼枸杞膏——甲鱼1只，枸杞子45克，姜、葱、糖、料酒等各适量。甲鱼去内脏，腹内填入枸杞子、佐料，清蒸至肉熟。连汤服食，每晚1次。功效滋补肝肾。主治肝肾阴虚型围绝经期综合征。

（11）枸杞肉丝冬笋——枸杞子、冬笋各30克，瘦猪肉100克，猪油、食盐、味精、酱油、淀粉各适量。炒锅放入猪油烧热，投入肉丝、笋丝炒熟，放其他佐料。1次/日。功效滋补肝肾。主治围绝经期综合征；症见头目昏眩，心烦易怒，经血量多，面色晦暗，手足心热等。

（12）参芪龙地蒸羊子宫——羊子宫150克，羊心1个，大红参、茯神、酸枣仁、丹皮各9克，炙黄芪、淮山各24克，龙眼膏9～15克，大熟地、于白术、制首乌、黑桑椹、仙鹤草、蜂蜜各15克，鸡血藤12克，红莲子肉30克，姜炭3克，茜草炭6克，味精、食盐、酱油各适量，红枣5枚。羊子宫洗净沥干切斜片。擦净羊心外面后，切2片。黄芪、白术、鸡血藤、制首乌、桑椹、枣仁、丹皮、仙鹤草、姜炭、茜草炭装净纱布袋内，扎紧袋口，放陶瓷罐内，加余下原料、清水适量，放屉笼内用大火蒸2小时至熟透入味，淋上龙眼膏、蜂蜜溶匀。10剂/疗程，隔日1剂，每剂日分3次慢饮。功效补血益

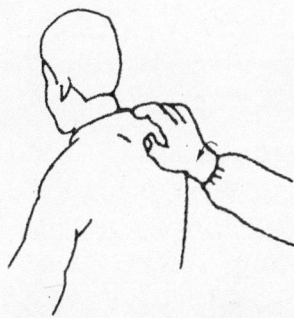

图54　大鱼际搓法

气，调和冲任，归经止血。主治阴虚血热，血不归经型围绝经期综合征。

（13）羊肉炖栗子——羊肉60克，栗子18克，枸杞子15克。羊肉切块，加水2升，大火煮沸后改小火煮至半熟，入去壳栗子、枸杞子再煎20分钟，加佐料。每晚1剂，连服1个月。功效补肾温阳。主治肾阳虚型围绝经期综合征。

（七）预防调护

（1）围绝经期女性应多了解围绝经期保健知识，以积极态度对待围绝经期。

（2）性格开朗，乐观豁达，保持心情舒畅。常与家人、朋友交谈，克服内向、拘谨、抑郁、多虑等不利心理因素，处理好与家人、同事、朋友、社会之间的关系。

（3）注意劳逸结合，生活要有规律，避免过度疲劳、紧张。

(4) 饮食有节,忌生冷、辛辣刺激食品,加强营养,多食新鲜水果、蔬菜,摄取足量蛋白质、含钙丰富食物。

(5) 积极参加适当的体育锻炼,增加日晒时间,增强体质,提高抗病能力。

(6) 维持适度的性生活,有利于心理、生理健康。

七、高泌乳素血症

高催乳素血症是指非哺乳期妇女体内血清催乳素水平增高所致内分泌失调疾病。主要表现为月经失调、溢乳、不孕、头痛、眼花、视觉障碍、性功能改变等。主要病因有垂体泌乳素瘤及垂体其他肿瘤,某些药物的影响(如长期使用氯丙嗪、利血平、雌激素类、组织胺类药物等);原发性甲状腺功能低下或肾功能不全、手术创伤、麻醉、各种精神因素等,使催乳素合成分泌增多,或造成催乳素抑制因子的合成释放与转运受阻,从而导致高泌乳素血症。

该病可见于中医"月经不调""闭经""乳泣""不孕"等疾病中。肝郁气滞、痰湿壅滞、脾胃气虚、肝肾亏损均可导致该病的发生。

(一)针灸疗法

1.毫 针

高催乳素血症的毫针疗法如表 16 所示。

表16　高催乳素血症的毫针疗法

辨证分型	取　穴	功　效	手法
1.肝肾亏损	肝俞、肾俞、关元、足三里、太溪、三阴交	温补肝肾,调冲任	补法
2.肝郁气滞	肝俞、太冲、行间、地机、血海	舒肝解郁,理气调经	泻法
3.脾胃虚弱	脾俞、足三里、三阴交、胃俞、章门、气海	补益脾胃	补法

2.耳 针

【取穴】肾、肝皮质下、脾、胃、内分泌、卵巢。

【操作】中等刺激,3～5个穴/次,1次/日。或用埋针、埋豆法。

（二）中药调治

1. 成方（汤剂）

（1）逍遥散加减——醋柴胡 12 克，当归、茯苓、制香附、川牛膝各 10 克，白芍、白术各 15 克，炒麦芽 100 克，炙甘草 6 克。水煎服，1 剂／日。功效舒肝解郁，理气调经。主治肝郁气滞型高催乳激素血症；症见月经错后，经量少，或月经闭止，乳汁自出或挤压而出，婚久不孕，精神抑郁或烦躁易怒，胸胁乳房胀痛，或少腹胀痛，经行加重，舌淡红，苔薄白，脉弦。乳房胀痛有结节者，加橘核 10 克、夏枯草 12 克舒肝行气散结；肝郁化热者，加丹皮、栀子各 10 克；肾虚者，加菟丝子、枸杞子各 15 克补肾。

（2）归肾丸加味——熟地、山药、枸杞子、菟丝子、制首乌各 15 克，山茱萸 12 克，茯苓、当归、杜仲、川牛膝各 10 克，炒麦芽 60 克。水煎服，1 剂／日。功效补肝肾，益精血，调冲任。主治肝肾亏损型高催乳激素血症；症见月经初潮迟至，月经后期、量少、色淡质稀，渐而闭止不行，婚久不孕，或溢乳，头晕耳鸣，腰膝酸软，舌淡苔少，脉沉弱或弦细。阴虚者，加地骨皮、白芍各 15 克，龟甲胶（烊化）10 克滋阴清热；肝郁者，加制香附 10 克舒肝理气。

2. 验方（汤剂）

（1）验方 1——紫河车 2 个洗净

（3）补中益气汤加减——黄芪 20 克，白术 15 克，人参、醋柴胡、当归、芡实、五味子各 10 克，陈皮、炙甘草各 6 克，炒麦芽 100 克。水煎服，1 剂／日。功效补中益气，佐以固摄。主治脾胃气虚型高催乳激素血症；症见月经后期、经量减少、色淡质稀，甚至闭经，乳汁溢出质稀，乳房柔软无胀感，婚久不孕，头晕目眩，少气懒言，神疲乏力，纳差便溏，面色萎黄无华，舌淡苔白，脉细缓。血虚者，加熟地 15 克，首乌、川芎、阿胶（烊化）各 10 克养血调经。

（4）苍附导痰汤加味——苍术、枳壳、当归各 12 克，香附、半夏、陈皮、天南星、川芎、川牛膝各 10 克，茯苓、党参、白术各 15 克，生姜 5 片，炙甘草 6 克，炒麦芽 60 克。水煎服，1 剂／日。功效燥湿化痰，理气调经。主治痰湿壅滞型高催乳激素血症；症见经期延后，月经量少，或闭经，或溢乳，带下量多、色白质稠，形体肥胖，婚久不孕，胸闷呕恶，面色苍白，苔白腻，脉滑。月经量极少或闭止者，加巴戟天、紫河车、鹿角胶（烊化）各 10 克温肾填精养血。

至清汁流出为止，以酒煮烂，捣如泥，

炼蜜为丸如梧桐子大。米酒送服 10 克/次，2 次/日。功效补肾填精。主治肾虚型高催乳激素血症。

3. 丸、胶囊剂

（1）逍遥丸——服 6 克/次，3 次/日。功效舒肝解郁，养血调经。主治肝郁气滞型高催乳激素血症。

（2）加味逍遥丸——服 6 克/次，3 次/日。功效舒肝解郁，清热泻火。主治肝郁化火型高催乳激素血症。

（3）补中益气丸——服 9 克/次，2～3 次/日。功效补益中气。主治

（2）验方 2——炒麦芽 100 克煎水，代茶饮。1 剂/日。功效回乳。主治高催乳激素血症、溢乳症。

脾胃气虚型高催乳激素血症。

（4）左归丸——服 9 克/次，2～3 次/日。功效滋补肝肾，调补冲任。主治肝肾阴虚型高催乳激素血症。

（5）香砂六君子丸——服 6～9 克/次，2～3 次/日。功效健脾益气，祛湿化痰，行气和胃。主治脾虚痰湿阻滞型高催乳激素血症。

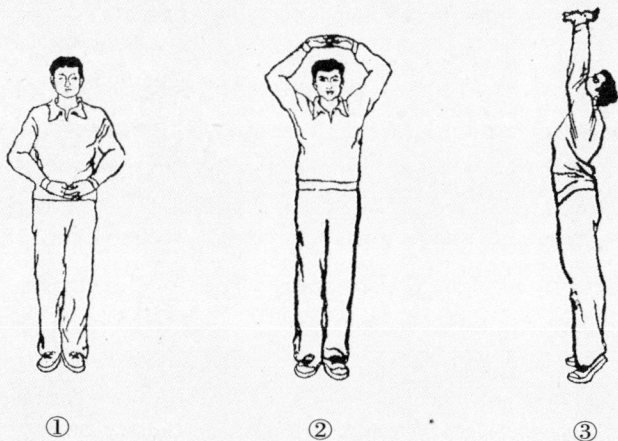

①　　②　　③

【动作要领】直立，两足分开，与肩同宽。两臂自然松垂身侧，然后徐徐自左右侧方上举至头顶，两手手指相叉，翻掌，掌心朝上如托天状，同时顺势踮两脚跟，再将两臂放下复原，同时两脚跟轻轻着地。如此反复多遍。若配合呼吸，则上托时深吸气，复原时深呼气。

【养生作用】可吐故纳新，调理脏腑功能，消除疲劳，滑利关节（尤其是对上肢、腰痛）。

图 55　八段锦之第一式：两手托天理三焦

（三）饮食调理

（1）体质虚弱者——多食有营养滋补、补血活血通络作用的食物，如鸡蛋、牛奶、大枣、龙眼、核桃、羊肉等。

（2）气滞血瘀型闭经——多食具有行血化瘀之品，如生姜、大枣、红糖等（可将红糖煎水代茶饮，或口服红花酒等）。

（3）极度消瘦引起的闭经——应特别重视改变饮食习惯，消除拒食心理，加强营养全面供给，改善身体营养状况，使身体恢复正常状况。

总之，全面合理的营养对促进青春期女性的身体、生理发育，使体质增强，对防治闭经也会起到积极作用。

（四）调养药膳

1. 粥、羹类

（1）鹿角胶粥——鹿角胶 10 克，粳米 100 克，生姜 3 片。粳米加水 600 毫升煮粥，半熟时入鹿角胶、生姜同煮为稀粥。食 1 剂 / 日。功效补肾填精。主治肾虚型高催乳激素血症。

（2）鳖鱼瘦肉汤——鳖鱼 1 只，瘦猪肉 100 克。煮烂，调味。分次服。功效补肾养肝调经。主治肝肾不足型高催乳激素血症。

（3）薏米山楂粥——薏苡仁 30 克，炒扁豆、山楂各 15 克，红糖适量。同煮粥食。1 剂 / 日。功效祛湿化痰，活血调经。主治痰湿阻滞型高催乳激素血症。

2. 汤、茶类

（1）乌鸡汤——雄乌鸡 500 克，陈皮、高良姜各 3 克，胡椒 6 克，苹果 2 个。乌鸡切块，与其他几味同入锅，放葱、醋、酱适量，加水没过鸡面炖熟。连汤服，1 ～ 2 次 / 日。功效补气养血。主治气血虚弱型高催乳激素血症。

（2）佛手茶——佛手 10 ～ 15 克用开水泡茶。随意饮。功效舒肝行气调经。主治肝郁气滞型高催乳激素血症。

（五）预防调护

（1）注意精神调摄，保持精神乐观，情绪稳定，避免暴怒、过度紧张和压力过大。调治中应结合心理疗法，解除焦虑，促使疾病痊愈。

（2）积极调治慢性、消耗性疾病，对月经后期、量少等疾病应及时调治，防止发展成闭经。

（3）饮食适宜，少食辛辣、油炸、油腻之品，以保养脾胃。增强体质，注意营养，避免过于减肥，造成营养不良引发该病。经行之际，忌食生冷，避免阴寒之邪，凝滞气血。平时应多食含维生素 C 丰富的食品，少食辛辣香燥的食品。

（4）经期应避免冒雨、涉水、当风感冒，以防寒邪内侵，产后（包括人工流产后）应注意卫生，避免邪毒内侵，阻滞冲任胞脉。

八、卵巢早衰

卵巢早衰是女性 40 岁以前出现的卵巢功能衰竭，又叫"高促性腺素闭经""过早绝经"，表现为低雌激素、高促性腺激素状态。卵泡刺激素水平升高是卵巢早衰的早期表现，常有月经紊乱、闭经、不孕等表现，并伴潮热、出汗、烦躁、眩晕、心悸等围绝经期症状，内外生殖器官、第二性征逐渐萎缩退化；新陈代谢发生紊乱，尤其是骨代谢失衡造成钙流失加速，不仅使女性面临骨质疏松的危险，还增加了患心血管疾病的风险；且较之正常人群更易出现抑郁、焦虑、敌对、社交方面的心理卫生问题，严重地影响了妇女的身心健康、生活质量。

卵巢早衰与下列因素关系密切：遗传、自身免疫、环境（如放射线、化疗药物、感染、烟草等）、手术、代谢。

该病属于中医学"闭经""不孕症""经断前后诸症"等范畴。肾虚是该病发病的基本病机（其肾虚既非单纯的肾阴虚，也非单纯的肾阳虚，而是阴阳两虚，以肾阴虚为主，兼肾阳不足）。气血虚弱也是该病发病的重要病机；瘀血阻滞经脉虽不是该病发病的主导病机，但对该病的发生却起着不可忽视的促进作用，也是该病产生的一个重要的病机环节。肾虚血亏血瘀，虚实夹杂而以肾虚为主导，血虚为基础，虚为本，实为标，虚多实少，形成了卵巢早衰的病机特点。

（一）针灸疗法

【取穴】关元、中极、大赫、子宫、肾俞及胸 5 ～腰 4 夹脊穴为主穴。

【加减】肝肾阴虚者，加三阴交、阴陵泉、肝俞、阴郄、复溜；脾肾阳虚者，加脾俞、命门、次髎、地机。

【用法】补法,先用指弹进针,得气后留针 20 分钟,脾肾阳虚者加温针灸,出针后背俞、夹脊穴拔火罐 5 ～ 10 分钟。20 次 / 疗程、休息 5 ～ 7 日进行下 1 个疗程,6 个疗程为限。

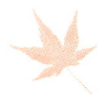

（二）心理治疗

（1）应注意精神、婚姻问题,进行必要的婚姻、心理方面的调治,及时改善或减轻患者的情绪症状,指导夫妻性生活,改善夫妻关系、生活质量,促进夫妻情感沟通、表达,改善人际关系等综合调治。

（2）必要时,可使用小剂量抗焦虑、抗抑郁药合并雌激素进行调治,可能会收到事半功倍的效果。

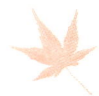

（三）中药调治

1. 汤　剂

（1）阳和汤加味——熟地 30 克,鹿角霜 10 克,鹿角胶 8 克(烊化),白芥子、肉桂、干姜、甘草、阳起石各 9 克,麻黄 6 克,仙茅 18 克。水煎服,1 剂 / 日。功效益肾壮阳。主治肾阳亏虚型卵巢早衰;症见闭经,头晕眼花,疲乏无力,腰膝酸软,性功能明显减退。

（2）炙甘草汤加味——炙甘草、太子参各 12 克,桂枝、生姜、阿胶(烊化)各 10 克,生地 18 克,麦冬、火麻仁、炒枣仁、地骨皮各 15 克,大枣 10 枚。水煎服,1 剂 / 日。功效养心补血。主治心气不足,心血亏虚,冲任干涸型卵巢早衰;症见闭经,伴心悸胸闷,全身时有烘热,颧赤,大便干燥、2 ～ 3 日一行,舌红偏暗、边有瘀点,苔白,脉沉细结代。

（3）验方——杜仲、菟丝子各 15 克,川断、仙茅、鹿角霜各 10 克,桑寄生、淫羊藿、枸杞子、肉苁蓉、首乌、熟地、当归、太子参、茯苓各 12 克,生黄芪 18 克,山药 24 克,砂仁 3 克,紫河车粉 6 克(冲服)。1 剂 / 日,水煎分服。功效补益肝肾,调养冲任。主治肝肾亏虚,冲任失调型卵巢早衰;症见闭经,性欲淡漠,腰膝酸软,头晕耳鸣,视物昏花,疲乏自汗,失眠多梦,面色无华,舌嫩红,苔白少,脉沉细弱。

2. 丸　剂

（1）左归丸——服 9 克 / 次,2 ～ 3 次 / 日。功效滋肾填精。主治精亏血枯型卵巢早衰。

（2）右归丸——服 1 丸 / 次,3 次 / 日。功效温补元阳。主治肾阳虚型卵巢早衰。

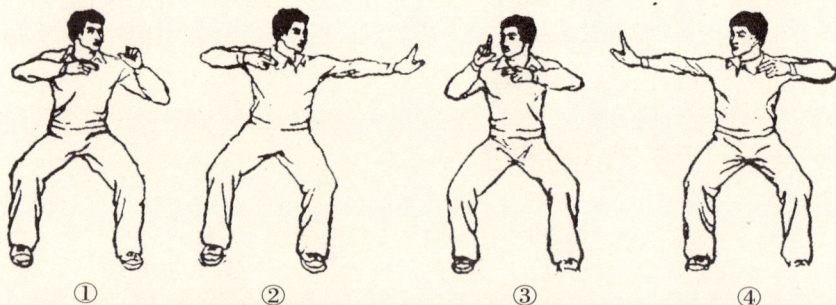

① ② ③ ④

【动作要领】直立,左足跨出一大步,身体下蹲做骑马式。两臂在胸前交叉,右臂在外,左臂在内,眼看左手,然后左手握拳,食指翘起向上,拇指伸直与食指成"八"字形撑开。接着,左臂向左推出并伸直,头随而左转,眼看左手食指,同时右手握拳,展臂向右平拉做拉弓状。动作复原后左右互换,反复进行数次,若配合呼吸,则展臂及拉弓时吸气,复原时呼气。

【养生作用】通过扩胸伸臂可增强胸肋部、肩臂部肌力,加强呼吸、血液循环,有助于进一步纠正姿势不正确所造成的病态。

图56　八段锦之第二式:左右开弓似射雕

（四）饮食调理、调养药膳

卵巢早衰的饮食调理、调养药膳请参考"围绝经期综合征"。

（五）预防调护

1. 早绝经的危险因素

妇女自然绝经年龄平均为 50 ～ 51 岁,而卵巢早衰的妇女在 40 岁前闭经。所以了解卵巢功能的迅速下降与何种因素有关,可能促使一些女性在年轻时生育,避免将来不育;若避免或减少一些危险因素,可能使妇女绝经年龄推后, 减少因长期雌激素缺乏面临的一系列健康问题(如骨质疏松症、心血管疾病、老年性痴呆等)。

吸烟、抑郁影响绝经年龄、未产妇也易早绝经,绝经前生活中发生重大事件可导致提早绝经,育龄妇女首孕、初产年龄滞后及被动吸烟与绝经年龄负相关,多食鱼虾、常饮牛奶、经常锻炼身体、减少被动吸烟等健康的生活方式可使绝经年龄推后。

2. 卵巢功能衰退的过程

对月经不规律、稀发、频发、未生育患者,建议检查以识别早期卵巢衰竭人群。雌激素下降导致或诱使妇女发生抑郁,抑郁可能是卵巢功能异常的指标。对绝经前抑郁症的妇女进行性激素测定,也可能会发现卵巢早衰患者。

家族性的较散发性的发病晚、生育时间长,早期预测有助于增加生育机会。对卵巢早衰患者以及基因携带者要予以积极的辅助生育技术,促使其完成生育任务,但卵巢早衰同时也预示着辅助生育结局不良,对促排卵调治不敏感、妊娠率低。

3. 预 防

卵巢早衰的预防,首先是从卵巢功能衰退的过程开始发现卵巢早衰人群,以辅助其完成生育任务,但目前尚无有效预测高危因素的方法。另外要从各种病因病变着手,预防卵巢早衰的发生。已闭经患者应就诊,以预防其远期并发症。

4. 高半乳糖血症者

早期诊断,对该类患儿出生时即以无半乳糖喂养、终身摄入无半乳糖饮食,可使患者保持健康,但可能并不能纠正胎儿期半乳糖对性腺的损害。

5. 重视预防接种

如腮腺炎、麻疹、水痘等疾病都是可通过预防接种疫苗来预防的,减少吸烟、被动吸烟也可能减少一些卵巢早衰的发生。

6. 培养健康的生活态度

对生活中的消极事件要以积极乐观的生活态度去对待,增加自我调节能力,必要时向朋友、家人甚至心理医生处寻求帮助,这样可减少精神因素诱因卵巢早衰的发生。

总之,卵巢早衰患者应了解保健知识,注意合理饮食、适当活动、培养良好的生活习惯,保持心理平衡,更重要的是要就诊进行助孕治疗或激素补充治疗。

第三章 女性生殖系统炎症

一、非特异性外阴炎

外阴炎有特异性、非特异性感染2种。妇女的外阴部在一般性细菌（如葡萄球菌、大肠杆菌、链球菌）及粪便、阴道分泌物或其他物理、化学因素刺激下而发生的皮肤黏膜炎症，叫做非特异性外阴炎。

非特异性外阴炎的主要症状是外阴瘙痒、肿痛，属于中医学"阴痒""阴肿"等病范畴。非特异性外阴炎的急性阶段基本属于实证，主要是湿热下注于外阴所致，即所谓"妇人阴痒，多由于湿热所化"。而湿热的生成，又与肝、脾两脏的功能失常有关，有脾湿化热、肝经湿热之别。其慢性阶段基本属于虚证，主要为肝肾阴虚，精血亏损。

（一）中药调治

1. 成方（汤剂）

（1）完带汤加减——苍术、白术各20克，山药、车前子、白鲜皮、蛇床子、白芍各15克，萆薢、苦参各30克，乌药9克。水煎服，1剂/日。另于破损局部喷涂西瓜霜，2～3次/日，或外涂珍珠散。功效健脾除湿止痒。主治脾湿下注型非特异性外阴炎；症见阴部瘙痒、肿痛，难以自制，搔抓后流水伴有白带量多、清稀，食少便溏，舌淡红，苔白润，脉沉缓等。外阴搔破流水或带中有血丝者，加土茯苓、仙鹤草各30克。

（2）龙胆泻肝汤加减——龙胆草、栀子、黄柏、生地、泽泻、车前子、丹皮各15克，柴胡、木通各9克，败酱草、薏苡仁各30克。水煎服，1剂/日。功效清热解毒，燥湿止痒。主治肝经湿热型非特异性外阴炎；症见阴部瘙痒、肿痛，甚至坐卧不安，外阴可有充血、灼热或糜烂溃疡，带下量多、色黄质稠、臭秽，烦躁易怒，口干口苦，便秘溲黄，舌苔黄腻，脉弦数等。头晕、耳鸣者，加菊花、白蒺藜各15克，桑叶9克；口舌生疮者，加黄芩、黄连、竹叶、玄参各9克；外阴肿痛，渗流脓水，或皮肤破损者，可与五味消毒饮（组成：蒲公英、地丁、野菊花、天葵子各15克，银花20克）合用。

（3）知柏地黄汤加减——熟地、山萸肉、山药、制首乌、当归、丹皮、泽泻、茯苓、牛膝、蛇床子、白鲜皮各15克，知母、黄柏、红花、茜草各9克。

水煎服，1剂/日。功效滋阴降火，养血活血。主治肝肾阴亏型非特异性外阴炎；症见阴部瘙痒，外阴皮肤增厚、粗糙可有皲裂，伴头晕耳鸣，手足心热，腰酸腿软，舌红少苔，脉弦细数等。夜寐不佳者，加甘松、炒枣仁各30克；神疲乏力，食少便溏者，加太子参、白术各15克，藿香梗6克，去丹皮。

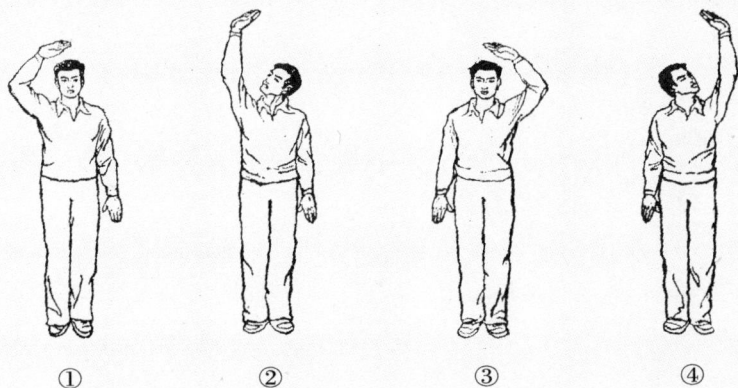

【动作要领】直立，两足分开，与肩同宽。右手翻掌上举，五指并紧，掌心向上，指尖向右，同时左手下按，掌心向下，指尖向前。动作复原后，两手交替反复进行，反复多遍。若配合呼吸，则上举下按时吸气，复原时呼气。

【养生作用】有助于防治肠胃病。

图57 八段锦之第三式：调理脾胃须单举

2. 外 治 方

（1）外治方1——苦参30克。煮水频洗，3～5次/日。功效清热解毒，燥湿止痒。主治肝经湿热型非特异性外阴炎。

（2）外治方2——蛇床子、土槿皮、百部、川椒、枯矾各等份。加水浓

煎后熏洗阴部，早、晚各1次。功效清热解毒，燥湿止痒。主治肝经湿热型非特异性外阴炎。

（3）外治方3——虎杖100克，苦参、木槿皮各50克。加水4.5升煎取4升，过滤待温，取2升坐浴10～

15分钟，2次/日，7日/疗程。功效清热解毒，燥湿止痒。主治肝经湿热型非特异性外阴炎。

（4）外治方4——苦参10克，蛇床子、地肤子、白鲜皮各15克，川椒6克，青盐2撮。药装入布袋，放水中煮沸20分钟。温液坐浴，2～3次/日，15～20分钟/次。功效清热解毒，燥湿止痒。主治肝经湿热型非特异性外阴炎。

（5）外治方5——苦参、土茯苓、蛇床子各30克，生百部50克，龙胆草、黄柏、紫槿皮、川椒、苍术各15克，地肤子24克。上药加水2～

3升，煮沸10～15分钟后取汁、热熏，待药汁温和时坐浴并洗外阴。1剂/日，早、晚各洗1次，20～30分钟/次。10日/疗程，最多使用3个疗程。功效清热解毒，燥湿止痒。主治肝经湿热型非特异性外阴炎。

（6）外治方6——蛇床子9克，乌贼骨、白鲜皮、枯矾、苦参各15克。上方煎汤，趁热先熏后洗，2次/日，5日/疗程。功效清热解毒止痒。主治肝经湿热型非特异性外阴炎。

（7）外治方7——外阴局部若有破溃流水，或生疮流脓者，则用冰硼散或珍珠散，或西瓜霜等喷涂局部。

（二）一般调理

（1）针对病因以消除如阴道分泌物等的刺激因素，如阴道炎、宫颈炎、糖尿病、尿瘘等，应使用药物控制或手术修补。

（2）保持外阴部的清洁、干燥，避免搔抓。

（3）停止使用擦洗外阴的药物，不穿化纤的内裤。

（4）急性期应注意休息，禁止性生活。

二、前庭大腺炎

前庭大腺开口于小阴唇内侧靠近处女膜处，因性交、分娩、月经或其他情况污染外阴，病原体侵入腺体而引起炎症。病原体多为葡萄球菌、大肠杆菌、链球菌、肠球菌等，常为混合感染。多发生在生育期。急性炎症发作时，腺管口因肿胀或渗出物较黏稠而阻塞，脓液积存于腺体内形成前庭大腺脓肿。前庭大腺炎急性期后，因腺管口阻塞，腺内分泌液不能排出而潴留，形成前庭大腺囊肿，易继发感染而致脓肿反复发作。有些患者并无急性炎症过程，一开始即表现为前庭大腺囊肿。

该病属于中医学"阴疮""阴肿"范畴。

（一）中药调治

1. 成方（汤剂）

（1）五味消毒饮——银花、蒲公英、野菊花、地丁、天葵子各15克，赤芍、丹皮各12克，制乳香、制没药各10克，生甘草6克。水煎服，1剂/日。功效清热解毒，活血消肿。主治热毒壅滞型前庭大腺炎；症见阴户一侧红肿热痛，恶寒发热，口渴饮冷，尿黄便干，舌红苔薄黄，脉数。

（2）龙胆泻肝汤——龙胆草、柴胡、甘草各6克，黄芩、车前子、泽泻各15克，栀子、生地各12克，木通、当归各10克。水煎服，1剂/日。功效清热利湿，解毒消疮。主治热毒型前庭大腺炎；症见外阴部皮肤局部焮红肿胀，破溃糜烂，灼热结块，脓苔稠黏，或脓水淋漓，身热心烦，口干纳少，便秘尿黄，舌红苔黄腻，脉弦滑数。局部灼热疼痛者，加银花、败酱草、大黄各15克；肿痛不宁者，加乳

香、没药各15克，川楝子10克；肿胀酿脓未破者，加炮山甲、皂刺、红藤、白蔹各15克。

（3）仙方活命饮——银花、连翘、赤芍、丹皮各15克，当归、皂刺、制乳香、制没药、贝母、白芷各10克，生甘草6克。水煎服，1剂/日。功效清热祛瘀，消肿排脓。主治热壅成脓型前庭大腺炎（前庭大腺脓肿）；症见阴户一侧肿胀跳痛、有波动感，或破溃流脓、臭秽而稠，发热，口干便艰，舌红苔黄腻，脉滑数。

（4）阳和汤——鹿角胶、熟地、白芥子、肉桂、半夏各10克，麻黄、炮姜、甘草各6克。水煎服，1剂/日。功效温经散寒，化痰散结。主治寒凝经脉型前庭大腺炎；症见阴户一侧肿胀结块，不红不热，状如蚕茧，经久不消，舌淡苔薄白，脉沉缓。

2. 外治方

（1）外治方1——银花、连翘、赤芍、丹皮、野菊花、皂刺各15克，制乳香、制没药各10克。纱布包煎20分钟，先熏后坐浴，2次/日。功效清热解毒，活血化瘀。主治急性前庭大腺炎初期未成脓时。

（2）外治方2——金黄膏或玉露膏250克外敷于红肿部位，或芒硝250克装纱布袋中外敷患处，2次/日（破溃后禁用）。功效清热解毒消肿。主治急性前庭大腺炎初期未成脓或脓成未溃时。

（二）饮食调理

（1）减少脂肪的摄入——不吃煎炸食品，忌食辛辣品、饮酒。

（2）维生素摄入要充足——如维生素 B_1、维生素 B_6 等维生素在糙米、全麦中含量较丰富，因此日常膳食中粮食不宜太精。抗氧化营养素（如 β 胡萝卜素、维生素 C、维生素 E）有利于提高工作效率，各种新鲜蔬菜、水果中其含量尤为丰富。

（3）适当供给矿物质——在月经期、月经后，女性应多摄入一些钙、镁、锌、铁，以提高脑力劳动的效率（如多饮牛奶或豆浆等）。

（三）预防调护

（1）常换洗内裤，保持外阴清洁、干燥、卫生。

（2）严禁搔抓局部或挤压囊肿。

三、滴虫阴道炎

阴道炎是阴道黏膜、黏膜下结缔组织的炎症。以白带的性状发生改变以及外阴瘙痒、灼痛为主要临床特点，性交痛也常见，感染累及尿道时可有尿痛、尿急等症状。常见阴道炎有细菌性阴道炎、滴虫性阴道炎、念珠菌性阴道炎、老年性阴道炎。

滴虫阴道炎是由阴道毛滴鞭毛虫（简称毛滴虫）感染引起的。妇女在妊娠期、月经过后，由于阴道内乳酸杆菌减少，酸碱度接近中性，很易感染毛滴虫。有性接触关系双方常可同时感染该病，其常与其他性病（如淋病）同时存在。滴虫阴道炎传染途径主要有 3 种形式：①经性交直接传播；②经公共浴池、浴盆、浴巾、游泳池、坐式便器、衣物等间接传播；③医源性传播，即通过污染的器械、敷料传播。

该病主要是因湿热蕴结，虫蚀阴中所致。湿热蕴结，任带不固，则带下增多、色黄。下焦湿热，膀胱失约则并发淋证；湿邪浸淫日久成毒，或感染热毒邪气，热盛迫血妄行，或湿毒腐蚀肌肤，则可见带下脓血，或见"阴蚀""阴疮"。湿腐生虫，或摄生不慎，虫邪直犯阴器，虫蚀阴中则阴痒，阴中灼痛。该病虽病在阴器，但每与肝、脾等脏腑有关。

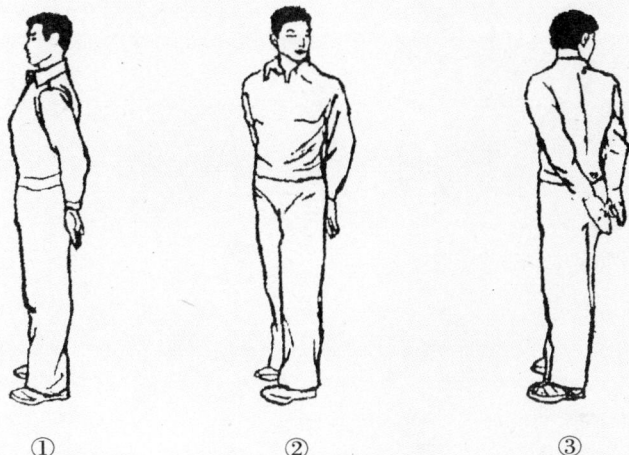

① ② ③

【动作要领】直立，两足分开，与肩同宽。两手掌心紧贴腿旁，然后头慢慢左顾右盼向后观望。若配合呼吸，则向后望时吸气，复原时呼气。

【养生作用】可消除疲劳，健脑安神，调整脏腑功能，防治颈肩酸痛。

图 58　八段锦之第四式：五劳七伤向后瞧

（一）中药外治

（1）外治方 1——蛇床子、百部各 30 克，苦参 50 克，明矾 15 克，生大蒜 2～3 头（去皮打破），共放纱布袋中，以水煎汤后取出药袋，药汤倒浴盆中，先熏患处，待温坐浴 5～10 分钟。2 次／日，7 日／疗程。功效清热燥湿，杀虫止痒。

（2）外治方 2——蛇床子 30 克、花椒 10 克、白矾 15 克煎汤，趁热先熏后洗。2 次／日。功效清热燥湿，杀虫止痒。

（3）外治方 3——狼毒、苦参、蛇床子、银花、地肤子、艾叶、土槿皮、滑石各 30 克，黄柏、连翘各 20 克。1 剂／日，水煎冲洗外阴、阴道，早、晚各 1 次；亦可坐浴。功效清热燥湿，杀虫止痒。

（4）外治方 4——蛇床子、白鲜皮、苦参、黄柏、川椒各 30 克，冰片 3 克，纱布包煎水，坐浴 20～30 分钟，2 次／日，并自用纱布蘸药液擦洗阴道，然后将灭滴灵 0.2 克置阴道深处。每次月经干净后用药 7～10 日，连用 3 个月。功效清热燥湿，杀虫止痒。

（二）一般调理

（1）讲究卫生，养成勤洗澡、勤换内衣裤的良好习惯，脚盆、浴巾要专人专用，并常洗晒消毒。

（2）滴虫患者或带虫者禁入游泳池。浴盆、浴巾等用具要消毒。

（3）调治期间要保持外阴清洁，每日清洗外阴，换洗内裤并消毒；急性期忌食辛辣之品、饮酒；禁止性生活，配偶需一起调治。

（4）调治后检查滴虫阴性时，仍应于下次月经后继续调治1个疗程（方法同前），以巩固疗效。

（5）为避免重复感染，内裤、洗涤用毛巾应煮沸 5 ～ 10 分钟以消灭病原体。

（6）已婚者还应检查男方是否有生殖器滴虫病、前列腺液有无滴虫，若为阳性则需同时调治。

四、念珠菌阴道炎

念珠菌阴道炎是一种常见的阴道炎，过去误称霉菌阴道炎。80% ～ 90% 的病原体为白念珠菌（真菌）。念珠菌对热的抵抗力不强，加热至 60℃后 1 小时即可死亡；但对干燥、日光、紫外线、化学制剂的抵抗力较强。念珠菌寄生在人的阴道、口腔、肠道内，这 3 个部位的念珠菌可互相自身传染，当局部环境条件适合时易发病；还可通过性交直接传染或接触感染的衣物间接传染。

该病多因湿浊蕴结或阴虚夹湿，感染邪毒所致。

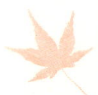

（一）中药调治

1. 汤　剂

（1）止带方加减——茯苓、白鲜皮各 20 克，猪苓、泽泻、车前子、茵陈、鹤虱、野菊花各 10 克，蚤休、白花蛇舌草各 30 克。水煎服，1 剂 / 日。功效清热除湿，解毒止痒。主治湿热蕴结型念珠菌性阴道炎；症见带下量多、色黄白如豆渣样、有臭味，或带下夹有血丝，阴部瘙痒甚至红肿、溃烂，尿频、尿急、尿痛，大便不爽，舌苔白腻，脉滑。伴有尿频、尿急、尿痛等者,加木通 10 克、滑石 20 克。

（2）验方——石菖蒲、黄柏、白术、车前子、鹤虱、苦参、贯众各 10 克,茯苓、白鲜皮各 20 克。水煎服,1 剂 / 日。功效清热除湿,杀虫止痒。

主治湿热内蕴型生殖器念珠菌病；症见阴痒,带下量多、如豆渣样,常伴心烦,失眠,脘腹胀满,舌红苔黄腻,脉弦滑。脾虚饮食不香,大便不成形等者,加山药 30 克,白术、苍术各 10 克。

2. 外 治 方

（1）外治方 1——苦参、百部、广藿香各 20 克,枯矾、大黄、地肤子各 15 克,黄精 30 克,木槿皮 10 克。煎汤外洗,2 次 / 日,10 日 / 疗程。功效清热燥湿止痒。

（2）外治方 2——蛇床子、苦参各 20 克煎汤外洗。2 次 / 日,10 日 / 疗程。功效清热燥湿止痒。

（3）外治方 3——木芙蓉 100 克加水煎至 100 毫升。用棉签蘸药液擦洗阴道,1 次 / 日,7 ～ 10 日 / 疗程。功效清热燥湿止痒。

（4）外治方 4——冰硼散入少许甘油搅匀,清洗阴道后,用棉签将药粉涂于阴道内,早、晚各 1 次。功效清热燥湿止痒。

（5）外治方 5——黄连、青黛、牙硝各等份共研细末,加入甘油,以棉签涂于外阴、阴道,早、晚各 1 次。功效清热燥湿止痒。

（二）一般调理

（1）保持外阴部清洁、干燥,常清洗,勤换内裤,用淋浴,禁盆浴。

（2）加强营养,增强机体抵抗力。

（3）患者配偶或性伴侣应一同检查、调治,调治期间避免性生活。

（4）积极防治该病的易发因素如糖尿病、内脏肿瘤、自身免疫性疾病；大量长期使用各种广谱抗生素、皮质激素、免疫抑制剂、口服雌激素避孕药的患者应合理用药。

（5）妇女妊娠时易出现念珠菌性阴道炎,应注意局部卫生。

五、细菌性阴道病

细菌性阴道病是以生殖道加特纳菌及各种厌氧菌或人型支原体为主的混合感染性疾病,是生育年龄妇女最常见的阴道感染,阴道菌群失调而无症状者可称为无症状的细菌性阴道病。

该病病因多责于肝、脾、肾三脏及风、冷、湿、热之邪。

（一）中药调治

（1）龙胆泻肝汤加减——龙胆草、黄芩、柴胡、栀子、车前子、泽泻、木通、当归、淡竹叶各10克，生地15克，生甘草6克。水煎服，1剂/日。功效清泻肝胆湿热。主治肝经湿热型细菌性阴道病；症见白带色灰或色青灰、有恶臭味，或伴外阴瘙痒，常有口苦、口渴、气急、心烦、舌红苔黄、脉弦滑。白带恶臭者，加蒲公英、白花蛇舌草各30克；外阴瘙痒者，加苦参10克、地肤子25克。

（2）参苓白术散加减——党参、白术各10克，茯苓20克，白扁豆、薏苡仁、败酱草各30克。水煎服，1剂/日。功效健脾利湿。主治脾湿下注型细菌性阴道病；症见白带质稀、量多，纳差乏力，舌淡脉虚。血虚者，加当归10克，鸡血藤30克；白带量多者，加芥穗炭、炒苍术各10克。

（3）外治方——野菊花20克，苦参、苍术各10克，地肤子25克。水煎取汁100毫升，冲洗阴道，1次/日。功效清热解毒止痒。

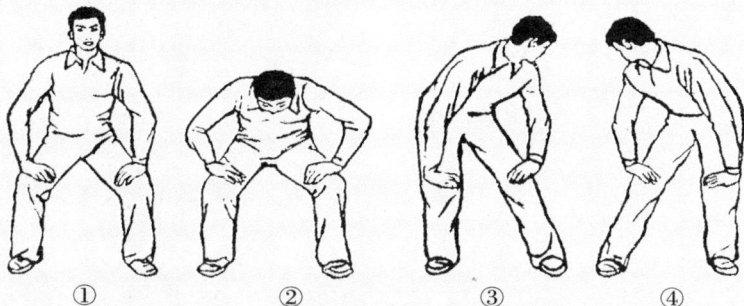

【动作要领】两足分开，相距约3个足底的长度，屈膝半蹲成骑马势。两手张开，虎口内向，扶住大腿前部。头部、上体前俯。然后，做圆环形转摇，转动数圈后再反方向转摇。在转腰的同时，适当摆动臀部。若配合呼吸，则在转腰时吸气，复原时呼气。注意上肢放松、加强旋转。

【养生作用】转头之目的是要刺激大椎穴，中医认为大椎穴是阳精的总汇，可起到益气、通阳的作用。

图59　八段锦之第五式：摇头摆尾去心火

（二）饮食调理

（1）饮食宜清淡，不饮酒，不抽烟，不食辛辣之物。

（2）多食具有淡渗利湿的食物（如冬瓜、西瓜、赤小豆等）。

（三）调养药膳

（1）茯苓粳米粥——茯苓30克（研末），粳米30～60克。粳米煮粥，半熟时入茯苓末和匀，煮至米熟。空腹食粥。功效健脾渗湿。主治脾虚湿重型白带多。

（2）鲤鱼赤豆汤——鲤鱼1尾，赤小豆60克。鲤鱼去头、尾、骨头，取肉与赤小豆共煮至豆烂。吃鱼、豆，分2次服。功效清热利湿。主治湿热毒重型白带多。

（3）茯苓红糖饮——茯苓50克，红花6克，红糖100克。茯苓、红花加水同煎，取汁入红糖温服。1次/日，连用7日。功效健脾祛湿。主治脾虚湿重型白带多。

（四）预防调护

（1）避免不洁性交，是预防该病的关键。

（2）清洁外阴，性生活前后及时清洗，有助于该病的预防。

（3）使用避孕套可预防该病。

（4）饮食宜清淡，注意休息。

（5）患该病后在治愈前要避免性交。

六、老年性阴道炎

老年性阴道炎是由于妇女绝经后，卵巢功能衰退，雌激素水平降低，阴道壁萎缩，黏膜变薄，上皮细胞内糖原含量减少，阴道内 pH 值上升，局部抵抗力降低，易受细菌感染而引起炎症。常为一般病原菌感染，如葡萄球菌、链球菌、大肠杆菌或厌氧菌等。卵巢功能早衰、手术切除卵巢或盆腔放射治疗后的中青年妇女也可发生类似病变。

该病为中医学"带下病""阴痒""阴痛"范畴，其主要病机为肝肾阴虚，湿热下注。

（一）中药调治

（1）知柏地黄丸加减——熟地、山药、茯苓、丹皮各15克，山萸肉12克，盐知母、盐黄柏、泽泻、白果各10克。水煎服，1剂/日。功效滋补肝肾,清热止带。主治肝肾阴虚型老年性阴道炎;症见带下为黄水或夹血丝、量多或不多,阴中干涩、灼痛、瘙痒难忍,头晕耳鸣,腰膝酸软,口干心烦,舌红少苔,脉细数。

（2）龙胆泻肝丸加减——猪苓、茯苓、赤芍、丹皮、薏苡仁、白鲜皮各15克,龙胆草6克,黄柏、泽泻、车前子（包）各10克,生甘草6克。水煎服,1剂/日。功效清热利湿止带。

主治湿热下注型老年性阴道炎;症见带下量多、色黄质稠如脓或夹血丝、臭秽,阴中灼热痒痛,口干口黏,尿黄尿痛,舌红苔黄腻,脉滑数。

（3）外治方——苦参、百部、蛇床子、白鲜皮、淫羊藿各15克,黄柏10克。布包水煎20分钟,熏洗外阴,2次/日。功效清热祛湿,温阳止痒。

 ## （二）饮食调理

（1）饮食宜清淡,忌辛辣刺激,以免酿生湿热或耗伤阴血。
（2）饮食宜合理平衡膳食,以提供肌体所需的营养素、热量。

 ## （三）调养药膳

（1）首乌粥——首乌30克、大米100克共煮粥。1剂/日,早、晚分服。功效滋养肾阴。主治肾阴虚型老年性阴道炎。

（2）核桃仁莲子粥——核桃仁、莲子各20克,芡实15克,大米100克。共煮粥常食。功效温补肾阳。主治肾阳虚型老年性阴道炎。

 ## （四）预防调护

（1）保持外阴清洁。
（2）口服雌激素类药物调治期间,应进行随访,定期监测肝、肾功能、乳房、子宫情况。
（3）调畅情志,饮食宜清淡。

七、急性宫颈炎

子宫颈是阴道通向子宫的通道,也是预防阴道内病原菌侵入子宫腔的重要防线。正常情况下,子宫颈分泌黏稠的分泌物形成黏液栓,抵抗病原体侵入子宫腔。但当机体抵抗力下降，或宫颈受各种因素影响使分泌物增加，宫颈外部长期浸于分泌物内，易受病原体感染而发生宫颈炎。子宫颈炎妇女最易患的一种妇科疾病，约1/2以上的妇女患有宫颈炎。宫颈炎有急、慢性之分。

急性子宫颈炎是指子宫颈受病原菌侵袭而引起的一种急性炎症。病因主要为产褥感染、感染性流产；阴道滴虫感染；淋菌感染；手术或器械损伤后感染；强酸、强碱溶液冲洗阴道后继发感染。常见病原菌为葡萄球菌、链球菌、大肠杆菌、淋菌、滴虫等。主要症状为阴道分泌物增多，呈黏液脓性，阴道分泌物的刺激可引起外阴瘙痒，伴有腰酸、下腹部坠痛，每于排便、性交时加重。常有下泌尿道症状，如尿急、尿频、尿痛。沙眼衣原体感染还可出现经量增多、经间期出血、性交后出血等症状。黏稠脓性的白带不利于精子穿过，也可引起不孕。

急性子宫颈炎属中医妇科学"带下病"范畴。常分为湿热型、热毒型。

（一）中药调治

1. 成方（汤剂）

（1）止带方——猪苓12克，茯苓15克，车前子20克（包），茵陈、黄柏、牛膝、山栀、泽泻各10克。水煎服，1剂/日。功效清利湿热。主治湿热型急性宫颈炎；症见带下量多、色黄或夹血丝、质稠如脓、臭秽，阴中灼痛肿胀，尿短黄，舌红苔黄腻，脉滑数。

（2）五味消毒饮加味——蒲公英、野菊花、紫花地丁、天葵子、白花蛇舌草、山栀各10克，银花、败酱草各15克。水煎服，1剂/日。功效清热解毒。主治热毒型急性宫颈炎；症见带下量多、黄绿如脓或赤白相兼或五色杂下、质黏腻、臭秽，小腹疼痛，腰骶酸痛，烦热头晕，口苦咽干，尿短赤，便干结，舌红苔黄腻，脉滑数。阴部瘙痒明显者，加白鲜皮、蛇床子各10克燥湿止痒。

2. 验方（汤剂）

（1）验方1——猪苓、土茯苓、赤芍、丹皮、败酱草各15克，栀子、泽泻、车前子（包）、川牛膝各10克，生甘草6克。水煎服。功效清热利湿止带。主治湿热下注型急性宫颈炎；症见带下量多、色黄或夹血丝、质稠如脓、臭秽，阴中灼痛肿胀，尿短黄，舌红苔黄腻，脉滑数。

（2）验方2——党参、白术、茯苓、生薏苡仁、补骨脂、乌贼骨各15克，巴戟天、芡实各10克，炙甘草6克。水煎服。功效健脾温肾，化湿止带。主治脾肾两虚型急性宫颈炎；症见带下量多、色白质稀、有腥味，腰膝酸软，纳呆便溏，小腹坠痛，尿频，舌淡苔白滑，脉沉缓。

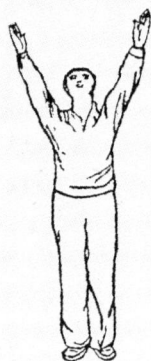
①

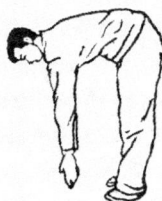
②

【动作要领】直立，并足，两膝挺伸、上身前俯，以两手攀握两足趾（如碰不到，不必勉强），头略昂起。然后，恢复直立姿势，同时两手握拳，并抵于腰椎两侧，上身缓缓后仰，再恢复直立姿势。反复进行。该式采用自然呼吸。

【养生作用】可增强腰部、下腹部的力量。但高血压病、动脉硬化患者头部不宜垂得太低。

图60 八段锦之第六式：两手攀足固腰肾

（二）外治法

以下2种疗法可配合使用，即先冲洗阴道，再行宫颈上药。

1. 阴道灌洗法

（1）灌洗方1——野菊花、苍术、苦参、艾叶、蛇床子各15克，百部、黄柏各10克。浓煎20毫升，进行阴道灌洗，1次/日，10次/疗程。功效清热解毒祛湿。主治急性宫颈炎。

（2）灌洗方2——蛇床子、黄柏、苦参、贯众各20克，川椒、生地榆各10克。煎水冲洗或灌洗阴道深处，2次/日。功效清热解毒祛湿。主治急性宫颈炎。

（3）灌洗方3（蛇床子散）——蛇床子、川椒、明矾、苦参、百部各10～15克。煎汤约1000毫升，趁热熏洗，然后坐浴，1～2次/日，10次/疗程。功效清热解毒祛湿。主治急性宫颈炎。

2. 宫颈敷药法

（1）敷药方 1——蒲公英、地丁、蚤休、黄柏各 15 克，黄连、黄芩、生甘草各 10 克，冰片 0.4 克，儿茶 1 克。研细末，敷于宫颈患处。隔日 1 次，5 次 / 疗程。功效清热解毒。主治热毒型急性宫颈炎。

（2）敷药方 2(养阴生肌散)——清洁宫颈，将药粉喷涂于患处。2 次 / 周，10 次 / 疗程。主治宫颈糜烂。

（3）敷药方 3(双料喉风散)——擦去宫颈表面分泌物，再将药粉喷涂于患处。2 次 / 周，10 次 / 疗程。主治急性宫颈炎、宫颈糜烂。

（三）预防调护

（1）保持外阴清洁。注意休息，多饮水。
（2）尽量减少人工流产、其他妇科手术对宫颈的损伤。
（3）经期暂停宫颈上药，调治期间禁房事。

八、慢性宫颈炎

慢性宫颈炎是子宫颈部的慢性糜烂性或增殖性炎症，多由急性宫颈炎转化而来，也可无明显急性期表现。慢性宫颈炎多见于分娩、流产或手术损伤。病原体侵入宫颈黏膜，并在此处潜藏，由于宫颈黏膜皱襞多，感染不易彻底清除，往往变成慢性宫颈炎。主要病原体为葡萄球菌、链球菌、大肠杆菌、厌氧菌、衣原体、支原体、淋球菌、疱疹病毒等。未婚妇女极少见。主要是性生活、分娩对宫颈的刺激所致。

该病属于中医学"带下病"范畴。其乃因湿邪为患，影响任、带二脉，以致带脉失约、任脉不固而为病。可分脾虚、肾虚、湿热 3 型。

（一）按摩疗法

（1）把手掌搓热，然后用手掌向下推摩小腹部数次；
（2）用手掌按摩大腿内侧数次（痛点部位多施手法以至有热感）；
（3）最后用手掌揉腰骶部数次后，改用搓法 2 ～ 3 分钟，使热感传至小腹部。

（二）物理疗法

物理疗法包括电熨、冷冻、激光、红外线等。主治糜烂面大，炎症浸润较深者，一般调治 1 次即可治愈。

（三）中药调治

1. 成方（汤剂）

（1）完带汤——白术、山药各 30 克，人参 6 克，白芍 15 克，苍术、车前子（包）各 10 克，甘草 3 克，陈皮、黑荠穗、柴胡各 2 克。水煎服，1 剂 / 日。功效益气健脾，除湿止带。主治脾虚型慢性宫颈炎；症见带下量多、色白或淡黄、质稀薄或如涕如唾、绵绵不断、无臭，面色白或萎黄，四肢倦怠，脘胁不舒，纳少便溏，或四肢浮肿，舌淡胖，苔白或腻，脉细缓。带下绵绵不断者，加金樱子、龙骨各 15 克，芡实 10 克固涩止带；气虚重者，加黄芪；肾虚腰酸者，加杜仲、续断、菟丝子；寒凝腹痛者，加香附、艾叶；纳呆者，加砂仁、厚朴；带多日久，滑脱不止者，加固涩止带药如金樱子、芡实、乌贼骨、白果等。

（2）右归丸加减——熟地、鹿角胶、菟丝子、杜仲、制附子、补骨脂、黄芪各 10 克，肉桂 6 克。水煎服，1 剂 / 日。功效温补肾阳，固涩止带。主治肾阳虚型慢性宫颈炎；症见带下量多、绵绵不断、质清稀如水，腰酸如折，畏寒肢冷，小腹冷感，面色晦暗，尿清长或夜尿多，便溏薄，舌淡苔白润，脉沉迟。便溏薄者，加肉豆蔻 15

克温肾止泻。

（3）知柏地黄汤——熟地、茯苓、枸杞子各 12 克，山萸肉、山药、泽泻、丹皮、知母、黄柏各 10 克。水煎服，1 剂 / 日。功效滋补肾阴，清热止带。主治肾阴虚型慢性宫颈炎；症见带下量多、色黄或赤白相兼、质稠、有气味，阴部灼热感或瘙痒，腰酸腿软，头晕耳鸣，五心烦热，咽干口燥，或烘热汗出，失眠多梦，舌红苔少或黄腻，脉细数。带下量多者，加芡实 15 克、乌贼骨 10 克固涩止带。

（4）易黄汤加味——山药、芡实、车前子、白果各 15 克，黄柏 10 克。水煎服，1 剂 / 日。功效健脾祛湿，清热止带。主治脾虚湿蕴化热型慢性宫颈炎；症见带下量多，色黄，黏稠，有臭味。脾虚者，加黄芪 30 克、炒白术 10 克健脾益气。

（5）止带方——猪苓、茯苓、车前子、泽泻、茵陈、赤芍、丹皮、栀子、牛膝各 15 克，黄柏 10 克。水煎服，1 剂 / 日。功效清利湿热。主治湿热下注型慢性宫颈炎；症见带下量多、色黄或呈脓性、质黏稠、有臭气，或带下色白质黏、呈豆渣样，外阴瘙痒，小腹作痛，口苦口腻，胸闷纳呆，尿短赤，舌红苔黄腻，脉滑数。

（6）萆薢渗湿汤加苍术、藿香——萆薢、赤茯苓、丹皮、泽泻、通草、滑石、苍术、藿香各 15 克，薏苡仁 20 克，黄柏 10 克。水煎服，1 剂 / 日。功效清热利湿，疏风化浊。主治湿浊偏盛型慢性宫颈炎；症见带下量多、色白如豆渣状或凝乳状，阴部瘙痒，脘闷纳差，舌红苔黄腻，脉滑数。

（7）五味消毒饮加土茯苓、败酱草、鱼腥草、薏苡仁——蒲公英、银花、野菊花、紫花地丁、青天葵、土茯苓、败酱草、鱼腥草各 15 克，薏苡仁 20 克。水煎服，1 剂 / 日。功效清热解毒。主治热毒蕴结型慢性宫颈炎：症见带下量多、黄绿如脓或赤白相兼或五色杂下、质黏腻、臭秽难闻，小腹疼痛，腰骶酸痛，烦热头晕；口苦咽干，尿短赤，便干结，舌红苔黄或黄腻，脉滑数。腰骶酸痛，带下恶臭难闻者，加半枝莲、穿心莲、蛇舌草、樗根白皮以清热解毒除秽。

2. 丸、胶囊剂

（1）妇炎平胶囊——温开水送服 4～6 丸 / 次，2 次 / 日。功效清利湿热止带。

（2）止带丸——饭后温开水送服 3～6 克 / 次，2～3 次 / 日。功效清利湿热止带。

（3）茸坤丸——温开水送服 6 克 / 次，3 次 / 日。功效温阳止带。

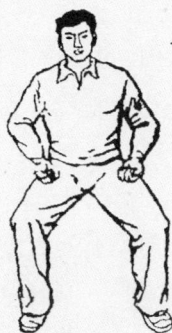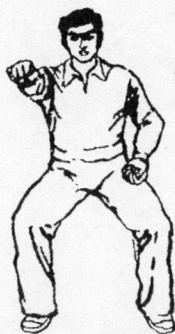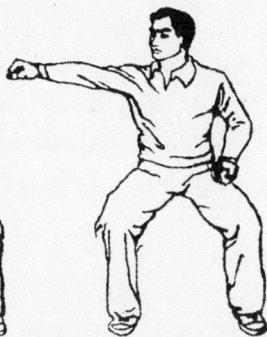

【动作要领】两腿分开屈膝成骑马式，两手握拳放在腰旁，拳心向上。右拳向前方缓缓出击，右臂伸直，拳心向下，两眼睁大，向前虎视。然后，收回左拳，如法击出右拳，左右交替进行。若配合呼吸，则击拳时呼气，收拳时吸气。

【养生作用】可激发经气，加强血运，增强肌力。

图 61　八段锦之第七式：攒拳怒目增气力

（四）外治法

1. 熏 洗

（1）熏洗方1——野菊花、紫花地丁、半枝莲、丝瓜络各30克同煎水，熏洗阴部。1次/日，7日/疗程。功效清热解毒，利湿止带。主治湿热型宫颈炎。

（2）熏洗方2——蛇床子、苦参各30克，枯矾15克，黄柏10克，共水煎，先熏洗后坐浴阴部。功效清热解毒，利湿止带。主治湿热型宫颈炎。

2. 阴道冲洗

（1）冲洗方1——刘寄奴，蒲公英各60克，败酱草，山慈菇，黄柏，苦参，银花各30克，白花蛇舌草100克。加水煎取1000毫升，放冲洗瓶内，药液温度降至20～30℃时，让患者取膀胱截石位，用扩阴器扩开阴道，冲洗宫颈，1次/日。功效清热解毒，利湿止带。主治湿热型宫颈炎。

（2）冲洗方2——蛇床子、黄柏、苦参、贯众各15克水煎去渣，微温时冲洗阴道。功效清热解毒，利湿止带。主治湿热型宫颈炎。

（3）冲洗方3——黄连、黄柏、黄芩、儿茶各等份研末。6克/次，涂宫颈糜烂处，1次/日。功效清热解毒，利湿止带。主治湿热型宫颈炎。

（4）冲洗方4——艾叶、鲜葱捣烂、炒热，用袋子装上，置外阴处，并在上面加热水袋热熨1～2小时。功效温经散寒，固冲止带。主治虚寒型宫颈炎。

3. 局部上药

（1）局部上药方1（苦参栓）——1.2克/粒，每晚1粒，塞入阴道深处。功效清热解毒，利湿止带。主治湿热型宫颈炎。

（2）局部上药方2（妇宁栓）——1.6克/粒。睡前冲洗阴道，将妇宁栓1粒送入阴道深部，再用核桃大小的无菌棉球送入阴道口，以防药液外流。功效清热解毒，利湿止带。主治湿热型宫颈炎。

（3）局部上药方3（西瓜霜）——擦去宫颈表面分泌物，再将药粉喷涂于宫颈患处，2次/周，10次/疗程。功效清热解毒，利湿止带。主治湿热型宫颈炎。

（4）局部上药方4（双料喉风散）——擦去宫颈表面分泌物，再将药粉喷涂于宫颈，2次/周，10次/疗程。功效清热解毒，利湿止带。主治湿热型宫颈炎。

（5）局部上药方5——银花、甘草等量研细粉。清洁阴道分泌物，用消毒棉团蘸药粉，塞入阴道，次日取出。连用7次/疗程。功效清热解毒止带。主治热毒型宫颈炎。

（6）局部上药方6——墓头回、连翘各60克，枯矾30克，共研细粉。擦净阴道分泌物，将药粉1克放在消毒棉球上，送入阴道，紧贴宫颈。

1次/3日，3次/疗程。功效清热解毒，利湿止带。主治湿热型宫颈炎。

（7）局部上药方7——枯矾3克、蛇床子6克共研细末，用蜡调和成丸，如弹子大小，以消毒纱布包裹塞入阴道。换药1次/日，至痊愈。功效清热解毒，利湿止带。主治湿热型宫颈炎。

（五）调养药膳

加强营养，多食水果、蔬菜，饮食宜清淡。

（1）杜仲粥——杜仲30克（布包）、粳米30～60克同煮粥，去药渣。食粥，1剂/日，连食7～8剂。功效补肾健脾，利湿止带。主治脾肾两虚型宫颈炎。

（2）扁豆花椿白皮饮——扁豆花9克、椿白皮12克均用纱布包好后，加水200毫升煎取150毫升。分次饮，一般1周取效。功效健脾祛湿，收涩止带。主治脾虚湿盛型宫颈炎。

（3）蚕砂苡米汤——新蚕砂（布包）、薏苡仁各30克放瓦锅内水煎。1次/日，连服5～7日。功效利湿止带。主治湿浊下注型宫颈炎。

（4）鹿茸白果山药炖猪膀胱——鹿茸6克，白果仁、淮山各30克，猪膀胱1具。猪膀胱洗净，诸药捣碎后装猪膀胱内，扎紧膀胱口，小火炖烂熟，入食盐调味。药、肉、汤同食。功效补肾健脾，利湿止带。主治脾肾两虚型宫颈炎。

（六）预防调护

（1）保持外阴清洁干爽，勤换内裤。注意经期、产后卫生，禁盆浴。

（2）经期勿冒雨涉水、久居阴湿之地，以免感受湿邪。忌过食肥甘或辛辣之品，以免滋生湿热。

（3）对具有交叉感染的带下病，调治期间禁止性生活，性伴侣应同时接受调治。并禁止游泳、使用公共洁具。

（4）做好计划生育工作，避免早婚多产，避免多次人工流产。

（5）定期进行妇科普查，发现病变及时调治（进行妇科检查或手术操作时，应严格执行无菌操作，防止交叉感染）。

（6）慢性宫颈炎，尤其是宫颈糜烂在调治前应先做宫颈刮片，排除早期宫颈癌。调治期间严禁房事。

九、急性盆腔炎

女性内生殖器（如子宫、输卵管、卵巢）及其周围的结缔组织、盆腔腹膜发生炎症时，称为盆腔炎。炎症可局限于一个部位，也可几个部位同时发病，急性炎症可能引起弥漫性腹膜炎、败血症以至感染性休克等。引起盆腔炎的病原体为葡萄球菌、大肠杆菌、链球菌、厌氧菌、性传播病原体（如淋菌、疱疹病毒、沙眼衣原体、支原体等）。主要传染途径有经血循环传播、经淋巴系统蔓延、沿生殖器黏膜上行蔓延、邻近脏器感染后的直接蔓延等。分急性、慢性2种。

急性盆腔炎是盆腔生殖器官的急性炎症，涉及子宫、输卵管、阔韧带、盆腔腹膜以及邻近器官组织。各器官炎症可相互影响。急性盆腔炎多发生于年轻的、性活动旺盛的妇女，以20～29岁为高发年龄组。可分成原发性、继发性2大类，99%的急性盆腔炎是始源于生殖道本身的，即从下生殖道上行蔓延而成，有时是无症状的阴道炎、宫颈炎。继发于盆腹腔邻近器官炎症者只占1%，主要由阑尾炎累及。其病原体可分性传播性、非性传播性2个方面。性传播性病原体主要有淋菌、沙眼衣原体，其次还有滴虫、真菌等，并非必须经历性接触。

急性盆腔炎多为邪毒在产后、流产后、宫腔内手术处置后，或经期卫生保健不当之际，乘虚侵袭，稽留于冲任、胞宫脉络，与气血相搏结，邪正交争，而发热疼痛，邪毒炽盛则腐肉酿脓。

（一）中药调治

1.汤　剂

（1）五味消毒饮合大黄牡丹汤——①五味消毒饮（银花、蒲公英、野菊花、地丁、天葵子各15克）；②大黄牡丹汤（大黄、桃仁各12克，丹皮、芒硝各9克，冬瓜子30克）。水煎服，1剂/日。功效清热解毒，利湿排脓。

主治热毒炽盛型急性盆腔炎；症见高热腹痛，恶寒或寒战，下腹部疼痛拒按，咽干口苦，便秘结，尿短赤，带下量多、色黄或赤白兼杂、质黏稠如脓血、味臭秽，月经量多或淋漓不净，舌红苔黄厚，脉滑数。带下臭秽者，加椿根皮、黄柏、茵陈；腹胀满者，加厚朴、枳实；里急后重者，加槟榔、枳壳；月经量多不止者，加地榆、马齿苋；盆腔形成脓肿者，加红藤、皂刺、白芷；腹痛者，加延胡索、川楝子；身热不退者，加柴胡、生甘草；身热面红，恶热汗出，口渴，脉洪数者，可选白虎汤（石膏50克，知母18克，炙甘草6克，粳米9克）加清热解毒之品以清热生津；高热神昏，烦躁谵语，下腹痛不减，斑疹隐隐，舌红绛，苔黄燥，脉弦细数者，宜选清营汤（水牛角30克，生地15克，麦冬、玄参、银花各9克，连翘、丹参各6克，竹叶3克，黄连5克）加减。

（2）仙方活命饮加薏苡仁、冬瓜仁——白芷、贝母、防风、赤芍、当归尾、甘草、皂角刺、穿山甲、天花粉、乳香、没药各6克，银花25克，陈皮9克。水煎服，1剂/日。功效清热利湿，化瘀止痛。主治湿热瘀结型急性盆腔炎；症见下腹部疼痛拒按或胀满，热势起伏，寒热往来，带下量多、色黄、质稠、味臭秽，经量增多、经期延长、淋漓不止，便溏或燥结，尿短赤，舌红有瘀点，苔黄厚，脉弦滑。

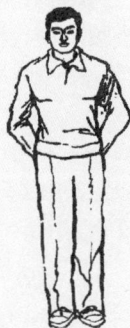 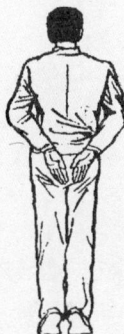

①　　　　　②

【动作要领】直立，并足，两掌紧贴腿侧，两膝伸直，足根并拢提起，离地数寸，同时昂首，做全身提举势。然后足根轻轻着地复原。反复进行。若配合呼吸，则足根提起时吸气，足根着地时呼气。

【养生作用】可疏通背部经脉，调整脏腑功能。

图62 八段锦之第八式：背后七颠百病消

2. 丸、片、胶囊、冲剂

（1）妇科千金片——温开水送服4片/次，2次/日。功效清热解毒。主治热毒型急性盆腔炎；症见高热，寒战，头痛，小腹疼痛拒按，带下量多如脓、臭秽，尿黄便秘，舌红苔黄，脉滑数或弦数。

（2）金鸡胶囊——温开水送服4粒/次，3次/日。功效清热祛湿。主治湿热型急性盆腔炎；症见低热，小腹疼痛灼热感，口干不欲饮，带下量多色黄质稠或赤黄相兼,舌红苔黄腻,脉滑数。

(3) 妇科止带片——饭后温开水送服4～6片/次,2～3次/日。功效清热祛湿。主治湿热型急性盆腔炎。

(4) 白带丸——温开水送服1丸/次,2次/日。功效清热祛湿。主治湿热型急性盆腔炎。

(5) 妇宝冲剂——开水冲服20克/次,2次/日。功效清热祛湿,活血止痛。主治湿热瘀滞型急性盆腔炎;症见小腹胀痛拒按,口苦口干,带下黄而稠,尿混浊,便干结,舌暗红,苔黄或白,脉弦或弦数。

(6) 妇炎康复片——温开水送服6片/次,3次/日。功效清热祛湿,活血止痛。主治湿热瘀滞型急性盆腔炎。

(7) 花红冲剂——开水冲服1袋/次,2～3次/日。功效清热祛湿,活血止痛。主治湿热瘀滞型急性盆腔炎。

(8) 妇女痛经丸——温开水送服9克/次,2次/日。功效活血止痛。主治瘀血阻滞型急性盆腔炎;症见下腹持续疼痛拒按,或经行不畅或量多有块,舌紫暗或有瘀斑、瘀点,苔薄,脉沉弦或涩。

(9) 桂枝茯苓丸——温开水送服1丸/次,3次/日。功效活血止痛。主治瘀血阻滞型急性盆腔炎。

(10) 调经益母丸——用黄酒或温开水送服20～30粒/次,3次/日。功效活血止痛。主治急性盆腔炎瘀血阻滞型。

(11) 温经丸——温开水送服1丸/次,2次/日。功效补肾固冲,温经散寒。主治冲任虚寒型急性盆腔炎;症见小腹冷痛、喜暖喜按,带下量多色白质稀,畏寒肢冷,舌淡苔薄白,脉沉细。

(12) 妇科白带丸——温开水送服3克/次,3次/日。功效补肾固冲,温经散寒。主治冲任虚寒型急性盆腔炎。

(13) 妇宁丸——温开水送服1丸/次,3次/日。功效补肾固冲,温经散寒。主治冲任虚寒型急性盆腔炎。

3.外治方

野菊花栓——外用,1粒/次,肛门给药,1～2次/日。功效清热解毒。主治热毒型急性盆腔炎。

(二)饮食调理

(1) 急性盆腔炎者,调治期间忌辛辣油腻湿热之品,例如辣椒、煎炒油炸之品、大蒜、芥辣等;少食榴莲、芒果、香蕉等湿热之品。

(2) 虚者宜清补,实者宜清淡。

（3）宜多食新鲜蔬菜、水果，多食富含维生素的食品，例如红枣、乌梅、芹菜、橘子、胡萝卜、牛奶、蜂蜜、泥鳅等。

（三）预防调护

（1）注意休息，注意经期、孕期、分娩期、产褥期卫生，预防感染。

（2）加强营养。发热期间宜食清淡、易消化饮食。高热伤津者可饮梨汁或苹果汁、西瓜汁等（但忌冰镇）。忌食煎烤油腻、辛辣之物。

（3）彻底治愈急性盆腔炎，防止转为慢性。

十、慢性盆腔炎

慢性盆腔炎大多继发于急性盆腔炎，因调治不彻底，病情迁延而致。或患者体质较差，病原菌毒力较弱，初起即为慢性。常见类型有慢性输卵管炎与输卵管积水、输卵管卵巢炎及输卵管卵巢囊肿、盆腔结缔组织炎。其病情较顽固，难彻底治愈，易反复急性发作。

该病散见于中医学"癥瘕""带下病""痛经""不孕症"等。

（一）物理调治

物理调治有短波、超短波、红外线、药物离子透入等疗法，可促进盆腔血液循环，有利于炎症的吸收。

（二）中药调治

慢性盆腔炎多以中药随证内服为主，兼以外治，酌情选用中药煎剂灌肠、理疗、针灸、离子透入等法。湿热瘀结，低热不退，带下黄稠量多，腹痛不宁者，辅以敏感的抗生素，中西医结合调治。

1. 成方（汤剂）

（1）银甲丸或当归芍药散加丹参、毛冬青、忍冬藤、田七片——①银甲丸[银花、连翘、红藤、蒲公英、紫花地丁、椿根皮、大青叶、茵陈各15克，升麻、生蒲黄（包煎）各10克，生鳖甲30克（先煎），琥珀末3克（冲服），桔梗6克]。②当归芍药散（当归、川芎各10克，芍药、茯苓、白术、泽泻各 15 克）。水煎服，1 剂 / 日。功效清热利湿，化瘀止痛。主治湿热瘀结型慢性盆腔炎；症见少腹部隐痛，或疼痛拒按，痛连腰骶，低热起伏，经行或劳累时加重，带下量多、色黄、质黏稠，胸闷纳呆，口干不欲饮，便溏或秘结，尿黄赤，舌红胖大，苔黄腻，脉弦数或滑数。

（2）膈下逐瘀汤——枳壳、乌药、制香附、川芎、红花、丹皮、延胡索、五灵脂（包煎）各 10 克，当归、桃仁各 12 克，赤芍 15 克，炙甘草 6 克。水煎服，1 剂 / 日。功效活血化瘀，理气止痛。主治气滞血瘀型慢性盆腔炎；症见少腹部胀痛或刺痛，经行腰腹疼痛加重，经血量多有块，瘀块排出则痛减，带下量多，婚久不孕，经前情志抑郁、乳房胀痛，舌紫暗有瘀斑、瘀点，苔薄，脉弦涩。若因外感湿热滞留，冲任胞宫气机失畅而起，症见低热起伏，加败酱草、蒲公英、黄柏、土茯苓、柴胡；疲乏无力食少者，加人参、白术、焦山楂、鸡内金；有炎症结块者，加皂刺、三棱、莪术；胸胁乳房胀痛者，加郁金、川楝子；带下量多者，加薏苡仁、白芷。

（3）少腹逐瘀汤——炒小茴香、干姜、川芎、生蒲黄（包煎）、五灵脂（包煎）、延胡索、制没药、苍术各 10 克，肉桂 6 克，当归、赤芍、茯苓各 15 克。水煎服，1 剂 / 日。功效祛寒除湿，活血化瘀。主治寒湿凝滞型慢性盆腔炎；症见小腹冷痛，或坠胀疼痛，经行腹痛加重，喜热恶寒，得热痛缓，经行错后，经血量少、色暗，带下淋漓，神疲乏力，腰骶冷痛，尿频数，婚久不孕，舌暗红，苔白腻，脉沉迟。腹中结块者，加鸡内金、桃仁、莪术；四末不温者，加炙附子；尿短数者，加益智仁、乌药；带下量多者，加茯苓、苍术；腰骶痛者，加桑寄生、续断、牛膝。

（4）理冲汤——生黄芪 18 克，党参、白术、山药、天花粉、知母、生鸡内金各 15 克，三棱、莪术各 10 克。水煎服。功效补气健脾，化瘀散结。主治气虚血瘀型慢性盆腔炎；症见下腹部疼痛结块，缠绵日久，通连腰骶，经行加重，经血量多有块，带下量多，伴精神不振，疲乏无力，食少纳呆，舌暗红有瘀斑、瘀点，苔白，脉弦涩无力。腹痛不减者，加白芍、延胡索各 15 克，蜈蚣 2 条；腹泻者，去知母，重用白术 30 克；虚热未清者，加生地、天冬各 15 克；无腹部结块者，少用三棱、莪术；久病及肾则肾气虚血瘀，症见少腹疼痛，绵绵不休，腰脊酸痛，膝软乏力，白带量多、质稀，神疲，头晕目眩，性淡漠，舌暗苔白，脉细弱者，治宜补肾活血止带，方选宽带汤（白术、巴戟天、补骨脂、杜仲、熟地、人参、五味子、肉苁蓉、白芍、莲子各 15 克，当归 10 克）。

2. 验方（汤剂）

（1）验方 1——银花、连翘、赤芍、丹皮、红藤、败酱草各 15 克，三棱、莪术、川牛膝各 10 克。水煎服，1 剂 / 日。功效清热利湿，化瘀散结。

主治湿热瘀结型慢性盆腔炎；症见一侧或两侧小腹疼痛拒按，腰骶胀痛，带下量多色黄、质稠臭秽，月经量多，低热起伏，尿黄便艰，舌红苔黄腻，脉滑数。

（2）验方2——桂枝、茯苓、丹皮、薏苡仁、丹参各15克，三棱、莪术、桃仁各10克，吴茱萸6克。水煎服，1剂/日。功效温经散寒，化湿祛痰。主治寒湿瘀结型慢性盆腔炎；症见腹、腰骶冷痛，得温则减，经行或劳累后加重，带下清稀量多、无臭味，月

经后期、有血块，畏寒肢冷，舌淡或有瘀点，苔白腻，脉沉迟。

（3）验方3——醋柴胡、香附、枳壳、没药各10克，赤芍、丹皮、白芍、白术各15克，炙甘草6克。水煎服，1剂/日。功效舒肝理气，化瘀止痛。主治气滞血瘀型慢性盆腔炎；症见小腹胀痛，腰骶酸痛，带下量多或少、色白质黏，经前乳胀，胸胁胀痛，月经色暗、有血块，舌暗红或边有瘀斑、瘀点，苔薄白，脉弦或涩。

3. 丸、片、散、冲剂

（1）妇女痛经丸——温开水送服30粒（约5.4克）/次，2次/日。功效行气活血止痛。主治气滞血瘀型慢性盆腔炎。

（2）桂枝茯苓丸——饭前温开水送服10丸/次，3次/日。功效行气活血止痛。主治气滞血瘀型慢性盆腔炎。

（3）茸坤丸——温开水送服6克/次，3次/日。功效补益肝肾。主治肝肾不足型慢性盆腔炎；症见小腹隐隐作痛，带下量多、色黄黏稠腥臭，伴腰膝酸软，头晕，或月经提前、色淡红，舌红少苔，脉细数。

（4）妇科白带丸——温开水送服3克/次，3次/日。功效温肾健脾。主治脾肾阳虚型慢性盆腔炎；症见小腹坠胀、隐痛，带下量多、清稀，伴腰酸肢软，畏寒肢冷，面肿，舌淡体胖，苔薄白，脉沉细。

（5）止带丸——饭后温开水送

服3～6克/次，2～3次/日。功效温肾健脾。主治脾肾阳虚型慢性盆腔炎。

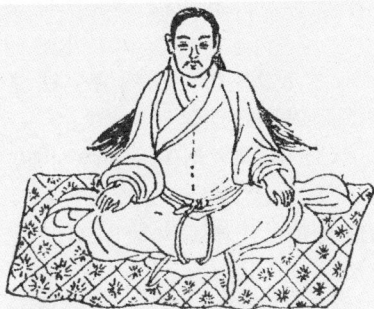

身端坐，先用两手擦摩脚心至发热，然后手按两膝，张口吐气9口。上主治眼目昏花，上重下轻之症，包括各种慢性眼底疾病，以及高血压所致的眼底动脉硬化。

图63　子主治目眩导引法

（6）妇科千金片——温开水送服4片/次，2次/日。功效清热解毒。主治热毒型慢性盆腔炎。

（7）金鸡胶囊——温开水送服4

粒 / 次，3 次 / 日。功效清热祛湿。
主治湿热型慢性盆腔炎。

（8）三妙丸——温开水送服 6
克 / 次，2 次 / 日。功效清热祛湿。
主治湿热型慢性盆腔炎。

（9）黛蛤散——布包水煎服或
温开水调服，6 克 / 次，1 ～ 2 次 /
日。功效清热祛湿。主治湿热型慢
性盆腔炎。

（10）妇科止带片——饭后温开
水送服 4 ～ 6 片 / 次，2 ～ 3 次 / 日。
功效清热祛湿。主治湿热型慢性盆
腔炎。

（11）龙胆泻肝丸（片）——水丸
剂成人 3 ～ 6 克 / 次，3 次 / 日，温开
水送服。片剂 4 ～ 6 片 / 次，3 次 /
日，温开水送服。功效清热祛湿。主
治湿热型慢性盆腔炎。

（12）白带丸——温开水送服 1
丸 / 次，2 次 / 日。功效清热祛湿。
主治湿热型慢性盆腔炎。

（13）妇宝冲剂——开水冲服 20
克 / 次，2 次 / 日。功效清热祛湿，
活血止痛。主治湿热瘀阻型慢性盆
腔炎。

（14）妇乐冲剂——开水冲服 12
克 / 次，2 次 / 日。功效清热祛湿，
活血止痛。主治湿热瘀阻型慢性盆
腔炎。

（15）妇炎康复片——温开水送
服 6 片 / 次，3 次 / 日。功效清热祛
湿，活血止痛。主治湿热瘀阻型慢性
盆腔炎。

（16）花红冲剂——开水冲服 1
袋 / 次，2 ～ 3 次 / 日。功效清热祛

湿，活血止痛。主治湿热瘀阻型慢性
盆腔炎。

（17）妇女痛经丸——温开水送
服 9 克 / 次，2 次 / 日。功效活血止
痛。主治瘀血阻滞型慢性盆腔炎。

（18）桂枝茯苓丸——温开水送
服 1 丸 / 次，3 次 / 日。功效活血止
痛。主治瘀血阻滞型慢性盆腔炎。

（19）妇科回生丸——黄酒或温
开水送服 1 丸 / 次，2 次 / 日。功效
活血止痛。主治瘀血阻滞型慢性盆
腔炎。

（20）少腹逐瘀丸——温黄酒或
温开水送服 1 丸 / 次，2 ～ 3 次 / 日。
功效活血止痛。主治瘀血阻滞型慢
性盆腔炎。

（21）调经益母丸——黄酒或温
开水送服 20 ～ 30 粒 / 次，3 次 / 日。
功效活血止痛。主治瘀血阻滞型慢
性盆腔炎。

（22）活血止痛散——温开水送
服 1.5 ～ 3 克 / 次，2 次 / 日。功效
活血止痛。主治瘀血阻滞型慢性盆
腔炎。

（23）十二温经丸——温开水送
服 6 ～ 9 克 / 次，2 次 / 日。功效温
经散寒止痛。主治冲任虚寒型慢性
盆腔炎。

（24）温经丸——温开水送服 1
丸 / 次，2 次 / 日。功效温经散寒止
痛。主治冲任虚寒型慢性盆腔炎。

（25）止带丸——温开水送服
3 ～ 6 克 / 次，2 ～ 3 次 / 日。功效温
经散寒止痛。主治冲任虚寒型慢性
盆腔炎。

（26）妇科白带丸——温开水送服 3 克 / 次，3 次 / 日。功效温经散寒止痛。主治冲任虚寒型慢性盆腔炎。

（27）调经白带丸——温开水送服 9 ～ 15 克 / 次，2 次 / 日。功效温经散寒止痛。主治冲任虚寒型慢性盆腔炎。

（28）调经止带丸——温开水送服 9 克 / 次，3 次 / 日。功效温经散寒止痛。主治冲任虚寒型慢性盆腔炎。

（29）坤灵丸——温开水送服 15 粒 / 次，2 次 / 日。功效温经散寒止痛。主治冲任虚寒型慢性盆腔炎。

（30）妇宁丸——温开水送服 1 丸 / 次，3 次 / 日。功效温经散寒止痛。主治冲任虚寒型慢性盆腔炎。

（31）乌鸡白凤丸——温开水或黄酒送服 10 丸 / 次，2 次 / 日。功效补益肝肾。主治肾肝不足型慢性盆腔炎；症见小腹隐隐作痛，带下量多、色

4.外治方

（1）外治方 1(野菊花栓)——外用，1 粒 / 次，肛门给药，1 ～ 2 次 / 日。功效清热祛湿。

（2）外治方 2——桂枝、附子、水蛭、没药、昆布各 10 克，三棱、莪术、

黄黏稠腥臭，伴腰膝酸软，头晕，或月经提前、色淡红，舌红少苔，脉细数。

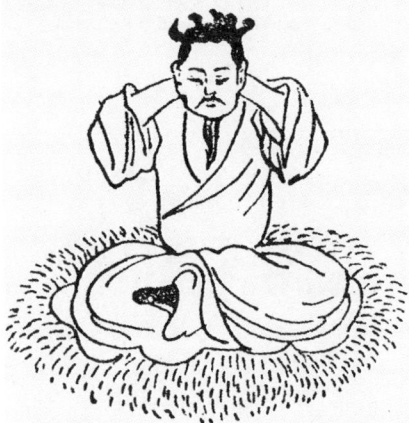

将牙咬紧，闭住一口气；两手掌按耳，用中、食指叩击后脑 36 次；再叩齿（上、下牙相互叩击）36 次。主治各种头晕，包括高血压头晕、梅尼埃综合征、晕车晕船等。

图 64　容成公治头晕导引法
（又称"鸣天鼓"）

赤芍、丹皮、槟榔、败酱各 15 克，浓煎 100 毫升，每晚 1 次保留灌肠，经期停用(湿热瘀结证禁用)。功效温经散寒，活血止痛。

（三）饮食调理

（1）加强营养，宜食高营养、易消化、富含维生素的食物，例如胡萝卜、红枣、牛奶、豆类、鱼类、牛肉、新鲜蔬菜、水果等。忌食煎烤油腻、辛辣之物。

（2）少腹冷痛、怕凉，腰酸疼者，属寒凝气滞型，宜食姜汤、红糖水、桂元肉等温热性食物。

（3）五心烦热、腰痛者，多属肾阴虚型，可食肉蛋类血肉有情之品，以滋补强壮。

（四）调养药膳

1. 粥　　类

（1）生地粥——生地 30 克，粳米 30～60 克。生地切片，用清水煎煮 2 次共取汁 100 毫升。粳米煮粥八成熟时入药汁，共煮熟。食粥，可连服数日。功效补益肝肾。主治肾肝不足型慢性盆腔炎；症见小腹隐隐作痛，带下量多、色黄黏稠腥臭，伴腰膝酸软，头晕，或月经提前、色淡红，舌红少苔，脉细数。

（2）核桃芡实莲子粥——核桃仁 20 克，芡实、莲子各 18 克，粳米 60 克。煮粥常食。功效温肾健脾。主治脾肾阳虚型慢性盆腔炎；症见小腹坠胀、隐痛，带下量多、清稀，伴腰酸肢软，畏寒肢冷，面肿，舌淡体胖，苔薄白，脉沉细。

（3）银花葛根粥——银花、葛根各 30 克，菊花 15 克，粳米 100 克。银花、菊花、葛根入砂锅，加水 5 碗煮沸，20 分钟后取汁，用药汁与粳米慢火煮粥，粥成后入冰糖调味。温服 3～4 次/日，连用 3～5 日。功效清热解毒。主治湿热型慢性盆腔炎。

（4）茯苓车前粥——茯苓 15 克，车前子 10 克，大米 100 克，红糖适量。茯苓、车前子用纱布包好，入锅与大米同煎煮，粥熟后去药包，调红糖。1 剂/日，分 2 次服，连服 5～7 日/疗程。功效健脾祛湿。主治脾虚湿困型慢性盆腔炎；症见下腹隐隐作痛，时发时止，白带量多，疲倦，周身困重不适。

2. 汤、饮类

（1）阿胶蛋——鸽蛋 5 个，阿胶 30 克。阿胶置碗中，入清水，无烟火上烤化，趁热入鸽蛋和匀。早、晚分食，可连服至病愈。功效补益肝肾。主治肾肝不足型慢性盆腔炎；症见小腹隐隐作痛，带下量多、色黄黏稠腥臭，伴腰膝酸软，头晕，或月经提前、色淡红，舌红少苔，脉细数。

（2）韭菜根鸡蛋汤——韭菜根、白糖各 50 克与鸡蛋 2 个同煮。食汤，

连服数日。功效温肾健脾。主治脾肾阳虚型慢性盆腔炎；症见小腹坠胀、隐痛，带下量多、清稀，伴腰酸肢软，畏寒肢冷，面肿，舌淡体胖，苔薄白，脉沉细。

（3）败酱草玫瑰花饮——败酱草 30 克，佛手、玫瑰花各 10 克，水煎。1 剂/日，连服 5～6 日。功效行气活血止痛。主治气滞血瘀型慢性盆腔炎；症见小腹刺痛或胀痛，疼痛放

射至腰骶部，下腹部有包块，压之疼痛，带下量多，月经不调、色暗有块，舌暗边有瘀点，苔薄白，脉弦细。

（4）桂附鸡蛋汤——肉桂3克，熟附子6克，鸡蛋1个。药加水300毫升煎汤取汁，打入鸡蛋煮熟。食蛋饮汤，1次/日。功效补肾化瘀，利湿止带。主治肾虚血瘀型慢性盆腔炎。

3. 炖　类

鹿茸白果山药炖猪膀胱——鹿茸6克，白果仁、淮山各30克，猪膀胱1具。猪膀胱洗净。诸药捣碎，装猪膀胱内，扎紧膀胱口，小火炖烂熟，

（5）山楂佛手饮——山楂30克、佛手15克、苦荬菜60克共水煎。1剂/日，连服7～8剂。功效行气活血止痛。主治气滞血瘀型慢性盆腔炎症见小腹刺痛或胀痛，疼痛放射至腰骶部，下腹部有包块，压之疼痛，带下量多，月经不调、色暗有块，舌暗边有瘀点，苔薄白，脉弦细。

入食盐调味。药、肉、汤同服食。功效补肾健脾，利湿止带。主治脾肾两虚型慢性盆腔炎。

（五）预防调护

（1）生育期妇女要坚持个人卫生保健。
（2）急性盆腔炎、阴道炎、淋病者应及时彻底治愈，防止转为慢性炎症。
（3）锻炼身体，注意劳逸结合，提高机体抵抗力。
（4）解除思想顾虑，增强调治的信心，保持舒畅的心情。

第四章 子宫内膜异位症、子宫腺肌症

一、子宫内膜异位症

子宫内膜异位症、子宫腺肌症同为异位子宫内膜引起的疾病,两者常可并存,但发病机制、组织发生学不尽相同,临床表现亦有差别。

子宫内膜组织(腺体、间质)出现在子宫体以外部位时称为子宫内膜异位症。内异症虽属良性病变,但具有类似恶性肿瘤远处转移、种植生长能力。异位内膜最常见的种植部位是盆腔脏器、腹膜,其中以侵犯卵巢者最常见(也可出现在身体的其他部位如脐、膀胱、肾、输尿管、腹膜、乳腺、淋巴结,甚至在手、臂、大腿等处,但罕见)。以 25～45 岁妇女多见。绝经后或切除双侧卵巢后异位内膜组织可逐渐萎缩吸收,妊娠或使用性激素抑制卵巢功能可暂时阻止其发展,故该症是激素依赖性疾病。表现为下腹痛和痛经、性交不适、不孕、月经异常,肠道内异症患者可出现腹痛、腹泻或便秘,甚至有周期性少量便血等。

子宫内膜异位症以"瘀血阻滞胞宫、冲任"为基本病机。常见气滞血瘀、寒凝血瘀、肾虚血瘀、气虚血瘀、热灼血瘀等证。

(一)中药调治

1. 成方(汤剂)

(1)膈下逐瘀汤——枳壳、乌药、制香附、川芎、红花、丹皮、延胡索、五灵脂(包煎)各10克,当归、桃仁各12克,赤芍15克,炙甘草5克。水煎服,1剂/日。功效理气行滞,化瘀止痛。主治气滞血瘀型子宫内膜异位症;症见经行下腹坠胀剧痛拒按,甚或前阴坠胀欲便,经血或多或少、色暗夹有血块,盆腔有结节、包块,胸闷乳胀,口干便结,舌紫暗或有瘀斑,脉弦或涩。前阴坠胀者,加柴胡、橘叶、炒川楝理气行滞;肛门坠胀欲便或便结者,加大黄化瘀通腑;盆腔有结节、包块者,加血竭、三棱、土鳖虫、穿山甲化瘀消癥；经血量多者，加茜草根、炒蒲黄、三七粉、益母草化瘀止血。

（2）少腹逐瘀汤——炒小茴香、干姜、川芎、生蒲黄（包煎）、五灵脂（包煎）、延胡索、制没药、苍术各10克，肉桂6克，当归、赤芍、茯苓各15克。水煎服，1剂/日。功效温经散寒，活血化瘀。主治寒凝血瘀型子宫内膜异位症；症见经前或经期小腹绞痛、冷痛、坠胀痛，拒按，得热痛减，经量少、色暗红，经血淋沥难净，或见月经愆期、不孕，畏寒肢冷，或大便不实，舌淡胖而紫暗，苔白，脉沉弦或紧。经血淋沥难净者，加艾叶、炮姜、益母草温经止血；素体阳虚，畏寒肢冷，脉沉细者，加补骨脂、制附子、巴戟天温肾助阳；盆腔包块者，酌加桃仁、三棱、莪术、土鳖虫活血消癥。

（3）仙蓉合剂——淫羊藿、肉苁蓉、制首乌、牛膝、党参、莪术、丹参、赤芍、延胡索、川楝子各10克，菟丝子15克，黄芪20克。水煎服，1剂/日。功效补肾益气，活血化瘀。主治肾虚血瘀型子宫内膜异位症；症见经行腹痛，腰脊酸软，月经先后无定，经量或多或少，不孕，神疲体倦，头晕耳鸣，面色晦暗，性欲减退，盆腔有结节包块，舌暗淡，苔白，脉沉细。腰脊酸软者，加桑寄生、续断、杜仲补肾壮腰；经血量多者，加炒蒲黄、茜草、益母草化瘀止血；腹痛甚者，加五灵脂、血竭、三七化瘀止痛；盆腔结节包块者，酌加桃仁、土鳖虫、乳香、没药化瘀消癥。

（4）举元煎合桃红四物汤——

①举元煎（人参、升麻、炙甘草各10克，炙黄芪30克，白术　15克）；②桃红四物汤（熟地20克，当归、川芎、桃仁各15克，白芍25克，红花3克）。水煎服，1剂/日。功效益气温阳，活血化瘀。主治气虚血瘀型子宫内膜异位症；症见经行腹痛、量或多或少、色暗淡、质稀或夹血块，肛门坠胀不适，面色无华，神疲乏力，纳差便溏，或见盆腔结节包块，舌淡胖、边尖有瘀点，苔白或白腻，脉细或细涩。经血量多者，行经期去桃仁、红花，加茜草、乌贼骨、三七化瘀止血；腹痛甚者，加蒲黄、五灵脂、延胡索、乌药化瘀止痛；胸闷泛恶、痰多，盆腔有结节、包块，苔腻者，乃痰湿瘀阻，加皂角刺、昆布、海藻、薏苡仁、穿山甲、三棱、浙贝母化痰除湿，软坚散结。

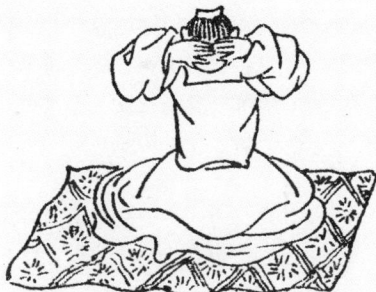

两手抱耳及后脑枕部，调匀呼吸，用口吐气12口。意想丹田，鼻吸气时将气引入丹田，然后将手放开，算1次。连做12次。主治慢性头痛急性发作，包括神经血管头痛、高血压头痛。

图65　东方朔治头风导引法

（5）小柴胡汤合桃核承气汤加丹

皮、红藤、败酱草——①小柴胡汤（柴胡 24 克，黄芩、人参、半夏、生姜各 9 克，甘草 6 克，大枣 4 枚）；②桃核承气汤（桃仁、大黄、桂枝、芒硝、炙甘草）。水煎服，1 剂 / 日。功效清热凉血，活血化瘀。主治热灼血瘀型子宫内膜异位症；症见经前或经行发热，小腹灼热疼痛拒按，月经提前、量多、色红质稠有块或淋沥不净，烦躁易怒，溲黄便结，盆腔结节包块触痛明显，舌红有瘀点，苔黄，脉弦数。经量多或淋沥不净者，加茜草、益母草、大蓟、小蓟凉血化瘀止血；疼痛甚者，加炒蒲黄、五灵脂、延胡索化瘀止痛；盆腔结节包块者，加三棱、莪术、鳖甲、半枝莲消癥散结。

2. 验方（汤剂）

（1）验方 1——柴胡 10 克，天花粉、炮山甲、桃仁（打）、台乌各 15 克，川红花 6 克，大黄（酒洗，后下）、当归各 9 克，甘草 3 克，琥珀末（冲）1.5 克，黄糖（自加）适量。自加鸡蛋 1 只，与药同煎，清水 3 碗煎至 1 碗（鸡蛋去壳）后纳黄糖，空腹服。功效活血祛瘀，理气养阴除痛。主治子宫内膜异位症或子宫肌瘤病痛。经痛剧烈，经中夹血块者，加延胡 15 克、九香虫 12 克理气化瘀除痛；肿块大者，加山楂、三棱各 12 克，丹参 15 克破瘀消癥；高热，经红稠者，加银花藤，或大黄加量或加黄芩 12 克；低热者，加丹皮、毛冬青各 15 克清热凉血；月经过多，经期延长者，加北芪 15 克补气摄血，配合当归养血不留瘀；口渴心烦，舌上少苔者，酌加太子参、淮山、麦冬各 15 克养阴生津；里急不甚，大便无异常者，去大黄。

（2）验方 2——茯苓 12 克，桂枝 4.5 克，桃仁、赤芍、丹皮各 10 克，皂角刺、鬼箭羽各 20 克，石见穿 15 克。水煎待温，分次服。功效活血化瘀退热。主治子宫内膜异位症之经前发热。

3. 外 治 方

（1）外治方 1——三棱、莪术各 9 克，蜂房、赤芍、皂角刺各 12 克。中药浓煎至 100 毫升，保留灌肠。功效活血化瘀。主治子宫内膜异位症痛经较剧，或盆腔包块、后穹隆结节触痛明显者。

（2）外治方 2——红藤、败酱草、白花蛇舌草、紫草根各 15 克，三棱、莪术、延胡索、丹皮、黄柏各 9 克。浓煎 100～150 毫升，临睡前排便后，保留灌肠，每晚 1 次，经期停用。功效活血化瘀。主治子宫内膜异位症痛经较剧，或盆腔包块、后穹隆结节触痛明显者。

（3）外治方 3——钟乳石、乳香、没药各等份，研末，均匀过筛消毒，经净后上于后穹隆处，局部上药。功效活血化瘀；缩小结节、包块。主治子宫内膜异位症。

（二）饮食调理、调养药膳

子宫内膜异位症的饮食调理、调养药膳请参考"痛经"部分。

（三）预防调护

（1）月经期减少剧烈运动。

（2）经期严禁性生活。

（3）防止经血倒流。对宫颈管狭窄或闭锁、宫颈粘连、阴道横膈、子宫极度前后屈等可引起经行不畅者，及时纠正。月经期避免不必要的盆腔检查（如有必要，操作应轻柔，不可重力挤压子宫）。

（4）避免手术操作所引起的子宫内膜种植。经前禁止各种输卵管通畅试验，宫颈冷冻、电灼等均忌在经前进行，否则有导致子宫内膜种植于手术创面的危险。

（5）适龄婚育和药物避孕。妊娠可延缓此病的发生，对已

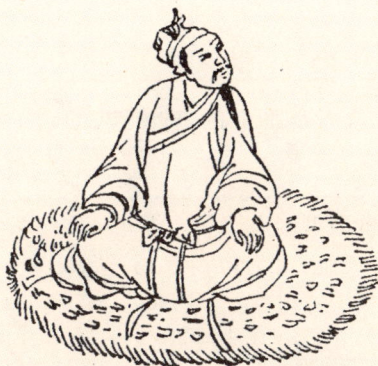

两手分按两膝，头项向左扭转，背亦向左扭，同时用口吐气12口。然后项背向右扭，亦吐气12口。主治头项强痛，包括神经性头痛、颈椎痛、高血压头痛等。

图66 寇先治头项疼痛法
（又称"摇天柱"）

属婚龄或婚后患痛经的妇女，宜及时婚育。已有子女者，长期服用避孕药物抑制排卵，可促使子宫内膜萎缩、经量减少，因而可减少经血、内膜碎屑逆流入腹腔的机会，从而避免子宫内膜异位症的发生。

二、子宫腺肌症

子宫腔的表面覆盖着一层黏膜（子宫内膜），而子宫的表面也包裹着一层薄膜（浆膜），两层膜之间夹着一层厚2～3厘米的平滑肌称为肌层。由于某些因素的影响，子宫内膜侵入肌层，但并未超出子宫之外，这种病就称为子宫腺肌症。主要表现为痛经、月经失调。它与内膜异位症

的病理形态学虽然相似,但其病因、病机、临床表现、对卵巢激素的反应等均不同。多发生在 35～50 岁经产妇女,尤其是多产妇,约有 1/2 患者同时合并有子宫肌瘤,约 15% 的患者合并有子宫内膜异位症。

子宫腺肌症是西医的病名,据其临床症状、体征,可归属中医学"痛经""月经过多""经期延长"等范畴。痛经、月经失调等都与瘀血内阻有关,而血瘀的形成又与寒凝、气滞、痰湿等致病因素有关。

(一)针灸疗法

1. 毫 针

子宫腺肌症的毫针疗法如表 17 所示。

表17　子宫腺肌症的毫针疗法

辨证分型	取　　穴	功　效	手　　法
1. 寒凝血瘀	①主穴:关元、大赫、次髎、肾俞、三阴交。②配穴:血瘀重者,加血海	温经散寒,活血祛瘀	关元、大赫、肾俞施补法,次髎、三阴交平补平泻,血海施泻法
2. 气滞血瘀	①主穴:气海、地机、太冲、合谷。②配穴:刺痛拒按,血瘀重者,加三阴交;口苦咽干,气郁化火者,去太冲,加行间;胸胁胀满,烦躁易怒者,加肝俞、期门	理气活血,化瘀止痛	气海、三阴交、肝俞平补平泻,其余施泻法。经前 1 周开始,1 次/日,治痛经

2. 耳针、梅花针

子宫腺肌症的耳针、梅花针疗法如表 18 所示。

表18　子宫腺肌症的耳针、梅花针疗法

疗　法		取　　穴	操 作 方 法
耳针	方1	(1)主穴:子宫、内分泌、交感。(2)配穴:①气滞血瘀者,加肝、耳迷根;②寒凝血瘀者,加肾、肾上腺	耳穴埋豆,隔日 1 次,两耳交替使用;痛甚者,选 2～3 穴/次,毫针刺,留针 15～20 分钟,1 次/日
	方2	(1)主穴:盆腔过敏点、神门、脑点。(2)配穴:①气滞血瘀者,加肝、交感、耳迷根;②寒凝血瘀者,加肾、肾上腺	耳穴埋豆,隔日 1 次,两耳交替使用;痛甚者,用毫针刺法,中等刺激,1 次/日
梅花针		三阴交、气海、合谷、腰眼、八髎、地机、太冲、曲骨	发作前中度刺激,发作时强刺激

3.艾　灸

【取穴】①神阙、关元、三阴交。②肾俞、命门、次髎、三阴交。

【手法】艾条灸,5～10分钟/穴,或隔姜灸,中等艾炷5～7壮;或温针灸。隔日1次。寒凝血瘀者选第①组穴位,阳虚血瘀者选第②组穴位。

【功效】温经散寒,活血止痛。主治寒凝血瘀、阳虚血瘀。

（二）拔罐疗法

【取穴】肾俞、命门、腰骶部、次髎。

【操作】肾俞、命门留罐10分钟,腰骶部闪罐后,次髎穴留罐10分钟。

（三）电针疗法

【取穴】关元、合谷、气海、三阴交、足三里、太冲、血海、归来、地机等。

【操作】取穴1～2对/次,上述穴位交替使用。用矩形密波,通电10～15分钟。隔日　1次,10次/疗程。

（四）推拿疗法

【取穴】气海、关元、肾俞、八髎、三阴交。

【手法】掌摩气海、关元,两手拇指反复揉按脐下任脉、肾经。掌擦腰骶部督脉、膀胱经至发热。按揉八髎、肾俞。点按三阴交　2分钟。

【加减】①寒凝血瘀者,多摩气海、关元,多擦八髎、肾俞,均至小腹发热;②气滞血瘀者,稍用力向下推擦任脉,重在点按三阴交。

（五）中药调治

1.成方（汤剂）

（1）香棱丸加味——木香、青皮、川楝子各10克,丁香6克,三棱、莪术、枳壳、郁金、水蛭、延胡索各15克。水煎服,1剂/日。功效舒肝理气,化瘀消癥。主治气滞血瘀型子宫腺肌症;症见经期小腹胀痛或痉挛性疼痛、拒按,伴心烦易怒,胸胁、乳房胀痛,月经量多或行经时间延长，子宫增大，舌有瘀点，脉弦涩。腹痛剧烈者，加乳香、没药各15克；月经量多者，去水蛭，加炒蒲黄30克；气虚者，加生黄花20克，太子参、炒白术各30克。

（2）逐瘀消癥汤——柴胡、制香附、川芎、桃仁、三棱、莪术、水蛭、苏木各10克，枳壳、川牛膝各12克，赤芍15克，蜈蚣2条。水煎服，1剂/日。功效理气活血，祛瘀消癥。主治气滞血瘀型子宫腺肌症；症见腹部结块，经前经期少腹疼痛剧烈，胀痛、拒按，月经量少、经行不畅或经期延长、色紫暗、有血块，块下痛减，或婚久不孕，平时性情抑郁或急躁易怒，经前乳房胀痛，舌紫暗或边尖有瘀斑、瘀点，脉弦或弦涩。痛经者，经前3～7日及经期，加延胡索粉、血竭粉各3克冲服以行气活血止痛；经前乳房胀痛者，加橘叶、橘核各10克，夏枯草15克以舒肝理气止痛。

（3）开郁二陈汤合活络效灵丹加减——半夏、陈皮各10克，茯苓、白芥子、当归、紫丹参、三棱、莪术、郁金各15克，川穹20克。水煎服，1剂/日。功效涤痰除湿，化瘀消癥。主治痰凝血瘀型子宫腺肌症；症见小腹疼痛拒按，月经量多而稀、有血块，并见胃脘胀满、呕恶欲吐，子宫增大，平时可有带下量多、色白质稠，舌苔白腻，脉沉滑。疼痛剧烈者，加乳香、没药各15克；食欲不振，神疲乏力者，加太子参30克、炒白术20克。

（4）少府逐瘀汤加减——炮姜、小茴香、川芎、桂枝各10克，延胡索、

灵脂、没药、当归、三棱、莪术、丹参、茯苓各15克。水煎服，1剂/日。功效温散寒邪，活血消癥。主治寒凝血瘀型子宫腺肌症；症见经期小腹绞痛或冷痛，疼痛剧烈拒按，但热敷后可减轻，月经量多色紫暗、有块，伴四肢凉、怕冷，舌暗，脉沉紧。月经过多者，去川芎、当归，加炒蒲黄30克、血余炭15克；脾虚气弱者，加生黄芪20克，太子参、炒白术各30克；经行腹痛较重者，加乌药10克、血竭粉（冲服）3克温经活血止痛。

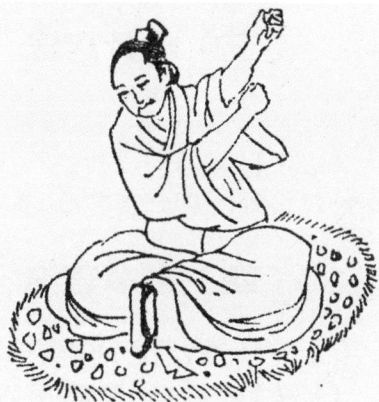

以左手向左，右手亦随之向左，头向右扭；以右手向右，左手亦随之向右，头向左扭。同时，在头向左时，吐气9口；头向右时，亦吐气9口。主治胸部胀闷，包括气管炎、肺气肿等病。

图67　陶成公治胸膈胀闷导引法

（5）清热调血汤加减——丹皮、黄柏、川芎、红花、桃仁、三棱、莪术、制香附、水蛭各10克，黄连6克，生地、赤芍各15克。水煎服，1剂/日。功效清热凉血，化瘀消癥。主治热郁瘀阻型子宫腺肌症；症见下腹结块、

按之疼痛，经前经期小腹灼痛难忍、拒按，得热痛增，月经量多、色红或深红、有血块，块下痛减，口干口渴，喜冷饮，尿短黄，便干结，婚久不孕，舌紫暗或边尖有瘀斑、瘀点，苔黄，脉数。月经量多者，经期去三棱、莪术、水蛭破血之品，加茜草炭12克、生地榆10克凉血止血；痛经明显者，经前3～7日时加延胡索、制乳香、制没药各10克理气活血止痛。

（6）化瘀利湿汤——连翘、红藤、败酱草、车前草、赤芍、荔枝核各15克，生薏苡仁30克，丹皮、三棱、莪术、水蛭、川楝子各10克。水煎服，1剂/日。功效清热利湿解毒，化瘀消癥。主治湿热瘀结型子宫腺肌症；症见下腹结块，或婚久不孕，平时小腹隐痛，经期加重，灼痛难忍、拒按，得热痛增，月经量多、色红或深红、质黏，平时带下量多、色黄、质稠、味秽，或伴低热缠绵，或经行发热，舌紫暗边尖有瘀斑、瘀点，苔黄腻，脉濡数或滑数。月经量多者，经期减水蛭、三棱、莪术破血之品，加贯众炭、茜草炭各12克凉血化瘀止血；痛经明显者，经前经期加延胡索粉、血竭粉各3克行气活血止痛。

（7）益气消癥汤——党参、炙黄芪、赤芍、丹参各15克，炙升麻、炙甘草各6克，当归、三棱、莪术、水蛭、制香附各10克。水煎服，1剂/日。功效益气升阳，化瘀消癥。主治气虚血瘀型子宫腺肌症；症见下腹结块，经期经后小腹、肛门坠痛拒按，排便疼痛加重，月经量多或少、色淡、质稀，

或婚久未孕，平时倦怠乏力，气短懒言，纳呆，舌淡暗或边尖有瘀斑、瘀点，苔薄白，脉细弱。痛经者，加延胡索粉、血竭粉各3克（冲服）行气活血止痛；月经量多者，经期去三棱、莪术、水蛭，加焦白术15克、艾叶炭6克固冲止血。

（8）温阳化瘀汤——仙茅、淫羊藿、山药、熟地、丹参各15克，肉桂6克，制香附、三棱、莪术、水蛭各10克。水煎服，1剂/日。功效温阳活血，祛瘀消癥。主治阳虚血瘀型子宫腺肌症；症见下腹结块，婚久不孕，经期经后小腹、腰骶冷痛拒按、喜温，月经量少、色暗淡、质稀，平时畏寒肢冷，腰膝酸软，尿清长，夜尿频多，带下量多色白、质稀清冷，舌淡暗或边尖有瘀斑、瘀点，苔白，脉沉迟无力。婚久不孕者，加菟丝子20克、巴戟天10克温肾暖宫助孕；痛经明显者，经前3日加延胡索10克、艾叶6克、血竭粉（分冲）3克温阳活血止痛。

（9）补肾祛瘀汤——枸杞子、熟地、赤芍、白芍、女贞子、菟丝子各15克，川牛膝12克，柴胡、当归、三棱、莪术、水蛭、苏木各10克。水煎服，1剂/日。功效补肾调肝，祛瘀消癥。主治肾虚血瘀型子宫腺肌症；症见下腹结块，婚久不孕，经期、经后小腹、腰骶或少腹坠胀作痛拒按，月经量少、色紫暗、有血块，平时头晕耳鸣，腰膝酸软，心烦易怒，乳房胀痛，舌紫暗或边尖有瘀斑、瘀点，脉细弦。痛经明显者，经前3日加延胡索10克、血竭粉（分冲）3克理气活血止痛；腰骶痛

甚者,加桑寄生、川断、狗脊各15 克补 肾强腰。

2. 验方(汤剂)

(1)验方 1——鸡蛋 2 枚,艾叶 10 克,生姜 15 克。加水 2 大碗煮,蛋 煮片刻去壳,再煮至大半碗服。功效 温经活血。主治寒凝血瘀型子宫腺 肌症。

(2)验方 2——大黄 500 克,醋 500 毫升。大黄炒黄焦,用醋喷,研 粉。经前 10 日服,9 克 / 次,3 次 / 日。功效凉血化瘀。主治热郁瘀阻 型子宫腺肌症。

(3)验方 3——当归身 15 克, 鸡蛋 1 枚。当归身水煎,冲服鸡 蛋。1 次 / 日,月经干净后开始连 服 7 日,即行房事。功效滋补肝肾, 养血柔肝。主治子宫腺肌症肾虚肝 郁型不孕。

(4)验方 4——酒炒延胡索 10 克,醋炒香附 6 克共研细末,1 次以 黄酒送服完。功效理气化瘀。主治 气滞血瘀型子宫腺肌症。

(5)验方 5——五灵脂 10 克、 酒制香附 15 克共水煎至 300 毫升。 早、晚分服。功效行气活血。主治气 滞血瘀型子宫腺肌症。

3. 丸、丹剂

(1)血府逐瘀丸——服 1 丸 / 次,2 次 / 日。功效活血化瘀,理气止 痛。主治气滞血瘀型子宫腺肌症。

(2)少腹逐瘀丸——温黄酒送服 1 丸 / 次,2 次 / 日。功效活血祛瘀, 温经止痛。主治寒凝血瘀型子宫腺 肌症。

(3)妇科通经丸——服 5 ～ 10 粒 / 次,1 ～ 2 次 / 日。功效破血行 气,清热祛瘀。主治热郁瘀阻型子宫 腺肌症。

(4)妇科回生丹——服 1 丸 / 次,2 次 / 日。功效益气养血,活血祛 瘀,攻补兼施。主治气虚血瘀型子宫 腺肌症。

(5)调经化瘀丸——服 10 粒 / 次,2 次 / 日。功效散寒行气,破血消 痛,调经止血。主治寒凝血瘀型子宫 腺肌症。

(6)活血调经丸——空腹时以黄 酒送服 1 丸 / 次,3 次 / 日。功效理 气活血,化瘀止痛。主治气滞血瘀型 子宫腺肌症。

(7)妇科回生丹——服 1 丸 / 次,2 次 / 日。功效益气养血,活血化 瘀。主治气虚血瘀型子宫腺肌症。

4. 外 治 方

(1)外治方 1——肉桂、川芎、吴 茱萸、延胡索、乌药、没药各等份。研 细末,凡士林调膏,敷贴关元穴,纱布 固定。经前 5 ～ 7 日开始应用。功效 温经活血止痛。

(2)外治方 2——赤芍、桃仁、丹

参、三棱、莪术、急性子、荔枝核各15克，水蛭、虻虫、制香附、川楝子各10克。浓煎100毫升，保留灌肠，每晚1次，经期停用。功效祛瘀消癥。主治各型子宫腺肌症。

（3）外治方3——丹参20克，赤芍、桃仁、三棱、莪术、海藻、荔枝核各15克，虻虫、延胡索、川楝子、木香各10克。浓煎100毫升，保留灌肠，每晚1次，经期停用。功效理气活血，祛瘀消癥止痛。主治气滞血瘀型子宫腺肌症。寒凝血瘀者，加细辛3克、桂枝10克温经通络。

（六）饮食调理

子宫腺肌症的饮食调理请参考"痛经"部分。

（七）调养药膳

1. 粥　类

（1）大米桂心粥——大米60克，桂心（研末）5克。大米加水600毫升煮粥，半熟时入桂心末煮粥熟。经前2日开始，1剂/日，连服1周。功效温经化瘀。主治寒凝血瘀型子宫腺肌症。

（2）桃仁粥——桃仁15克，粳米50克，红糖适量。桃仁捣烂，水浸，研汁去渣，与粳米同加水500毫升，用小火煮成稀薄粥。隔日1剂，早、晚分服。功效活血化瘀。主治子宫腺肌症。

（3）阳起石牛肾粥——阳起石30克，牛肾1个，大米50克。阳起石用3层纱布包裹，加水1500毫升煎1小时，取澄清煎液，入牛肾、大米、水如常法煮粥熟。隔日1剂。功效温肾活血止痛。主治肾虚血瘀型子宫腺肌症。

2. 汤、饮类

（1）鸡蛋芎酒饮——鸡蛋2枚，川芎9克，黄酒适量。前2味加水600毫升同煮，蛋熟去壳再煮片刻，加黄酒。食蛋饮汤。经前3日开始，1剂/日，连服5日/疗程。功效行气活血。主治气滞血瘀型子宫腺肌症。

（2）双耳饮——银耳、黑木耳各15克泡发后，加水煮软烂，入红糖调服。1剂/日，连服1个月。功效活血化瘀。主治瘀血阻滞型子宫腺肌症。

（3）丹参饮——丹参、红糖各30克。丹参加水500毫升，煮沸后用微火煎30分钟取汁，入红糖当茶饮。经前3日开始，连服10日。功效温经活血。主治寒凝血瘀型子宫腺肌症。

3. 炖、烤、冲类

（1）益母草煮鸡蛋——益母草45克，延胡索15克，鸡蛋2枚。加水600毫升同煮，蛋熟后去壳再略煮，吃蛋饮汤。经前2日开始服，1剂/日，连服5日。功效理气活血。主治气滞血瘀型子宫腺肌症。

（2）鲫鱼炭——鲫鱼250克，血竭、乳香各10克。鲫鱼洗净，把乳香、血竭装入鱼腹，烧存性，研末。每晨10克，黄酒调服。功效祛瘀止血。主治瘀血阻滞型子宫腺肌症；症见月经过多、经期延长。

（八）预防调护

（1）消除经血逆流入盆腔的因素，及时治疗原发性痛经、先天性处女膜闭锁、阴道横膈、宫颈粘连、残角子宫等阻碍经血外流的疾病；经期避免剧烈运动，正确使用卫生巾。

（2）防止医源性子宫内膜种植。月经期或刮宫术后不做盆腔检查，确有必要时操作宜轻；经前或月经期不做输卵管通畅性检查或取放宫内节育器；人工流产吸引术应防止宫腔内负压骤然变化，以减少子宫内膜或蜕膜碎片逆流的机会。宫颈电灼或冷冻治疗应在月经净后4～5日进行，还可应用避孕药推迟手术后首次月经时间，防止子宫内膜种植于创面上；避免小剖宫术，必要时要保护好切口，防止子宫内膜种植；常规妇科手术尽量避开月经期，以免术中挤压子宫时促进经血逆流、内膜种植。

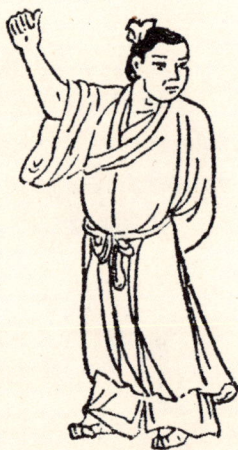

两脚呈"丁"字形站立，右手高举，扭身左转，目向左视，左手后背，吐气9口，吸气引入丹田。主治一切心痛，包括冠心病心绞痛。

图68　许旌阳治心痛导引法

（3）适龄婚育，药物避孕，提倡母乳喂养。妊娠可延缓该病发生，应鼓励适龄妇女结婚、生育；避孕药物、哺乳有抑制排卵作用，促使子宫内膜萎缩、经量减少，从而降低经血逆流、内膜种植的机会。

（4）平时注意各期保健，尤其是经期、产褥期，避免此时感受外邪，如寒、湿、热邪等，防止瘀血产生。

（5）注意情志调养，保持心情愉快，心胸开阔，保持乐观豁达，防止情志因素致病。

（6）婚后妇女应适当节制性生活，并采取积极有效的避孕措施，防止房劳过度或多次人工堕胎而损伤肾气。

第五章　女性生殖系统肿瘤

一、子宫肌瘤

　　子宫肌瘤是实性肿物，可单个或多个生长于子宫的任何部位，分为肌壁间肌瘤、浆膜下子宫肌瘤、黏膜下肌瘤等。其病因尚不明了。肌瘤在高雌激素环境中（如妊娠、外源性高雌激素等情况下）生长明显，而绝经后肌瘤逐渐缩小。肌瘤失去其原有典型结构时称"肌瘤变性"，常见变性有玻璃样变、囊性变、红色变、瘤变、钙化等。子宫肌瘤多无明显症状，症状出现与肌瘤部位、生长速度、肌瘤变性关系密切，与肌瘤大小、数目多少关系不大。常见症状有月经改变、腹块、白带增多、腹痛、腰酸、腹坠胀、尿频、排尿障碍、尿潴留、不孕、继发性贫血、恶性变等。

　　中医学认为，子宫肌瘤形成主要是由于素体虚弱、经行产后体虚，又感受寒邪，寒邪侵入胞宫，或肝郁虚致肝气郁结，脾运失健，气血生化无源，最终引起气滞血瘀或气虚血瘀，瘀血凝结胞宫，阻滞胞脉，冲任受损，新血不得归经，日久而形成。乃大积大聚坚积之病。

（一）按摩疗法

　　（1）用拇指指腹按揉神阙、气海、关元、天枢、四海、归来、子宫、气冲、血海、三阴交穴，1分钟/穴。

　　（2）再用手掌搓热后，放置小腹部，沿顺时针方向摩腹36圈后，改逆时针方向摩腹36圈。

　　（3）最后用手掌自上而下平推腰背部10～15次，以酸胀为度。

　　（4）按摩1次/日，10次/疗程；经期停止按摩。

（二）中药调治

1. 成方（汤剂）

（1）加味生化汤——当归24克，川芎15克，炙甘草、炮姜、桃仁各3克，益母草30克，炒芥穗9克。水煎，1剂/日，分2次服。功效活血化瘀，养血益气，软坚散结，温经通络。主治血瘀型子宫肌瘤；症见腹中积块坚硬、固定不移、疼痛拒按，月经量多、行经时间延长、色暗有块，或面色晦暗，乳房有结块，舌暗边有瘀点、瘀斑，脉沉涩。

（2）桂枝茯苓丸——桂枝、茯苓、桃仁（去皮尖）、丹皮、芍药各15克共为细末，炼蜜为丸。每日早、晚饭前服10克。功效活血化瘀，消癥散结。主治血瘀型子宫肌瘤。

（3）四君子汤加味——党参、三棱各30克，白术24克，茯苓、牛膝各15克，甘草9克，莪术60克。水煎，1剂/日，分2次服。功效益气健脾，祛瘀通络。主治脾虚湿阻，瘀血阻滞胞宫型子宫肌瘤；症见下腹包块隐隐作痛、按之柔软，带下量多、色白黏稠，胸脘痞闷，怕冷，形体肥胖，舌紫暗，苔白腻，脉濡细。

2. 丸、胶囊剂

（1）桂枝茯苓丸——温黄酒送服6克/次，2次/日。经期停用。功效活血化瘀，消癥散结。主治血瘀型子宫肌瘤。

（2）大黄䗪虫丸——酒送服5丸/次，2次/日。功效活血化瘀，通经消癥。主治血瘀型子宫肌瘤。

（3）六君子丸——温开水送服6～9克/次，2～3次/日。功效补气健脾，祛痰化湿。主治痰湿型子宫肌瘤；症见下腹包块、隐隐作痛、按之柔软，带下量多、色白黏稠，胸脘痞闷，怕冷，形体肥胖，舌紫暗，苔白腻，脉濡细。

（4）参苓白术丸——空腹时大枣煎汤或温开水送服6克/次，2次/日。功效补气健脾化湿。主治痰湿型子宫肌瘤。

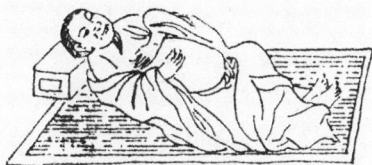

仰面平卧，两手在腹部上下来回按摩，同时用口吐气9口。主治消化不良。

图69 宋玄白治消化不良导引法

（5）柴胡舒肝丸——空腹时温开水送服6～9克/次，3次/日。功效行气舒肝止痛。主治气滞型子宫肌瘤；症见小腹胀满、积块不硬，推之可移动、痛无定处,伴经前乳房胀痛,烦躁易怒,舌苔薄白,脉沉弦。

(6)逍遥丸——空腹时温开水送服6～9克/次,3次/日。功效行气舒肝,健脾养血。主治气滞型子宫肌瘤。

3.外治方

(1)外治方1——透骨草、独活、白芷、三棱、莪术、红花、赤芍各15克,鳖甲、丹参各20克。共轧粗末,装入布袋后蒸热,温熨下腹,1～2次/日,20～30分钟/次,可连用5～7次/包,10日/疗程,经期停用。功效活血化瘀,软坚散结。主治瘀血内结型子宫肌瘤。

(2)外治方2——蜣螂1条、威灵仙10克分别焙干研末,用黄酒调敷脐中,膏药盖贴。1次/日,贴1小时/次,经期停用。功效活血化瘀,软坚散结。主治瘀血内结型子宫肌瘤。

(3)外治方3——天南星、白芥子各15克,厚朴、半夏、枳壳各12克,白芷、艾叶各10克,葱白6克。共研粗末,装入布袋后喷湿,隔水半小时,趁热熨脐下,1次/日,20分钟/次。可连用5～7日/剂,10次/疗程。功效祛湿化痰,软坚散结。主治痰湿内结型子宫肌瘤。

(4)外治方4——半夏10克、葱白6克共捣为泥,敷脐中,覆以伤湿膏,换药1次/日,5日/疗程。功效祛湿化痰,软坚散结。主治痰湿内结型子宫肌瘤。

(三)饮食调理

子宫肌瘤的形成与长期大量雌激素刺激有关,高脂肪食物促进了某些激素的生成、释放,故肥胖妇女子宫肌瘤的发生率明显升高。因此培养良好的饮食习惯,对子宫肌瘤有一定的抑制作用。

(1)饮食定时定量,忌暴饮暴食。

(2)坚持低脂肪饮食,多吃瘦肉、鸡蛋、绿色蔬菜、水果等。

(3)多吃五谷杂粮,如玉米、豆类等。

(4)常吃富有营养的干果类食物,如花生、芝麻、瓜子等。

(5)忌食辛辣、酒类、冰冻等食品。

(四)调养药膳

1.汤、汁、酒类

(1)益母草鸡蛋汤——益母草50～100克,陈皮9克,鸡蛋2个。

加水共煮,蛋熟后去壳再略煮。吃蛋饮汤。月经前,1次/日,连服数次。功效行气活血,化瘀消癥。主治气滞血瘀型子宫肌瘤。

（2）延胡索当归瘦肉汤——延胡索、艾叶、当归各9克,瘦猪肉60克,食盐少许。前3味加水3碗煎成1碗,去药渣,再入猪肉煮熟,调食盐。月经前服,1剂/日,连食5～6剂。功效行气活血,温经散寒。主治寒凝血瘀型子宫肌瘤。

（3）银耳藕粉汤——银耳25克,藕粉10克,冰糖适量。银耳泡发后加冰糖炖烂,入藕粉冲服。功效清热润燥止血。主治子宫肌瘤;症见月经量多,血色鲜红。

（4）二鲜汤——鲜藕（切片）、鲜茅根各120克切碎,水煮汁。当茶饮。功效滋阴凉血,祛瘀止血。主治血热瘀阻型子宫肌瘤;症见以月经量多为主。

（5）丝瓜红糖酒——丝瓜籽9克,红糖适量,黄酒少许。丝瓜籽焙干,水煎取汁,调加黄酒、红糖。月经前1次/日,连服3～5日。功效行气活血,化瘀消癥。主治气滞血瘀型子宫肌瘤。

2.炖、煲、膏类

（1）姜酒蛋——未孵出的带毛鸡（鸭）蛋4个,生姜15克,黄酒50毫升。鸡（鸭）蛋去壳、毛、内脏,加黄酒、生姜同煮熟,调味。月经前1剂/日,连服数日。功效行气活血,化瘀消癥。主治气滞血瘀型子宫肌瘤。

（2）消瘤蛋——鸡蛋2个,壁虎5只,莪术9克。加水400克共煮,蛋熟后剥皮再煮,弃药。食蛋,每晚1次。功效散结止痛,祛风定惊。主治气滞血瘀型子宫肌瘤。

（3）术苓姜枣膏——白术、苍术、茯苓各250克,生姜150克,大枣100枚。前3味烘干,研细过筛;大枣去核;生姜研成泥后去姜渣。以姜枣泥调和药粉为膏,防腐贮存。早、晚各30克,米酒送服。功效补气健脾,祛痰化湿。主治痰湿型子宫肌瘤。

（五）预防调护

（1）子宫肌瘤患者在日常生活中应注意调节情绪,防止大怒大悲、多思多虑,应尽量做到知足常乐,性格开朗、豁达,避免过度劳累,这样五脏调和,气行疏畅,气行则血和,气血和则百病不生。

（2）患者应注意节制房事,以防损伤肾气,加重病情。更应注意房事卫生、保持外阴清洁,以防外邪内侵,入里化热,凝滞气血,加重病情。

（3）经期慎用活血化瘀药物,以防出血量增加。

（4）饮食以清淡为主,禁食辛辣煎炸之品。适当休息。

（5）对于出血量多，急性失血，出现头晕眼花、心悸、面色苍白者，应到医院治疗，以防发生失血性休克。

二、子宫颈癌

子宫颈癌简称宫颈癌，是最常见恶性肿瘤之一。其病因的相关因素有早婚、早育、孕产次数多、性生活紊乱、宫颈糜烂或裂伤、宫颈外翻、男性包皮垢的影响、雌激素的刺激等。早期常无症状和明显体征，与慢性宫颈炎无明显区别，有时甚至见宫颈光滑，尤其老年妇女宫颈已萎缩者。临床表现为阴道流血、阴道排液等。晚期表现为尿频、尿急、肛门坠胀、大便秘结、里急后重、下肢肿痛等；严重时导致输尿管梗阻、肾盂积水，最后引起尿毒症。疾病末期，患者出现恶病质。

据其临床表现，分属中医学"带下病""崩漏""阴疮"等范畴。常见肝郁气滞、湿毒瘀结、脾肾阳虚、肝肾阴虚等证型。

（一）中药调治

中医学对早期宫颈癌多采用辨证论治、局部用药相结合的方法；对中、晚期，多采用在手术后或应用化疗、放疗时，配合中药。调治原则多以扶正祛邪，增强机体抗病能力为主。

1. 成方（汤剂）

（1）逍遥散加减——柴胡、生甘草各10克，当归、制香附、紫草各12克，白芍、白术各15克，茯苓5克，白花蛇舌草20克，土茯苓30克。水煎服，1剂/日。功效舒肝解郁，祛湿解毒。主治肝郁气滞型宫颈癌；症见阴道出血淋漓不断，或带下量多、色黄或赤白相兼、有臭味，情志抑郁，烦躁易怒，胸胁少腹胀痛，食少纳差，舌暗苔薄白，脉弦或弦细。少腹胀痛甚者，加延胡索12克、川楝子15克行气止痛。

（2）宫颈抗癌汤——黄柏、丹皮各12克，茵陈、赤芍、蒲公英、半枝莲、黄药子、败酱草、紫草各15克，薏苡仁30克，土茯苓、白花蛇舌草各20克。水煎服，1剂/日。功效清热利湿，化瘀解毒。主治湿毒瘀结型宫颈癌；症见带下量多、杂色秽水或赤白相兼，时而出现似洗肉血水，气味恶臭难闻，或阴道出血淋漓不断，甚者突然大量出血，小腹疼痛，腰酸背楚，食少纳呆，或发热，舌紫暗或见瘀斑、瘀点，脉滑数。病久形羸体瘦，精神萎顿，面色萎黄无华，脉细弱者，加人参 10 克、黄芪 20 克，白术、黄精各 15 克扶正扶邪；阴道出血量多，有块，腹痛者，加三七粉 3 克（分冲）、茜草炭 15 克、益母草 20 克祛瘀止血；大便秘结者，加桃仁 10 克、瓜蒌仁 15 克润肠通便。

（3）肾气丸加减——附子、肉桂、泽泻各 10 克，山药、茯苓、白术、半枝莲各 15 克，山茱萸、熟地各 12 克，薏苡仁、白花蛇舌草各 20 克，生甘草 6 克。水煎服，1 剂 / 日。功效温肾健脾，化浊解毒。主治脾肾阳虚型宫颈癌；症见带下量多、色白、质稀，或阴道出血淋漓不断或突然下血量多，神疲倦怠，四肢不温，小腹冷痛下坠，纳少便溏，腰脊冷痛，舌淡体胖，苔白，脉沉细弱。阴道出血量多，伴心悸气短者，加黄芪 20 克、人参 10 克益气固冲止血。

（4）知柏地黄汤加味——熟地、山茱萸各 12 克，山药、茯苓、紫草各 15 克，泽泻、丹皮、黄柏、知母各 10 克，白花蛇舌草 20 克。水煎服，1

2. 验方（汤剂）

（1）验方 1——紫草根 60 克加水 500 毫升，浸泡 30 分钟，煮沸过滤。100 毫升 / 次，4 次 / 日，连服 3 个月。功效凉血止血。主治宫颈癌；症见阴道流血。

3. 丸、片剂

（1）参茸丸——服 1 丸 / 次，2

剂 / 日。功效滋阴清热解毒。主治肝肾阴虚型宫颈癌；症见阴道出血淋漓不断，或带下赤白相兼、质稠、有臭味，形体消瘦，头晕耳鸣，五心烦热，口干便秘，腰膝酸软，舌红少苔，脉细数。大便秘结者，加生首乌、瓜蒌仁各 20 克，桃仁 10 克润肠通便；失眠多梦，心悸不宁者，加阿胶 10 克（烊化），制首乌、酸枣仁各 15 克养血安神。

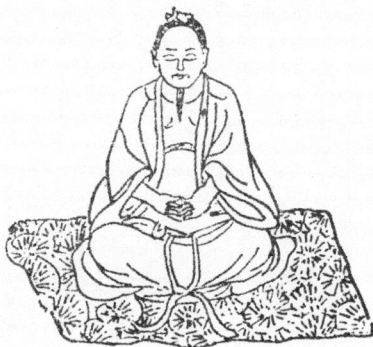

端坐，目微闭，两手抱脐下丹田，呼吸调息，用口呼气 49 口，用鼻吸气引入丹田。主治腹痛，包括慢性胃炎、溃疡病、慢性结肠炎所致的腹痛。

图 70 服闾治腹痛导引法

（2）验方 2——猫眼草 100 克加水 500 毫升，煮鸡蛋 3 个至熟。吃鸡蛋喝汤。功效清热解毒。主治宫颈癌；症见白带色黄、量多。

次 / 日。功效温肾健脾，补养精血。

主治脾肾阳虚型宫颈癌。

（2）补肾养血丸——服10毫升/次，3次/日。功效滋补肝肾。主治肝肾阴虚型宫颈癌。

4.外治方

（1）三品一条枪——白砒4.5克，明矾60克，雄黄7.2克，没药3.6克。共研细末，压制成饼或杆。消毒。功效解毒消癥。主治宫颈鳞状上皮原位癌、宫颈癌Ⅰa期。

（2）苦参汤加减——苦参、银花、野菊花、土茯苓各30克，黄柏、紫草、雄黄各15克，蛇床子20克。水煎外洗，1剂/日，分2次洗。功效解毒消癥。主治宫颈鳞状上皮原位癌、宫颈癌Ⅰa期。

（3）火硝止痛方——火硝、白矾各9克，黄丹、麝香各3克，胡椒18

（3）宫颈癌片——服2～3片/次，3次/日。功效解毒散瘀。主治宫颈癌前期、各型宫颈癌。

克，醋适量。诸药研末，醋调成糊状，敷于两足涌泉穴（忌内服）。功效止痛。主治诸癌疼痛。

（4）乌头醋膏——生乌头30克，醋适量。乌头研末，以醋调成糊状，敷于两足涌泉穴（忌内服）。功效温经止痛。主治宫颈癌疼痛。

（5）宫颈癌栓——阴道栓剂5克/枚；宫颈管栓剂0.5克/枚。外用。用前洗净患处，1枚/次，1～2次/日。功效消肿散结。主治宫颈癌前期、各型宫颈癌。

（二）饮食调理

宫颈癌的饮食疗法有2层意思：①增加营养，加强身体的抵抗力；②服用能抗癌的食物。

（1）为了增强患宫颈癌妇女的耐受力，便于手术和放射、化学疗法，应加强营养，宜多食高蛋白、高热量食品（例如牛奶、鸡蛋、牛肉、菠菜、香蕉、冬瓜、苹果等）。

（2）香菇营养丰富，且可抗癌，是宫颈癌病人的理想食品。宫颈癌根治术后，继续服用香菇对防止癌细胞的转移也有一定作用。

（3）海带营养很丰富，含有多种有机物和碘、钙、磷、铁等10多种矿物元素、多种维生素。海带能抑制癌症。海带中纤维素可促进肠管中致癌毒物的排泄。故宫颈癌者不妨多吃些海带。

（三）调养药膳

1. 粥、羹类

（1）蚕豆茎粥——蚕豆茎15克，糯米50克。蚕豆茎加水1000毫升，煎20分钟后取汁，入糯米熬粥。食1剂/日。功效止血抗癌。主治宫颈癌症；症见阴道出血不止。

（2）猪髓粥——猪髓15～30克、大米50克加水500毫升，煮粥。服1次/日。功效滋肾养肝。主治肝肾阴虚型宫颈癌。

（3）佛手柑粥——佛手柑10～15克，大米50克。柑加水600毫升，煎汤取汁，入大米煮粥。食1次/日。功效理气和胃。主治宫颈癌；症见放、化疗后食欲不振、胸闷等。

（4）首乌海参羹——水发海参200克，首乌50克，冬笋尖20克，火腿丝、榨菜各10克，鲜虾仁15克，鸡汤1罐，生粉、橄榄油、料酒各1勺，胡椒粉0.5克，盐少许。海参、冬笋尖、火腿丝、榨菜切丁，首乌切片煮汤，鲜虾仁切片，葱、姜切细，鸡汤去浮油。发好的海参加盐、料酒、2碗水煮数分钟，去腥味，捞出去水。首乌加水200毫升，煎取50毫升留汁。海参与首乌汁混合，入鸡汤焖煮10分钟。炒锅内放橄榄油，待八成热投葱、姜爆炒，入冬笋尖、虾仁丁、火腿丝、榨菜丁急炒起锅，将炒好的物料倒入海参汤，续焖5分钟，用生粉、料酒、胡椒粉调糊，倒入海参汤调成羹。1次/日，3次/周，宜常服。功效益气扶正，提高免疫力，防止癌瘤发展。主治宫颈癌、子宫内膜癌。

（5）苡米菱角粥——薏苡仁200克，生菱角10个，百合、莲藕、赤豆、绿豆、莲子、葡萄干、龙眼、荔枝等随意选择，蜂蜜或白糖适量，桂花酱少许。薏苡仁浸1夜洗净；生菱角煮熟去壳，菱角肉打碎，留菱角水。薏苡仁、熟菱角肉、菱角水共煮，入百合、莲藕、赤豆、绿豆、莲子、葡萄干、龙眼、荔枝等，至薏苡仁烂熟加蜂蜜或白糖、桂花酱。1次/日，可常服。功效抗癌。主治宫颈癌、子宫内膜癌等。

（6）无花果苡仁粥——无花果粉、薏苡仁各50克，粳米100克，砂糖少量。粳米、薏苡仁、无花果粉加水煮稀粥，调砂糖。每日早、晚空腹温热服，可常食。功效清热消肿散结，健胃止泻。主治宫颈癌。

2. 汤、冲类

（1）艾杞鸡汁——艾叶12克，枸杞子15克，未生蛋的小母鸡1只（约500克）。艾叶捣绒，用纱布包扎，与枸杞子放入鸡腹，缝合，加水炖烂，熟后去艾叶，调食盐。食肉饮汤，1剂/日，分2～3次服完，宜常服。

功效补肾益精。主治宫颈癌；症见体质虚衰。

（2）米酒冲鱼鳞胶——鲤鱼鳞30克入锅，加水300毫升，用小火熬成鱼鳞胶。以温米酒兑水冲服，1次／日，连服15日。功效凉血止血。主治血热型宫颈浸润癌；症见阴道出血不止、有臭味，腹痛。

3. 炖、煲、蒸、炒类

（1）苣荬菜炒田螺——苣荬菜50克，田螺150克，生姜、大蒜、葱适量。苣荬菜、田螺用青油同炒，田螺熟后加生姜、大蒜、葱同炒调味，再加盐、料酒略炒。食螺肉、苣荬菜，1次／日。功效清热解毒抗癌；抑制肿瘤生长。主治热毒型宫颈浸润癌。

（2）鲤鱼鹌鹑蛋——鲤鱼1条（约250克），鹌鹑蛋4个，生姜、葱适量。鱼洗净，塞入鹌鹑蛋，加生姜、葱共蒸。食1次／日。功效利水消肿。主治宫颈癌；症见肢体浮肿。

（3）龙桃霜——龙眼肉125克、核桃肉250克、白糖适量同捣碎。开水冲服，5～10克／日。功效补肾养血。主治肾虚型宫颈癌。

（4）马蹄煮肉——马蹄60克、瘦猪肉120克加水1升煮熟。食肉饮汤，1次／日。功效益气扶正。适于宫颈癌术后，可防化疗反应。

（5）苦瓜鸡片——苦瓜2条，鸡胸肉2片，生姜、葱片各5克，蒜头2枚，盐少许，料酒1勺，橄榄油2勺。苦瓜去头尾、瓜瓤，切片，放开水中略烫，以减少苦味；鸡胸肉去肥脂，切片，用玉米粉、水调糊泡浸。炒锅中加橄榄油2勺，待七成热投姜、葱、蒜略爆，入鸡片急炒，然后放苦瓜、料酒、盐炒匀。1次／日，宜常服。功效清热

解毒抗癌。主治宫颈癌早期。

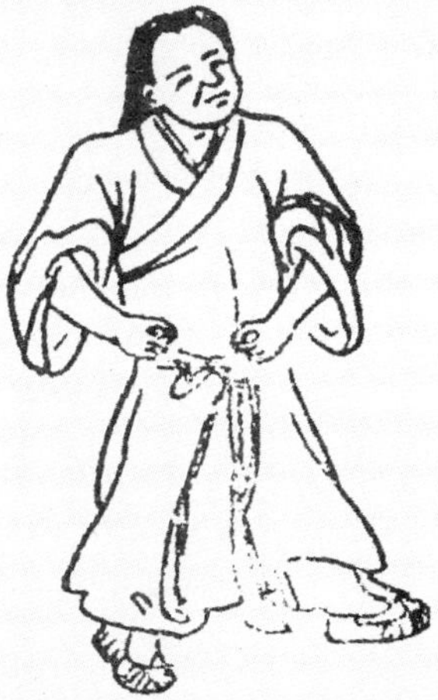

立定，向前迈开左脚，两拳紧握；徐徐吐气12口。再迈开右脚，两拳紧握，仍徐徐吐气12口。如此左右交替反复进行。主治感冒全身疼痛。

图71 刘海治全身疼痛导引法

（6）胡萝卜炒椰菜花——绿椰菜花400克，胡萝卜1个，葱白15克，大蒜4个，辣椒酱、盐、醋、白糖各少许，麻油1勺。椰菜花去椰花，用梗，去粗皮，切丝；胡萝卜去外皮，切丝。二丝用盐拌腌3小时，去盐水，加葱白、蒜泥、辣椒酱、醋、白糖、麻油拌渍15分钟。宜常服。功效补充营养，抗癌。主治宫颈癌。

（7）烩三菇——香菇、椰菜花各

50克，鲜蘑菇、金针菇各20克，姜、葱、蒜各5克，料酒、橄榄油各2匙，盐、香菜各少许。香菇泡水浸润，去蒂，斜切片；鲜蘑菇去蒂，切片；金针菇清漂，切2段；椰菜花用开水略烫。炒锅内加橄榄油，待八成热投姜、葱、蒜略爆，入香菇、蘑菇、金针菇急炒，洒点盐，加椰菜花，入水稍煮，然后调料酒。椰菜花铺盘边，香菇、蘑菇、金针菇放盘中，加香菜。1次/日，可常服。功效营养，抗癌。主治宫颈癌、其他各种癌症。

（四）预防调护

宫颈癌与少数其他癌（如结肠癌、食管癌、胃癌）一样具有可查出的先兆异常，有利于实施筛查计划，宫颈癌前期只有凭显微镜查出细胞异常来确定。由于宫颈癌有较长癌前病变阶段，因此宫颈细胞学检查可使宫颈癌得到早期诊断、早期调治。主要应做好以下工作：

（1）普及防癌知识，提倡晚婚、少育，开展性卫生教育，是减少宫颈癌发病率的有效措施。凡已婚妇女，特别是围绝经期妇女有月经异常或性交后出血者，应警惕生殖道癌的可能，及时就医。

（2）凡30岁以上妇女至妇科门诊就诊者，应常规做宫颈刮片检查，有异常者应进一步处理。每1～2年一次以早发现、早诊断、早调治。

（3）积极防治与宫颈癌有关疾病，如加强围产期保健，调治慢性宫颈炎、子宫颈糜烂及不典型增生等。配偶切除过长包皮。

（4）含蔬菜、水果较多和含植物来源食物中的类胡萝卜素、维生素C、维生素E较多的膳食可能有保护性作用。预防宫颈癌最有效的膳食方法可能是食用有较多蔬菜、水果及其有关微量成分的膳食。

三、子宫内膜癌

子宫内膜癌又称子宫体癌，是指子宫内膜发生的癌，绝大多数为腺癌。高发年龄为58～61岁。其病因可能与雌激素对子宫内膜的长期持续刺激、长期无排卵、子宫内膜增生过长、未婚、未育、少育、体质因素（肥胖、高血压、糖尿病、肝脏疾病）、绝经后延、遗传、放射线影响、高脂饮食等因素有关。症状为不规则阴道出血，早期为少量、间歇性，后期为持续性，可导致贫血；阴道流液，有时有脓性恶臭；疼痛，早期不明显，晚期可有下腹部、腰、腿疼痛，腹部包块。晚期患者常伴全身症状，如贫血、消瘦、恶病质、发热、全身衰竭等。

中医学有关子宫内膜癌病证的论述散见于"月经不调""崩漏""经断复来""带下病""癥瘕"等中。对子宫内膜癌的形成，中医学不仅强调外因而且更重视内因，特别是精神因素、先天不足、脏腑功能失调等。常见证型有瘀毒壅滞、湿毒瘀滞、瘀毒走窜等。

（一）针灸疗法

针灸调治以扶助正气，调理冲任，舒肝理气，活血化瘀为主要治则。选取经穴以冲脉、任脉、肝、脾、肾、膀胱经为主（如表 19 所示）。

表19　子宫内膜癌（子宫体癌）的针灸选穴

类　　型	部位或证型	选　　穴
1. 常选穴位	（1）腹部	①任脉：三阴交、气海、关元、中极、曲骨；②肾经：四满、气穴、大赫、横骨
	（2）腰背骶部	①膀胱经：膈俞、肝俞、脾俞、关元俞、八髎；②督脉：命门、腰俞
	（3）下肢	①肝经：蠡沟、急脉；②脾经：隐白、大都、三阴交、血海；③肾经：然谷、太溪；④胃经：足三里
2. 随证加穴	（1）气滞为主	加太冲、合谷
	（2）血瘀偏重	重用三阴交、血海、腰俞
	（3）兼有痰湿	加阴陵泉、丰隆
	（4）神疲乏力，倦怠懒言	重用气海、足三里、三阴交、膻中
	（5）食欲不振	加中脘、足三里、公孙
	（6）心悸失眠	加神门、四神聪、三阴交
	（7）病变后期，疼痛明显	针刺太冲、合谷、三阴交、肾俞

针灸方法多选用艾灸。

（1）艾条温和灸，灸至皮肤稍有灼热感并已透入皮下为度，1 次 / 日或隔日 1 次。

（2）选腰骶腹部的穴位，敷以麝香少许，上置蒜片，用大艾柱各灸 3 ～ 5 壮，人觉灼痛时除去，以不起泡为原则。隔日 1 次，5 次 / 疗程。每次选择穴位可分别于腹、腰骶、下肢选配，各穴位按疗程交替使用。

（二）中药调治

1.汤 剂

（1）化瘀汤——柴胡、郁金、水蛭、八角莲各10克，紫草、穿心莲、石见穿、王不留行各15克，急性子4.5克，露蜂房12克，夏枯草、香菇各30克。水煎服，1剂/日。功效行气化瘀，解毒散结。主治邪毒壅滞型子宫内膜癌；症见经期紊乱、淋漓不断，或绝经多年后又见阴道出血、量时多时少、色红有块、块下腹痛减，带下量多、赤白相兼、味秽臭，精神抑郁，或心烦易怒，胸闷不舒，小腹、乳房胀痛，舌暗红或有瘀斑，苔薄白，脉弦或细弦。气郁化火者，加石上柏30克、白花蛇舌草60克以苦寒直折，清热解毒；阴道出血多者，加大蓟、小蓟各30克凉血止血抗肿瘤。

（2）豁痰解毒汤——夏枯草、生牡蛎、穿心莲、石上柏各30克，海藻、白术各15克，水蛭、川芎、胆南星各10克，全蝎1条，蜈蚣2条。水煎服，1剂/日。功效化痰除瘀，解毒散结。主治湿毒壅滞型子宫内膜癌；症见经期紊乱，或崩或漏，日久不止，或绝经数年又阴道下血、量或多或少、色红质黏有块，带下量多、色白或红白相兼、质稠黏，眼睑或下肢浮肿，大便黏腻不爽，舌暗淡，苔白腻，脉滑。湿而偏寒者，加皂角、蜀椒各10克辛温涤痰；偏湿热者，加僵蚕15克、苦参30克清热燥湿解毒。

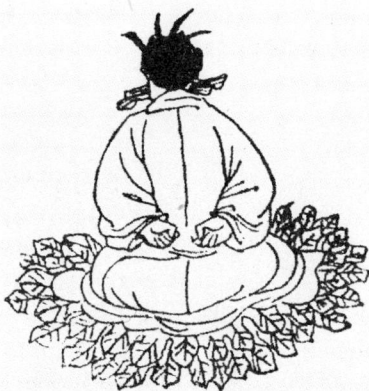

端坐，两手擦热，向背后腰部按摩至皮肤发热；然后用拳叩击腰部。如此反复进行。主治肾虚腰腿痛、腰冷痛、风湿腰痛、腰肌劳损等。

图72 钟离治肾虚腰腿痛导引法

（3）扶正化瘀解毒汤——人参6克，龟甲、鳖甲、白术、生黄芪、首乌、沙参、紫草各15克，枸杞子12克，草河车、石上柏各30克，全蝎1条，蜈蚣2条。水煎服，1剂/日。功效补气益阴，祛瘀解毒。主治瘀毒走窜型子宫内膜癌；症见阴道不规则流血，带下赤白如脓或浑浊味秽臭，形体消瘦，面色苍白，口干舌燥，纳差食少，低热不退，舌红或红紫，苔白少津或光剥无苔，脉弦细或软无力。阴道流血多者，加杜仲炭10克、三七粉2克（冲服）补肾化瘀止血；带下量多、味臭严重者，加败酱草、蚤休、半边莲、半枝莲各 15 克清热解毒抗肿瘤。

（4）验方——卤碱块、莪术、白屈菜各 30 克，蜂蜜 1000 克。卤碱块冲洗后加水成饱和溶液，入熬成的药育（莪术、白屈菜水煎浓缩成膏）、蜂蜜混匀，加 10% 尼泊金 0.6 毫升。服 3 次 / 日，30 克 / 次。 主治各种肿瘤。

2. 中药制剂

（1）中国人参片——口服。片剂 1 片 / 次，3 次 / 日；口服液 1 支 / 次，2 次 / 日；胶囊剂 2 粒 / 次，2 次 / 日。急救时，片剂可增至 10 片 / 次。功效大补元气，摄血固脱，安神生津。主治气虚型子宫内膜癌。

（2）东北双参蜂皇浆口服液——服 1 支 / 次，3 次 / 日。 功效补肾健脾，强心安神，滋补强壮。主治气虚型子宫内膜癌。

（3）寿尔康酒——服 10 ～ 15 毫升 / 次，2 ～ 3 次 / 日。功效调补气血，防老抗衰。主治子宫内膜癌；症见术后气血两虚，心脾不足，肾亏体衰。

（4）人参五加茶——1 袋 / 次，代茶饮。功效补气益精，益智安神。主治子宫内膜癌；症见放、化疗后气虚不足。

（5）贞芪扶正冲剂——服 1 袋 / 次，3 次 / 日。功效补气益阴，阴阳双补。主治气阴两虚型子宫内膜癌。

（6）龟芪精——服 1 支 / 次，2 次 / 日。功效补气养血，安神益智。主治术后或放、化疗后气血两虚型。

（7）人参银耳晶——服 1 袋 / 次，3 次 / 日。功效补肺健脾，养阴生津。适于子宫内膜癌放、化疗后扶正调治。

（8）龟甲胶——服 3 ～ 9 克 / 次，2 次 / 日。功效养血育阴。主治子宫内膜癌；症见放、化疗后肾阴虚型白细胞、血小板减少。

（9）枸杞药酒——服 10 ～ 20 毫升 / 次，2 次 / 日。 功效滋补肝肾，养血益精。主治肝肾两虚型子宫内膜癌。

（10）龟龄集酒——随量饮，用量 ≤50 毫升 / 次，佐膳更宜。功效补肾益精，延年益寿。主治子宫内膜癌晚期肾虚。

（11）松鹤补酒——服 15 ～ 20 毫升 / 次，1 ～ 3 次 / 日。功效滋补肝肾，益气安神。主治子宫内膜癌；症见放、化疗后气阴两虚。

（12）首乌黑发精——服 1 支 / 次，2 ～ 3 次 / 日。功效滋补肝肾。主治子宫内膜癌；症见放、化疗后须发忽白、脱发。

（13）康乐补精冲剂——服 1 袋 / 次，2 次 / 日。功效补虚扶弱，调补阴阳气血。 主治子宫内膜癌晚期肾阳虚衰型。

（14）参草王浆口服液——服 10 毫升 / 次，2 ～ 3 次 / 日。功效益气血，补脾胃，益肝肾。主治子宫内膜癌；症见化、放疗后气血阴阳俱虚。

（15）归鹿补血精——服 10 毫

升/次，2次/日。功效补气养血。主治血虚气弱型子宫内膜癌。

（16）小金丹——服 0.6 克/次，病重者 1.2 克/次，2次/日。功效辛温活血，解毒散结。主治寒痰瘀阻型子宫内膜癌。

（17）一粒止痛丹——服 1 粒/次，3次/日，或痛时服 1 粒。功效活血止痛。主治子宫内膜癌瘀血阻滞疼痛。

3. 外 治 方

外治方——活蚌壳（连肉）、鸡蛋（连衣）、乌贼骨粉各 120 克，六一散（滑石 90 克、甘草 15 克），正二梅片 9 克，猪胆汁适量。蚌壳连肉洗净，与诸味加水煎煮，最后加猪胆汁，微温外用阴道坐药。功效清热解毒，除湿止带。主治子宫内膜癌，症见带下不止。

（三）饮食调理

（1）宜多食高蛋白、高热量食品，例如牛奶、鸡蛋、牛肉、菠菜、香蕉、冬瓜、苹果等。

（2）忌用烟、酒、辛辣生冷之品。

（3）须减少高脂饮食，忌暴饮暴食，以免损伤脾胃。

（四）调养药膳

1. 粥、羹类

（1）马齿苋粥——马齿苋 30 克、白米 50 克同加水煮粥。2～3次/日，连服 3～5 日。功效清热解毒，凉血止血。主治血热型子宫内膜癌，症见出血不止，色鲜红等。

（2）田七藕蛋羹——鲜莲藕 250 克，田七粉 5 克，鸡蛋 1 个，盐适量。田七粉、鸡蛋调糊状。莲藕切碎，绞汁（约 1 小杯），加水 30 毫升煮沸后入田七粉蛋糊，调加盐。服 1 次/日。功效清热解毒，活血化瘀。主治瘀热型子宫内膜癌。

（3）阿胶杞子粥——阿胶、枸杞子各 20 克，粳米 60 克。粳米、枸杞子加水 500 毫升煮粥，熟后入阿胶溶化，再煮 2～3 分钟。服 1 次/日，15 日/疗程。可长期用。功效益气养血。主治子宫内膜癌术后贫血。

（4）乌海参羹——参考"子宫颈癌"。

2.汤、饮、茶、汁、酒类

（1）扁豆红枣汤——白扁豆30克、红枣10枚加水500毫升煎汤，豆熟后入冰糖适量。饮汤吃豆、枣，早、晚各1次。功效健脾益气。主治脾虚型子宫内膜癌。

（2）十全大补汤——党参、炙黄芪、肉桂、熟地、炒白术、炒川芎、当归、酒白芍、茯苓、炙甘草各30克，猪瘦肉、猪肚各1000克，鲜乌贼150克，生姜100克，杂骨适量。药物装纱布袋内扎紧，与猪瘦肉、猪肚、乌贼、杂骨（打碎）共入锅，加清水，大火煮沸去浮沫，移小火炖2小时。喝汤食肉，2～3次/日，宜常服。功效补气养血。主治子宫内膜癌以及其他癌症；症见体质虚弱。

（3）苦瓜茶——鲜苦瓜1个，绿茶适量。鲜苦瓜上端切开，去瓤，放入绿茶，挂通风处阴干。将苦瓜外部洗净擦干，连同茶叶切碎，混匀。10克/次，沸水冲泡，代茶饮，宜每日服。功效清热生津。主治子宫颈癌、子宫内膜癌；症见口干口渴。

（4）酸石榴汁——酸石榴1/2个带皮捣汁。顿服（1次服完），3次/日，连用3～5日/疗程，至出血止。功效收敛止血。主治子宫内膜癌；症见出血不止（胃及十二指肠溃疡者忌用）。

（5）鲜藕柏叶汁——鲜莲藕250克、侧柏叶60克捣汁。冲凉开水服，2～3次/日，连用7日。功效凉血止血。主治血热型子宫内膜癌；症见出血，量多色赤等。

（6）黄药酒——黄药子300克浸白酒1500毫升中24小时，封瓶口，放水中加热至60～70℃时停火，冷后再入冷水中浸7日。服100毫升/日。功效清热解毒。主治热毒壅盛型子宫内膜癌；症见下腹灼热疼痛，阴道分泌物臭晦难闻或夹杂脓样物，口干渴，大便或干结不畅。

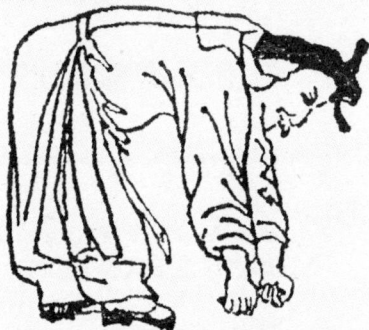

立定，两手握拳，弓身弯腰，两拳触地；然后起身，双手举过头；闭口，鼻内微微出气三四次。如此反复练多次。主治腰腿痛。

图73 彭祖治腰腿痛导引法

（7）马齿苋饮——鲜马齿苋60克，白果仁7个，鸡蛋3个。前2味捣烂如泥，加蛋清调匀，沸水冲熟。早晨空腹食，1剂/日。功效清热解毒利湿。主治湿热型子宫内膜癌。

（8）冬瓜子饮——冬瓜子、冰糖各30克。冬瓜子捣烂，入冰糖，放碗中，冲入沸水300毫升，小火隔水炖熟。服1剂/日，7日/疗程。功效解毒利湿。主治湿毒型子宫内膜癌。

3. 炖、煲、炒、烤类

（1）猪肚炖扁豆——猪肚1个，扁豆100克。扁豆纳入猪肚内，炖熟透后切肚片。饮汤吃豆，1次/日。功效健脾益气。主治脾虚型子宫内膜癌。

（2）木耳炖藕节——黑木耳（泡发）、冰糖各15克，藕节30克，瘦猪肉末100克。加水1升炖熟。分2次服，1剂/日。功效滋补肝肾。主治肝肾阴虚型子宫内膜癌。

（3）猪腰核桃——猪腰1对，杜仲、核桃肉各30克。猪腰去白筋，杜仲切片后放入猪腰，与核桃仁同加水800毫升煮熟。去杜仲，猪腰切片再放入汤，煮3分钟。隔日服1剂。功效补肾扶正。主治肾虚型子宫内膜癌。

（4）猫耳草煮鸡蛋——猫耳草100克，鸡蛋3个。猫耳草加水煎，入鸡蛋（打破）煮熟。吃蛋喝汤，1次/日，宜常服。功效抗癌。主治子宫内膜癌、其他癌症。

（5）桃核枝鸡蛋——鲜核桃枝30厘米，鸡蛋3个加水同煎，蛋熟后敲破壳再煮4小时。吃蛋1个/次，3次/日，连汤服。功效抗癌。主治子宫内膜癌、其他癌症。

（6）豆腐蛋——豆腐锅巴60克，豆腐皮1张，鸡蛋1个，白糖适量。前3味加水煮熟，熟后加糖。1次/日，宜常服。功效止带。主治子宫内膜癌；症见带下不止。

（7）鱼鳞胶——鲫鱼、鲤鱼鳞甲适量。鱼鳞加水以小火熬成胶。30克/次，温酒兑水化服，2次/日，连用1个月。功效化瘀止血。主治血瘀型子宫内膜癌；症见阴道出血淋沥不尽、色暗红，腹痛，皮肤色泽偏暗。

（8）黄芪膏——生黄芪120克，甘草6克，淮山10克，鲜茅根12克，蜂蜜30克。生黄芪、鲜茅根煎10余沸，取汁2杯，调入甘草、山药同煎，煎时搅之，勿令药物沉底，沸腾后入蜂蜜再煮沸片刻。分3次服，宜常服。功效补气健脾。主治子宫内膜癌；症见阴道出血，伴脾虚症状（如食欲不佳，疲倦乏力），出血色淡红、量少、淋沥不尽。

（9）鲫鱼炭——鲫鱼250克，血竭、乳香各10克，黄酒适量。鲫鱼去肠，把血竭、乳香放入鱼肚，烧存性研末。每晨10克，黄酒调服。功效化瘀止痛。主治子宫内膜癌；症见阴道出血、量少、淋沥不断，伴小腹疼痛。

（五）预防调护

子宫内膜癌与其他肿瘤一样，没有行之有效的预防办法。下面据某些可能与发病有关的因素提出一些建议：

（1）定期进行防癌检查。

（2）使用雌激素应在医生指导下。

（3）围绝经期妇女月经紊乱或不规则阴道流血者应先排除内膜癌。

（4）绝经后妇女出现阴道流血警惕子宫内膜癌可能。

（5）注意高危因素，重视高危患者。

四、卵巢恶性肿瘤

卵巢恶性肿瘤是女性生殖器三大恶性肿瘤之一。卵巢肿瘤组织学类型多且有良性、临界恶性、恶性。其病因不清楚。临床发病的高危因素有遗传和家族因素、环境因素、内分泌因素、基因突变等。长期常无症状，仅因其他原因做妇科检查偶然发现。一般出现症状常表现为腹胀、腹部肿块、腹水等。肿瘤若向周围组织浸润或压迫神经，可引起腹痛、腰痛或下肢疼痛；若压迫盆腔静脉，可出现下肢浮肿；若为功能性肿瘤，可产生相应的雌激素或雄激素过多症状。晚期时表现消瘦、严重贫血等恶病质征象。

该病属于中医学"癥瘕""虚痨"范畴。多因长期忧思郁怒、内伤七情、外感六淫、湿（热）毒内攻，客于胞脉。正气虚衰，邪气稽留，日久气与血结，痰湿凝聚，或湿（热）浊壅滞，与血相博而致。

（一）针灸疗法

卵巢肿瘤的针灸疗法参考"子宫内膜癌"。

（二）中药调治

1. 汤　剂

（1）行气化瘀消癥汤——当归、三棱、莪术、水蛭、生黄芪各15克，郁金、乌药、青皮、干蟾各10克，龙葵、生牡蛎（先下）各30克。水煎服，1剂/日。功效行气活血，软坚消积。主治气滞血瘀型卵巢癌；症见腹部包块坚硬不移，腹胀腹痛，按之痛增，面色无华，形体消瘦，肌肤甲错，神疲乏力，二便不畅，舌有瘀斑或暗紫，脉细涩或细弦。可酌加半枝莲、半边莲各15克，全蝎10克，蜈蚣3～5条，蛇蜕12克等清热解毒抗肿瘤之药物。腹胀甚者，加槟榔、枳实各15克行气导滞；包块坚硬者,加土鳖虫、穿山甲各 10 克,桃仁 12 克,虻虫 6 克,昆布 15 克软坚散结,破瘀消癥。

（2）涤痰消癥饮——苍术、茯苓、山慈菇、夏枯草、海藻各 15 克,陈皮、胆南星、赤芍、郁金、厚朴各 10 克,瓦楞子、薏苡仁各 30 克。水煎服,1 剂/日。功效燥湿豁痰,化瘀消癥。主治痰湿凝聚型卵巢癌;症见腹部肿块,按之不坚,推揉可散,胸脘痞满,时有恶心,身倦无力,苔薄滑或白腻,脉弦滑。

（3）清热利湿解毒汤——半枝莲、龙葵、白花蛇舌草、白英、车前草、土茯苓、败酱草、鳖甲各 30 克,川楝子 12 克,瞿麦 15 克,大腹皮、水蛭各 10 克。水煎服,1 剂/日。功效清热利湿,解毒散结。主治湿热瘀毒型卵巢癌;症见小腹部肿块,腹胀或痛或满或不规则阴道出血,甚至伴有腹水,便干燥,尿黄灼热,口干口苦不欲饮,舌暗红,苔厚腻,脉弦滑或滑数。毒热盛者,加龙胆草、苦参、蒲公英各 15 克加强清热解毒;腹水多者,加水红花子、抽葫芦各 10 克活血利湿。

（4）少腹逐瘀汤加减——延胡索 20 克,没药、当归、川芎、蒲黄、五灵脂、小茴香、乳香、乌药各 10 克,赤芍、川楝子、郁金各 15 克。水煎服,1 剂/日。功效活血逐瘀,散结止痛。主治卵巢癌腹痛甚者。

（5）斑蝥煮鸡蛋（验方）——斑蝥 1 个,鸡蛋 2 个。斑蝥去头足,压成面,蒸蛋羹服。1 剂/日,连服 1 个月。尿频、尿急、尿痛、血尿者停服,并可服绿豆汤或茶叶水解毒（应用斑蝥,患者肝肾功能须正常）。功效抗癌散结。

2. 丸、片、胶囊剂

（1）平消片——服 4 片/次,2 次/日。功效行气活血,解毒散结。主治各类肿瘤。

（2）平瘤丸——早、晚各服 1 丸,2 次/日。功效清热解毒,化瘀止血。主治瘀热互结型各类肿瘤。

（3）化癥丸——服 1 丸/次,2 次/日。功效活血化瘀,软坚消癥。主治血瘀型肿瘤。

（4）化瘤丸——服 1 丸/次,2 次/日。功效健脾补肾,温阳解毒。主治虚寒型晚期卵巢癌、各种肿瘤。

（5）清瘤丸——服 1 丸/次,2 次/日。功效清热解毒,软坚散结。主治实热型各种肿瘤。

3. 外治方

甲鱼膏——加温软化,贴敷脐腹部。功效行气活血,软坚散结。主治气滞血瘀型卵巢癌。

（三）调养药膳

1. 粥 类

（1）山楂陈皮香橼粥——生山楂、冰糖各 15 克，陈皮 10 克，香橼、荷叶各 6 克，粳米 60 克。上药煎煮 30 分钟取药汁，入粳米煮稀粥，加冰糖。每日早、晚餐服。功效消食导滞。主治卵巢癌；症见食积停滞，油腻肉积，腹痛胀满，泄泻等。

（2）荠菜花藕粥——荠菜花 30 克，藕片 15 克，莲子 12 克，粳米 60 克。共加水煮稀粥。每日早、晚食。功效清热养阴止血。主治内火炽盛，血热妄行，灼伤血脉型癌症；症见小便出血，咯血，呕血，口干欲饮，烦躁等。

（3）山药扁豆粥——淮山、扁豆各 50 克，红枣 20 克，生姜 10 克，粳米 100 克，共加水煮稀粥。每日早、晚餐温服。功效健脾养胃。主治癌症病人术后或放化疗中脾虚泄泻，呕吐，皮倦乏力等。

（4）薏苡仁粥——薏苡仁、粳米各 50 克，大枣 30 克，共加水煮稀粥。早餐温热服，宜长期食。功效健脾利湿，解毒抗癌。主治癌症病人脾虚湿困，泄泻，尿短赤，脚气水肿。

（5）胡萝卜粥——胡萝卜（切小块）250 克、粳米 150 克同加水煮稀粥。每日早餐温热食。功效健脾养胃，消胀除滞，防癌抗癌。主治癌症术后或放、化疗中脾虚胃滞，消化不良，胃脘胀满，营养不良。

（6）菱角粥——菱角肉 50 克，红枣 20 克，粳米 100 克同加清水煮稠粥。每日早、晚餐温热服。功效益气健脾，防癌抗癌。主治卵巢癌；症见脾胃虚弱，病后虚弱，营养不良（菱角性寒凉，脾胃虚寒者忌服）。

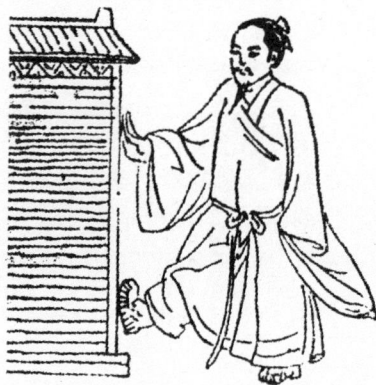

近墙壁站立，用右手撑墙，左手自然下垂，右脚蹬在墙上；然后徐徐吐气 18 口。如此左右交替进行。主治腰痛，包括腰肌劳损、骨质增生、风湿腰痛。

图 74　接舆治腰痛导引法

（7）大枣粥——大枣（去核）30 枚，粳米 150 克、砂糖少量共加水用大火煮开后改小火煮 1 小时。宜常服。功效健脾养胃，补益气血。主治脾胃虚弱，气虚不足，倦怠乏力，或用于肿瘤病人因情志抑郁，或思虑过度,心脾受损,脏阴不足所致脏躁症（无故悲伤,精神失常,坐卧不安,心烦不寐等）;或放、化疗后血虚病症（大枣粥含糖量高,糖尿病者忌服）。

（8）莱菔子皂刺粥——莱菔子

（炒）、皂刺各 30 克,粳米 50 克,共加水 1 升煮稀薄粥。早、晚分服,1 剂/日。功效理气活血化瘀。主治气滞血瘀型卵巢癌。

2. 汤、茶、汁类

（1）龙珠砂糖茶——龙葵子 15 克,麦饭石 30 克,红糖适量。前 2 味加水 1 升煎 20 分钟后取汁,入红糖。代茶饮,1 剂/日,可连服。功效健脾,抗癌。主治脾虚型卵巢癌。

（2）乌梅糖茶——乌梅 6 克,青

箬叶 30 克,红糖适量。前 2 味加水 1 升煎汤,入红糖。代茶饮,可连服。主治卵巢肿瘤手术后化疗反应。

（3）天葵子茶——天葵子 60 克加水 1 升煮汁。代茶饮,可长期服。功效扶正。防止卵巢癌化疗反应。

3. 炖、煲、炒类

（1）龟苓膏——乌龟（最好金钱龟）1 只,土茯苓用量与龟重量相等。龟内脏洗净,连壳与土茯苓同熬羹,频饮。功效破癥瘕,清湿热。主治湿毒型卵巢癌。

（2）乌贼白果——乌贼肉 60 克、白果 10 枚入砂锅中加水 500 毫升,煲熟后加佐料。服 1 剂/日。功效扶正,生肌。适于卵巢肿瘤术后,可帮助伤口愈合、抗感染。

（3）香椿鱼丝——香椿 30～60 克、鲨鱼肉丝 60 克加清油 125 克炒熟,入佐料。每晚食 1 次。功效扶正,

生肌。适于卵巢肿瘤术后,可帮助伤口愈合、抗感染。

（4）葵花楂肉——葵花托盘、瘦猪肉各 60 克,山楂 30 克。葵花托盘加水 1 升煎 20 分钟取液,入山楂、瘦猪肉煮烂。食 1 剂/日。功效活血,抗癌。主治卵巢肿瘤。

（5）马兰头炒石耳——马兰头、鸡丝各 60 克,石耳 10 克,共加清油、佐料同炒。1 剂/日,可连服。功效补气养血。适于卵巢癌手术、化疗后气血虚弱者。

（四）预防调护

卵巢恶性肿瘤目前尚无较好的预防措施。但早期发现并给以及时处理,防止并发症,对于保存卵巢的功能有重要意义。

（1）定期进行妇科病的普查普治,尤其是对于有卵巢肿瘤的家族病史、高危人群,密切地随访是及时有效地发现卵巢肿瘤的最好措施。若

在妇科检查时发现卵巢增大，但一时不能确诊或又不能排除功能性卵巢肿瘤，也必须密切地随访；若卵巢继续增大又无其他原因，应及时剖腹探查；妇女在绝经后或口服避孕药期间发现卵巢肿大，应及时进行手术调治。

（2）30 岁以上妇女每年应进行妇科检查，高危人群最好每半年检查 1 次，以排除卵巢肿瘤。若配合 B 型超声、MIR 等检查则更好。

（3）早期发现、处理。卵巢实性肿瘤或囊肿直径＞ 5 厘米者，应及时手术切除。青春期前、绝经后或生育年龄服用避孕药的妇女，若发现卵巢肿大，应考虑为卵巢肿瘤。盆腔肿块诊断不清或治疗无效者，应及早进行腹腔镜检查或剖腹探查。凡乳癌、胃肠癌等患者，调治后应严密随访，定期做妇科检查。

第六章 不孕症

夫妇同居 2 年，性生活正常，未采用过避孕措施而未妊娠者，称为不孕症。婚后性生活明显异常或结婚较晚（30 岁以上）者可提前就医检查。据不孕的原因可分为相对不孕（指夫妇一方因某种因素阻碍受孕或使生育能力降低，导致暂时性不孕，该因素得到纠正则仍有受孕可能者）、绝对不孕（指夫妇一方有先天或后天解剖生理方面的缺陷，无法纠正而不能受孕者）。原发不孕指有正常性生活未避孕而从未受孕；继发不孕为曾经怀孕而后又不孕者。

中医学认为，先天肾气不足，后天脏腑功能失常、气血失调、冲任胞宫病变均可导致不孕，常见病因有肾虚、肝郁、痰湿、血瘀等。

（一）针灸疗法

（1）针灸疗法 1——月经周期第 12 日针刺关元、归来、三阴交，第 13 日针刺中极、气冲、足三里，第 14 日针刺命门、承浆、血海。

（2）针灸疗法 2——针刺①子宫、关元与②阴陵泉、三阴交，2 组穴位交替运用；并以鱼腥草注射液、当归注射液、胎盘组织液，每次选用 2 种药物，双侧子宫、次髎穴交替穴注，经期暂停。

（二）中药调治

1. 汤 剂

（1）毓麟珠——人参、菟丝子各 18 克，白术、茯苓、白芍、熟地、杜仲、鹿角霜各 15 克，当归、川芎各 10 克，炙甘草、川椒各 6 克。水煎服，1 剂 / 日。功效补肾益气，填精益髓。主治肾气虚型不孕症；症见婚久不孕，月经不调或停闭，经量或多或少、色暗，头晕耳鸣，腰酸膝软，精神疲倦，尿清长，舌淡苔薄，脉沉细，两尺尤甚。

（2）温胞饮——巴戟天、补骨脂、菟丝子、杜仲、白术、山药、芡实、人参各 15 克，肉桂 10 克，附子 9 克。水煎服，1 剂 / 日。功效温肾暖宫，调补冲任。主治肾阳虚型不孕症；症见婚久不孕，月经迟发，或月经后推，或停闭不行，经色淡暗，性欲淡漠，小腹常有冷感，带下量多、清稀如水，或子宫发育不良，头晕耳鸣，腰酸膝软，夜尿多，眼眶暗，面部暗斑，或口唇暗，舌淡暗苔白，脉沉细脉弱。子宫发育不良者，加血肉有情之紫河车、鹿角片（或鹿茸）及桃仁、丹参、茺蔚子各15克补肾活血，通补奇经以助子宫发育；性欲淡漠者，加淫羊藿、仙茅、石楠藤、肉苁蓉各15克温肾填精。

（3）养精种玉汤——熟地30克，当归（酒洗）、白芍（酒炒）、山萸肉（蒸熟）各15克。水煎服，1剂/日。功效滋肾养血，调补冲任。主治肾阴虚型不孕症；症见婚久不孕，月经常提前，经量少或月经停闭，经色较鲜红，或行经时间延长甚则崩中或漏下不止，形体消瘦，头晕耳鸣，腰酸膝软，五心烦热，失眠多梦，眼花心悸，肌肤失润，阴中干涩，舌质稍红略干，苔少，脉细或细数。可加龟甲、知母、紫河车、制首乌、肉苁蓉、菟丝子、丹皮各15克加强滋肾益精之功，稍佐制火，疗效更佳。阴虚火旺者，可选加二至丸及白芍、知母各15克；肾虚肝郁者，加柴胡6克，郁金、合欢皮各15克舒肝解郁。

（4）郁种玉汤——酒炒白芍30克，酒炒香附、酒洗丹皮、茯苓（去皮）各9克，酒洗当归、炒白术各15克，天花粉6克。水煎服，1剂/日。功效舒肝解郁，理血调经。主治肝气郁结型不孕症；症见婚久不孕，月经或先或后，经量多少不一，或经来腹痛，经前烦躁易怒，胸胁乳房胀痛，精神抑郁，善太息，舌暗红或边有瘀斑，脉弦细。

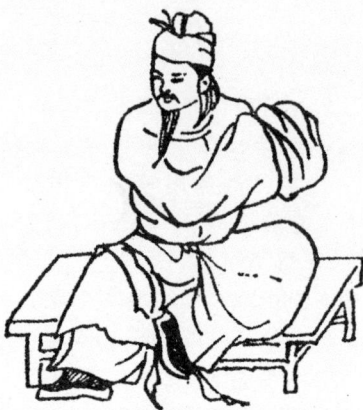

坐床上，左脚呈半圆状弯曲，平放床上；右脚斜伸，着地上；两手抱拳左举，吐气24口。目向右视，然后交换进行，连做数次。主治瘫痪。不能自行完成者，可由他人帮助进行。

图75 曹国舅治瘫痪导引法

（5）少腹逐瘀汤——小茴香、干姜、延胡索、赤芍、蒲黄、五灵脂各15克，没药、当归各10克，川芎、肉桂各6克。水煎服，1剂/日。功效逐瘀荡胞，调经助孕。主治瘀滞胞宫型不孕症；症见婚久不孕，月经多推后或周期正常，经来腹痛甚或进行性加剧，经量多少不一、色紫暗、有血块，块下痛减，有时经行不畅、淋漓难净，或经间出血，或肛门坠胀不适，性交痛，舌紫暗或边有瘀点，苔薄白，脉弦或弦细涩。

（6）苍附导痰丸——茯苓、法半

夏、陈皮、苍术、香附、胆南星、枳壳、生姜、神曲各15克,甘草6克。水煎服,1剂/日。功效燥湿化痰,行滞调经。主治痰湿内阻型不孕症;症见婚久不孕,多自青春期始形体肥胖,月经常推后,稀发甚则停闭不行,带下量多、色白质黏无臭,头晕心悸,胸闷泛恶,面目虚浮或苍白,舌淡胖,苔白腻,脉滑。

(7)补肾种子方——枸杞子、菟丝子、五味子、覆盆子、车前子、益智仁、乌药、炙龟甲各12克。水煎服,1剂/日。功效补益肾气。主治阴阳两虚型不孕症。

(8)疏管灵——雷丸、郁金、石见穿各20克,百部、麦冬、槟榔、赤芍、桃仁、路路通各15克,桂枝、细辛各5

克,丹皮、穿山甲、皂角刺各10克。水煎服,1剂/日。功效活血通络,理气调经。主治血瘀胞宫,冲任不畅型不孕症(输卵管阻塞性不孕)。

(9)并提汤——熟地、巴戟天(盐水浸)、炒白术各30克,人参、生黄芪、柴胡各15克,山萸肉9克,枸杞子6克。水煎服,1剂/日。功效补肾气,兼补脾胃。主治肾气(阳)不足型不孕症。

(10)验方——党参、黄芪、当归、茯苓、菟丝子、阿胶(兑服)各10克。水煎服。功效滋补阴血,补益肝肾。主治血虚型不孕症;症见月经后期、量少色淡,面色萎黄,形体衰弱,心悸失眠,舌苔淡白,脉虚细无力等。

2.外治方

丹仙七子散——丹参、仙茅、淫羊藿、菟丝子、覆盆子、王不留行、车前子、茺蔚子、女贞子、五味子各等份。贴敷期门、关元、中极、子宫、足三里、三阴交、太冲等穴。功效温阳益肾,益气通络。

3.分段调治方

(1)第一阶段方——丹参、赤芍、当归、白芍、生地、熟地、沙参、麦冬各10克,黄精、肉苁蓉各12克,巴戟天9克,炙甘草8克。水煎,1剂/日,连服7天。功效滋补肝肾,养血调经。主治月经不调。

(2)第二阶段方——先用上药调服至月经正常,症状改善,则于月经中期服用补肾助孕药并嘱性交。药用熟地、枸杞子、菟丝子、覆盆子、巴戟天、肉苁蓉、鹿角胶(溶服)、淫羊藿、紫石英各12克,益母草20克,龟甲、炙甘草各10克。水煎,1剂/日,连服7天。功效补益肾阴,温助肾阳。

4.周期疗法

分周期调治乃据卵泡期、排卵期、黄体期、月经期阴阳气血不同的消长变化进行用药。

（1）卵泡期（为经后约 1 周时）治疗方——菟丝子、巴戟天、肉苁蓉、淫羊藿、鹿角霜、女贞子、熟地、山药、党参各 15 克，当归 10 克，炙甘草 6 克等。水煎，1 剂 / 日，经后连服 7 日。功效补脾肾，调气血，固冲任。

（2）排卵期（为经前约 14 日之际）治疗方——柴胡 6 克，白芍、桃仁、益母草、川牛膝、丹参、丹皮、菟丝子各 15 克，枳壳、当归各 10 克等。水煎，1 剂 / 日，经前约 14 日开始连服 2～3 日。功效舒肝理气，活血化瘀，佐以补肾。

（3）黄体期（为排卵后约 2 周时）治疗方——山茱萸、枸杞子、熟地、白芍各 15 克，黄精 20 克，当归 10 克等。水煎，1 剂 / 日，经前约 14 日排卵后始服，若到期无月经来潮，注意检查有无妊娠，如已妊娠可继续服用。功效补肾养血，理气调经。

（4）月经期（为月经来潮之时）治疗方——当归 10 克，川芎 6 克，赤芍、生蒲黄、五灵脂、延胡索、泽兰、川牛膝、刘寄奴、香附、益母草各 15 克等。月经来潮时始服，连用 5 日。功效行气活血调经。

（三）饮食调理

不孕症的饮食调养参考"闭经""高催素血症""痛经"等。

（四）调养药膳

1. 粥　类

（1）当归桃仁粥——当归、白术各 12 克，桃仁 9 克，粳米 50 克。诸药加水煮沸后再煎 30 分钟取汁，入粳米共煮粥。1 剂 / 日。功效活血化瘀，温经通络。主治血瘀型不孕症。

（2）海参粥——海参 15 克，大米 60 克，葱、姜、盐适量。海参用温水泡发，切小块。大米入锅，加海参、葱、姜、盐、水煮粥。作主食，1 剂 / 日，常食。功效滋阴养血，清泻虚火。主治肾阴虚型不孕症。

（3）助孕粥——肉苁蓉 15 克，羊肉（切碎）、粳米各 100 克。肉苁蓉加水 300 毫升煮 20 分钟取汁，与粳米、羊肉同入锅，加水煮粥，将至米烂肉熟时，入盐调味。服 200～300 克 / 次，1 次 / 日，7 日 / 疗程。功效温养肾精，补气养血。主治肾阳虚型不孕症。

（4）芡实莲子粥——芡实、莲子各 30 克，粳米 60 克。煮粥。常服。功效温肾健脾。主治脾肾两虚型不孕症。

（5）归芍解郁粥——当归、制香附各 12 克，白芍 9 克，陈皮 6 克，粳米 50 克。诸药加水煎煮 30 分钟后留汁，入米煮粥。1剂/日，连服10日。功效舒肝解郁，调理冲任。主治肝郁气滞型不孕症。

（6）肉桂粥——肉桂粉1～2克，粳米100克，砂糖适量。粳米加砂糖煮粥。将熟时放肉桂粉，小火再煮，粥稠停火（久煮效果更佳）。每晚睡前空腹温服。功效温中补阳。主治宫冷不孕，虚寒痛经等。

（7）艾叶粥——干艾叶15克（鲜品30克），粳米100克，红糖适量。艾叶煎汁去渣。粳米、红糖放药汁中煮粥。早、晚温热食（月经期间忌服）。功效温暖子宫。主治宫冷不孕等。

（8）启宫粥——制半夏、茯苓、陈皮、苍术各10克，香附、神曲各12克，川芎6克，大米100克。诸药煎取汁，入大米同煮粥。2次/日，空腹温服。功效健脾燥湿，化痰祛脂。主治痰湿型不孕症、肥胖症。

2. 汤、饮、茶、汁、酒类

（1）乌鸡汤——乌骨鸡肉500克，党参、黄芪、茯苓各30克，熟地20克，当归、首乌各15克，大枣3枚。水煎。吃肉喝汤。功效滋补阴血，补益肝肾。主治血虚型不孕症。

（2）壮阳狗肉汤——狗肉2000克，菟丝子30克，附片15克，盐、味精、葱白、姜、绍酒各适量。狗肉整块下锅，用沸水煮透，捞入凉水内洗净血水，晾干水分，切长方条。姜切片，葱切段。锅置火上，入狗肉、姜片热炒，烹绍酒炮锅，然后共入大锅，同时菟丝子、附片用纱布包好入锅，加清汤、盐、味精、葱白，置大火上烧沸去浮沫，盖好，用小火炖2小时，待狗肉炖熟烂，去姜、葱白，调味，分10份。1次/日，1份/次，晨起空腹食，冬令尤宜多吃。功效温肾壮阳，调补冲任。主治肾阳虚型不孕症。

（3）海带薏仁蛋汤——海带、薏苡仁各50克，鸡蛋1只。海带切条，与薏苡仁共入高压锅内炖极烂。锅置大火上，放油将打匀的鸡蛋炒熟，再入海带、薏苡仁，加盐、胡椒粉、味精调味。1次/日，宜常服。功效利湿化痰，活血调经。主治痰湿内阻型不孕症。

（4）雀肉仙茅汤——麻雀1只，

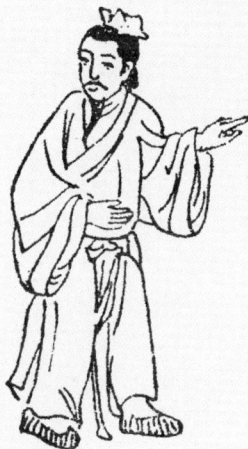

以手指左前方，眼向右视，同时吐气24口；以手指右前方，眼向左视，同时吐气24口。在人帮助下反复练此功法。主治瘫痪。正常人练习亦可防止瘫痪。

图76 邗子治瘫痪导引法

红枣 10 克，仙茅 15 克，芡实 60 克，食盐适量。麻雀杀好，红枣去核，与其他原料同加水以大火煮沸后改小火炖 2 小时，调盐。食 1 次 / 日。功效温肾壮阳。主治阴冷不孕，带下，子宫发育不良；男性肾阳不足，阳痿早泄，尿频数，性欲淡漠等。

（5）温补鹌鹑汤——鹌鹑 2 只，菟丝子 15 克，艾叶 30 克，川芎 10 克。鹌鹑杀好，菟丝子、艾叶、川芎用清水 1200 克煎取汁 400 克；药汁与鹌鹑共隔水炖熟。吃肉喝汤，宜常服。功效温肾固中。主治妇女子宫寒冷、久不受孕、体质虚损。

（6）益母山楂饮——益母草、山楂各 15 克共加水以大火煮沸后再煎 20 分钟，去渣入冰糖适量溶化。常服。功效活血化瘀，养血通经。主治血瘀型不孕症。

（7）茉莉花糖茶——茉莉花 5 克、白糖 10 克入杯，沸水冲泡 15 ～ 30 分钟。口渴当茶饮。功效理气解郁。主治肝气郁滞型不孕症。

（8）丹参酒——丹参 12 克，橘核、香附各 10 克，当归 15 克，用水洗净后晾干，置黄酒 250 毫升中浸 7 日。去药饮酒，2 次 / 日，10 毫升 / 次。功效理气解郁，活血调经。主治肝气郁滞型不孕症。

3. 炖、煲、蒸、炒、炸、烙类

（1）鹿鞭鸡——鹿鞭 100 克，当归、阿胶各 25 克，枸杞子、黄芪各 15 克，生姜 3 片，嫩母鸡 1 只。嫩母鸡去毛、内脏，与鹿鞭、当归、枸杞子、黄

（9）仙传种子药酒——茯苓 100 克，大枣肉 50 克，胡桃仁 40 克，白蜜 600 克，蜜炙黄芪、人参、白术、当归、川芎、炒白芍、生地、熟地、小茴香、枸杞子、覆盆子、陈皮、沉香、肉桂、砂仁、甘草各 5 克，乳香、没药、五味子各 3 克，烧酒 2 千克，糯米酒 1 千克。白蜜入锅熬滚，搅入乳香、没药，微火熬滚后入瓷器，烧酒、糯米酒、余药（研末）共入瓷器，用竹叶封口、外固。瓷器置锅中，大柴火煮 40 分钟取出，埋土中 3 日（去火毒）。每日早、晚夫妇各饮 15 毫升（勿醉）。功效补元调经，填髓补精。主治气血不足型不孕症。

（10）种玉酒——全当归、远志肉各 80 克打碎，装纱布袋内，扎紧口，入小坛，倒入白酒 2 千克浸 7 日，去药袋。每晚临睡前，随量温饮。功效和气血，调经水。主治气血不和型不孕症。

（11）种子药酒——淫羊藿 125 克，胡桃肉、生地各 60 克，枸杞子、五加皮各 30 克，白酒适量。上药加工打碎，倒净坛中，入白酒淹没药物，封固，隔水加热至药片蒸透，取坛放凉，再浸数日。饮 2 次 / 日，10 毫升 / 次。功效补肾阳，益精血。主治肾阳虚型不孕症。

芪、生姜同以大火煮沸后改小火炖至鸡烂，入阿胶溶化，调味。连吃多次。功效温肾养血。主治肾虚型不孕症症见婚后不孕，月经后期，量少色淡，

面色晦暗,腰酸腿软,性欲淡漠,尿清长,便溏,舌淡红苔白,脉沉细。

(2)韭菜炒鸡肉——韭菜300克,鸡肉100克,猪肾60克,虾米20克。韭菜切段,炒鸡肉、猪肾、虾米,调味。宜常服。功效温肾助阳。主治肾阳虚型不孕症。

(3)雪莲炖鸡——雪莲花30克,鸡1只,当归、黄芪、党参各10克。共炖熟。1~2次/日,吃肉喝汤。功效补肾助阳,调补冲任。主治肾阳虚型不孕症。

(4)五子胎盘——新紫河车1具,覆盆子、菟丝子、枸杞子、五味子、车前子各10克,食盐等适量。紫河车切小块,五子捣碎后纱布包,同加水用小火慢炖至紫河车熟,去药包,调味。早、晚分食,隔日1剂,10剂/疗程。功效补肾益精,养血调经。主治肾阴虚型不孕症。

(5)米酒炒海虾——鲜海虾400克,米酒250毫升,菜油、葱花、姜末适量。海虾去壳,入米酒浸10分钟。菜油入热锅内烧沸,投葱花爆锅,加虾、盐、姜翻炒熟。1次/日,50~100克/次。功效温补肾阳,活血调冲。主治肾阳虚型不孕症。

(6)虫草全鸡——冬虫夏草、葱白各10克,老母鸡1只,绍酒15毫升,生姜5克,胡椒粉3克,食盐适量。老母鸡去毛、内脏,劈开鸡头,纳入虫草8~10枚扎紧,余下虫草与葱、姜纳鸡腹中,放罐内,注入清汤,加食盐、胡椒粉、绍酒,上笼蒸1.5小时,出笼后去姜、葱,调味。分次服。

功效补肾助阳,调补冲任。主治肾阳虚型不孕症。

(7)枸杞肉丁——猪后腿肉250克,枸杞子15克,番茄酱50克,黄酒、姜、精盐、白糖、白醋各适量。肉切10毫米丁块,拍松,加酒、盐、湿淀粉拌渍15分钟,滚上干淀粉,用六七成热的油略炸捞起;油沸再炸至酥盛起。枸杞子磨成浆,调入番茄酱、白糖成甜酸卤汁后,倒入余油中炒至稠浓,投入肉丁拌和。食1次/日,10日/疗程。功效补益肾精,滋养阴血。主治肾阴虚型不孕症。

(8)枸杞鸡——老母鸡1只,枸杞子20克,白芍、女贞子、刘寄奴、熟地各10克,柴胡8克,鸡血藤、茯苓、丹参各15克,菟丝子、肉苁蓉各12克。共入锅,大火煮滚后改小火煲1.5小时。分次吃肉喝汤。功效补肾健脾,益气养血。主治脾肾两虚型不孕症。

(9)杞子炖羊脑——枸杞子50克,羊脑1具,葱、姜、盐、料酒适量。枸杞子、羊脑洗净(勿将羊脑碰破),同加水、食盐、葱、姜、料酒,隔水炖熟,佐餐食。1剂/日,分2次食完,常食。功效补肾益精。主治肾阴虚型不孕症。

(10)虫草胎盘——冬虫夏草25克,鲜胎盘1具。胎盘洗净,切块,与冬虫夏草共入锅,隔水炖熟。分次食,宜常服。功效补肾益精。主治肾虚型不孕症。

(11)韭菜炒羊肝——韭菜100克,羊肝150克,葱、姜、盐各适量。韭菜切段,羊肝切片,共放铁锅内用大火炒,将熟时入葱、姜、盐调味至熟。佐餐食,1次/日,月经前连服数日。功效舒肝解郁。主治经期不规律,经量时多时少,乳房胀痛,时常叹息。

(12)大血藤炖河蟹——大血藤30克、河蟹250克入陶罐中,加水1.5碗,用小火炖熟加米酒适量再炖片刻。趁热吃蟹喝汤,宜常服。功效活血祛瘀,通经活络。主治血瘀型不孕症。

(13)生姜红糖泥——鲜生姜、红糖各500克。姜捣为泥,入红糖拌匀,蒸1小时,晒3日,共九蒸九晒(最好在夏季三伏,每伏各蒸晒3次)。经期开始时服,1匙/次,3次/日,连服1个月(服药期间忌房事)。功效温暖子宫。主治妇女宫冷不孕。

(14)枣泥桃仁酥——枣泥250克,桃仁50克,面粉500克,猪油125毫升,香油400毫升。桃仁捣烂,加入枣泥制成馅;取面粉200克,放在面板上加入猪油100毫升,拌匀成油酥面;把剩下面粉倒在面板上,加猪油25毫升、水适量和成水油面团。油酥面放入水油面里,将油面逐一擀成圆皮,把枣泥馅包于面皮内,收严口子,搓成椭圆形的生坯。香油下锅加热至六成热,入生坯炸至酥浮面至黄色,出锅后稍凉即酥。100克/日,连服3～4周。功效活血,化瘀,通经。主治血瘀型不孕症。

(15)茯苓陈皮饼——白茯苓粉、米粉各250克,陈皮30克,白糖适量。陈皮研细末,与白茯苓粉、米粉、白糖混匀,加清水调成糊状,用小火在平锅里摊烙成薄煎饼。常食。功效燥湿化痰,理气调经。主治痰湿内阻型不孕症。

(16)期颐饼——生芡实18克,生鸡内金90克,白面粉250克,白糖适量。生芡实用水掏去浮皮、晒干、打

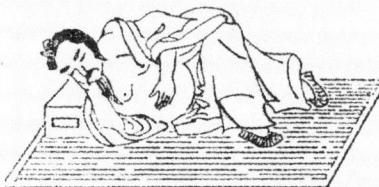

以右手作枕,侧卧床上,左腿压在右腿上;左手在腹部往来按摩;同时意守丹田,吸气32口,将气引入丹田。如此反复练习。主治因性生活过度造成的身体虚弱。

图77 陈希夷治色痨导引法

细、过筛;鸡内金打细、过筛,置盆内,加开水浸半日许。芡实粉、白面粉、白糖用浸有鸡内金的水和匀,做成极薄小饼,烙成焦黄色,如饼干样。随时服。功效化痰理气,补益调经。主治痰湿内阻型不孕症。

(17)益母草煮鸡蛋——益母草30克、鸡蛋2个加水同煮,鸡蛋熟后去壳,再煮片刻。吃蛋喝汤,常服。功效舒肝理气,补血。主治肝郁气滞型不孕症。

（五）预防调护

（1）加强体质、增进健康有利于不孕症病人恢复生育能力，纠正营养不良、贫血，如有全身性慢性疾病应积极调治。

（2）戒烟、戒毒、不酗酒。

（3）掌握性知识，学会预测排卵期，排卵后卵子的寿命不足 24 小时，精子在酸性的阴道内只能生存 8 小时，而进入宫腔后可维持 2 ～ 3 日，所以每月只有在排卵前 2 ～ 3 日或排卵后 24 小时内性交才能受孕，因此，性交日期合适可增加受孕机会。

（4）子宫后位者性交时应抬高臀部，男女双方因不孕而过度紧张也能影响精子的产生、排卵、输卵管功能，故应注意避免情绪的变化；性交次数不能过频或过稀。

（5）治疗器质性疾病。如发现肿瘤、阴道横膈、生殖器炎症等疾病应积极调治。如宫颈口狭窄，有时单纯扩张宫颈即能起到调治作用。尽量避免或减少人流术、清宫术等手术。

第七章　自然流产

　　自然流产是指胎儿尚无独立生存能力时，未经人工方法，造成胎儿或胚胎自动脱离母体而排出。据流产发展过程，分为先兆流产、难免流产、稽留流产；据流产程度，分为完全流产、不完全流产。发生在妊娠12周以前的流产，称为早期自然流产；12周以后至28周以前的流产，称为晚期自然流产。大多数的流产均发生在怀孕早期，妊娠16周以前。连续3次或以上的自然流产，称为习惯性流产。

　　据流产的临床表现、所处不同阶段，中医学分别称为"妊娠腹痛""胎漏""胎动不安""暗产""胎堕难留""胎死不下""堕胎""早产""滑胎"等。妊娠腹痛、胎漏、胎动不安、堕胎、小产之间有一定的内在联系，是同一疾病不同的发展阶段。

（一）常规调护

　　流产为妇产科常见病，一旦发生流产症状，应据流产的不同类型，及时进行恰当的处理。

　　（1）先兆流产——应卧床休息，禁忌性生活。

　　（2）难免流产——一旦确诊，应尽早使胚胎、胎盘组织完全排出。及时行清宫术，对妊娠产物进行认真检查，并送病理检查。

　　（3）不全流产——一经确诊，应及时行吸宫术或钳刮术，以清除宫腔内残留组织。

　　（4）完全流产——若无感染征象，一般不需特殊处理。

　　（5）稽留流产——处理较困难。因胎盘组织有时机化，与子宫壁紧密粘连，造成刮宫困难。稽留时间过长，可能发生凝血功能障碍，导致弥漫性血管内凝血，造成严重出血。处理前，应检查血常规、出凝血时间、血小板计数、血纤维蛋白原、凝血酶原时间、凝血块收缩试验、血浆色精蛋白副凝试验等，并做好输血准备。

　　（6）习惯性流产——原因不明的习惯性流产妇女，确诊妊娠后宜卧床休息，禁忌性生活，给予心理治疗以解除其精神紧张，并安定其情绪。宫颈内口松弛者，于妊娠前做宫颈内口修补术。若已妊娠，最好于妊娠

14～16 周行宫颈内口环扎术,术后定期随诊,提前住院,待分娩发动前拆除缝线,若环扎术后有流产征象,调治失败,应及时拆除缝线,以免造成宫颈撕裂。

（7）流产感染——流产感染多为不全流产合并感染。调治原则为积极控制感染,若阴道流血不多,应用广谱抗生素 2 ～ 3 日,待控制感染后再行刮宫,清除宫腔残留组织以止血。若阴道流血量多,静脉滴注广谱抗生素、输血的同时,用卵圆钳将宫腔内残留组织夹出,使出血减少,切不可用刮匙全面搔刮宫腔,以免造成感染扩散。术后继续应用抗生素,待感染控制后再行彻底刮宫。若已合并感染性休克者,应积极纠正休克。若感染严重或腹、盆腔有脓肿形成时,应行手术引流,必要时切除子宫。

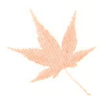

（二）先兆流产的中药调治

1. 成方（汤剂）

（1）加味寿胎丸——菟丝子、桑寄生各 30 克,续断 20 克,阿胶（烊化）、白术各 10 克,党参 15 克,焦艾叶、炙甘草各 6 克。水煎服,1 剂 / 日。功效补肾健脾,益气安胎。主治肾虚型先兆流产;症见妊娠期阴道少量出血、色淡暗,腰酸,腹痛下坠,或曾屡孕屡堕,头晕耳鸣,夜尿多,眼眶暗黑或有面部暗斑,舌淡暗苔白,脉沉细滑尺脉弱。腰痛明显,尿频数或夜尿多者,加杜仲、覆盆子各 10 克,益智仁 15 克加强补肾安胎、固摄缩泉之功;小腹下坠明显者,加黄芪 30 克、升麻 6 克益气升提安胎（或高丽参 6 ～ 10 克另炖服）;阴道出血不止者,加山萸肉、地榆各 15 克固冲止血;大便秘结者,加肉苁蓉、熟地、桑椹子者 15 克滋肾增液润肠。

（2）清热安胎饮——黄芩、侧柏炭、椿根皮、阿胶（烊化）、石莲各 10 克,黄连 6 克,山药 15 克。水煎服,1 剂 / 日。功效清热凉血,养血安胎。主治先兆流产属血热型实证;症见妊娠期阴道少量下血、色鲜红或深红、质稠,口苦咽干,心烦不安,便结溺黄,舌红苔黄,脉滑数。胸胁胀满,口苦咽干者,加白芍 15 克、醋柴胡 10 克养血舒肝;大便干结者,

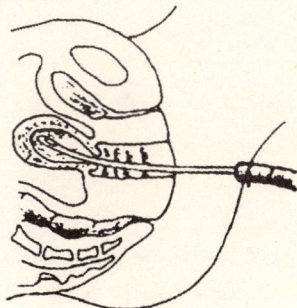

图78　探宫引流

加玄参 12 克、麦冬 15 克养阴滋液，润燥通便。

（3）保阴煎加味——黄芩、黄柏、续断、苎麻根各 10 克，生地、白芍、山药各 15 克，桑寄生 30 克，甘草 6 克。水煎服，1 剂／日。功效滋阴清热，养血安胎。主治先兆流产属血热型虚证；症见妊娠期阴道少量下血、色鲜红或深红、质稠，腰酸，咽干，手足心热，舌红苔黄，脉滑数。出血多者，加女贞子、旱莲草各 10 克凉血止血；口干咽燥者，加沙参 15 克、石斛 10 克养阴生津止渴。

（4）胎元饮——党参 20 克，黄芪、白芍各 15 克，白术、阿胶（烊化）、杜仲各 10 克，熟地 12 克，当归、陈皮、炙甘草各 6 克。水煎服，1 剂／日。功效补气养血，固肾安胎。主治气血虚弱型先兆流产；症见妊娠期少量阴道出血、色淡红、质清稀，或小腹空坠而痛、腰酸，面色苍白，心悸气短，神疲肢倦，舌淡苔薄白，脉细弱略滑。恶心、不思饮食者，用砂仁 1.2 克拌熟地；阴道出血多者，去当归，加艾叶 10 克止血

2. 验方（汤剂）

（1）验方 1——桑寄生 15 克，艾叶（微炒）、阿胶各 10 克。用水 1.5 碗煎至 1 碗，去渣取汁，饭前温服。功效补肾养血止血。

（2）验方 2——黄芪 150 克，糯米适量。以水 7 碗煎取 2 碗，分 4 次服。功效益气健脾安胎。

安胎；气虚明显，小腹下坠者，加黄芪 15 克、升麻 6 克益气升提，固摄胎元[或加高丽参 6～10 克（另炖服），1～3 次／周，连服 1～2 周以大补元气]；腰酸明显，或有堕胎史者，亦可与寿胎丸合用，加强补肾安胎之功。

（5）桂枝茯苓丸合寿胎丸加减——桂枝、桃仁、赤芍、阿胶（烊化）、丹皮各 10 克，菟丝子 20 克，茯苓、桑寄生、续断各 15 克。水煎服，1 剂／日。功效活血消癥，补肾安胎。主治血瘀型先兆流产；症见宿有癥积，孕后常有腰酸腹痛下坠，阴道不时下血、色暗红，或妊娠期跌仆闪挫，继之腹痛或少量阴道出血，舌暗红或有瘀斑，脉弦滑或沉弦。阴道出血稍多者，去当归、川芎，加苎麻根、炙甘草各 10 克止血安胎。

（6）圣愈汤——党参、黄芪、白芍各 15 克，当归 6 克，川芎 3 克，桑寄生 30 克，熟地、续断各 10 克。水煎服，1 剂／日。功效调气和血安胎。主治妊娠期不慎跌仆伤胎，气血失和或瘀滞为患。

（3）验方 3——生地适量，鸡蛋 1 枚。生地榨汁 1 小碗，煎沸，入鸡蛋清搅匀，顿服。功效清热养阴止血安胎。

（4）验方 4——阿胶炙 50 克，熟艾叶 5 克以水 3 碗煮取 2 碗，分 3 次服。功效暖宫散寒，养血止血。

3. 丸 剂

（1）参茸白凤丸——服1丸/次，1次/日。功效补肾强身，调经安胎。主治肝肾亏损型先兆流产。

（2）安胎益母丸——服9克/次，2次/日。功效健脾补肾，养血安胎。主治脾肾虚衰，气血不足型先兆流产。

（3）健母安胎丸——服1丸/次，3次/日。功效补益气血，固肾安胎。主治气血不足，肾虚不固型先兆流产。

（4）参茸保胎丸——服15克/次，2次/日。功效补益气血，固肾安胎。主治气血亏虚，脾肾虚损，冲任不固型先兆流产。

（5）保产丸（达生丸）——服1丸/次，2次/日。功效补气养血，安胎和胃。主治气血两亏型先兆流产。

（6）千金保孕丸——服1丸/次，3次/日。功效养血固肾，止血安胎。主治气血两亏，肝肾不足型先兆流产。

（7）安胎丸——服1丸/次，2次/日。功效补血益气，清热安胎。主治气血两亏，肝肾不足型先兆流产。

（8）孕妇金花丸——服1丸/次，2次/日。功效清热凉血，养血安胎。主治胎热型先兆流产。

（9）孕妇清火丸——服6克/次，2次/日。功效清热泻火，滋阴生津安胎。主治胎热火盛型先兆流产。

（10）载胎丸——服9克/次，2次/日。功效益气安胎。主治肝肾不足，气虚不固型先兆流产。

（11）滋肾育胎丸——服6克/次，3次/日。功效补肾滋阴安胎。主治肾虚型先兆流产。

（三）难免流产、不全流产的中药调治

在难免流产、不全流产中，可因发生大出血不止，以致造成气随血脱，阴血暴亡，阳无所附的阴阳离绝之危象，不仅影响母体健康，还会危及生命。因此多采取中西医结合治疗。应及时清除宫腔内残留物，并配合输血、输液等治疗。对有少量残留，出血不多者，可采用活血化瘀、缩宫下胎方法（但应严密观察，若有大出血，仍以清宫处理为宜，以免造成严重后果）。

1. 汤 剂

（1）脱花煎加味——当归20克，川芎、生牛膝、枳壳、益母草各15克，肉桂6克，红花、车前子各10克。水煎服，1剂/日。功效活血化瘀，下胎止血。主治瘀血阻滞型难免流产、不全流产；症见早期妊娠者小腹坠胀

疼痛加重,阴道流血较多、色暗红、有血块,或已排出部分胎块;中期妊娠者小腹阵痛加剧,腰酸下坠,会阴胀坠,或有羊水流出,或有阴道出血,或胎儿已娩出但胎盘、胎膜仍滞留于胞宫,舌质正常,脉滑或细滑。若胎块部分排出,但未排尽,或有部分胎盘、胎膜残留出血较多者,加炒蒲黄、五灵脂各10克,三七粉3克化瘀止血;神疲气短者,加党参、黄芪各15克益气下胎。

（2）参附汤——人参30克,附子10克。水煎服,1剂/日。功效益气固脱,回阳救逆。主治血虚气脱型难免流产、不全流产;症见在堕胎、小产过程中,阴道突然大量流血,甚至暴下不止,面色苍白,大汗淋漓,甚至神识不清,呼吸短促,唇舌淡白,脉微欲绝。

2.片、丸、散剂

（1）丹七片——服3片/次,3次/日。功效活血祛瘀止血。主治血瘀型难免流产、不全流产。

（2）生化汤丸——服1丸/次,3次/日。功效养血化瘀,去瘀生新。主治血虚血瘀型难免流产、不全流产。

（3）失笑散——布包煎汤服,6～9克/次,或以黄酒调下。功效活血化瘀,止痛止血。主治血瘀型难免流产、不全流产。

（4）独圣活血片——服3次/日,6片/次。功效活血化瘀止痛。主治血瘀型难免流产、不全流产。

（四）稽期流产的中药调治

死胎一经确诊,急当下胎。下胎之法须据母体的强弱,审慎用药,忌概投猛攻峻伐之品,以防伤孕妇正气。若孕妇本身气血已虚,则宜先固本元,补气养血益母,再行下胎。下死胎时,若伴阴道大量出血,或死胎不能排尽者,则需中西医结合治疗,采取吸宫、钳刮等手术,尽快取出胎物,迅速止血,以免重伤气血,变生它证。

1.汤剂

（1）救母丹加味——党参20克,当归、柞木枝各15克,川芎、炒芥穗、川牛膝各10克,益母草、赤石脂各30克。水煎服,1剂/日。功效补益气血,活血下胎。主治气血虚弱型难免流产、不全流产;症见胎死腹中,小腹疼痛或有冷感,或阴道流血,色淡质稀,面色苍白,心悸气短,精神倦怠,食欲不振,或口有恶臭,舌淡苔白,脉细涩无力。小腹冷痛,肢冷畏寒者,加肉桂6克、乌药10克暖宫散寒止血。

（2）脱花煎加味——当归、川牛膝、益母草、柞木枝各15克，肉桂6克，川芎、车前子、红花、莪术、芒硝各10克。水煎服，1剂/日。功效理气行血，祛瘀下胎。主治气滞血瘀型难免流产、不全流产；症见胎死腹中，小腹疼痛，或阴道流血、紫暗有块，口气恶臭，面色青暗，口唇色青，舌紫暗，苔薄白，脉沉或弦涩。出血多者，加炒蒲黄10克、三七粉3克化瘀止血；胸腹胀满者，加枳壳15克、川楝子10克理气行滞。

（3）平胃散加味——苍术、红花、桃仁各10克，厚朴、芒硝、益母草各15克，陈皮、甘草各6克。水煎服，1剂/日。功效运脾燥湿，活血下胎。主治湿浊瘀阻型难免流产、不全流

2. 片、散、丸剂

（1）益母片——服10片/次，3次/日。功效活血祛瘀，散寒止痛。主治血瘀型难免流产、不全流产。

（2）生化汤丸——服1丸/次，3次/日。功效养血化瘀，祛瘀生新。主治血虚血瘀型难免流产、不全流产。

（3）化癥回生丹——服1丸/次，2次/日。功效活血祛瘀，下胎。主治

产；症见胎死腹中，小腹疼痛或有冷感，或阴道流血、色暗滞，胸腹满闷，精神疲倦，口出秽气，舌苔厚腻，脉濡细。脾虚明显者，加党参、黄芪、白术各15克健脾益气，振兴脾阳，消除湿浊，以促死胎外出。

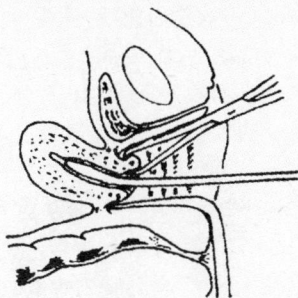

图79　清宫术——扩张宫颈

血瘀寒凝型难免流产、不全流产。

（4）失笑散——布包煎汤服，6～9克/次，或以黄酒调服。功效活血化瘀，止痛止血。主治血瘀型难免流产、不全流产。

（5）丹七片——服3片/次，3次/日。功效活血祛瘀，止痛止血。主治血瘀型难免流产、不全流产。

（五）完全流产的中药调治

若胎块或胎儿已完全排出，阴道出血不多，可按正常产后处理。但因"小产重于大产"，故更应注意产后调养。

1. 汤　剂

人参生化汤加减——人参（单煎）、当归各10克，炮姜、川芎、炙甘

草各 6 克，益母草、黄芪、枳壳各 15 克，大枣 6 枚。水煎服。功效益气养血，缩宫止血。主治因堕胎、小产过程中出血多，失血伤气，引起气血不足；症见面色萎黄，神疲肢软，腰膝酸软，心悸气短，恶露量较多、色淡、质稀，舌质淡，脉细弱。

2. 片、丸、膏剂

（1）生化汤丸——服 3 丸 / 次，3 次 / 日。功效养血化瘀，去瘀生新。主治完全流产后血虚血瘀。

（2）益母片——服 10 片 / 次，3 次 / 日。功效活血祛瘀，散寒止痛。主治完全流产后血瘀。

（3）补中益气丸——服 9 克 / 次，2～3 次 / 日。功效调补脾胃，益气升阳。主治完全流产后脾胃虚弱，中气不足。

（4）八珍丸——服 3 丸 / 次，3 次 / 日。功效调补气血。主治完全流产后气血虚弱。

（5）益母草膏——服 5～10 毫升 / 次，15～30 毫升 / 日。功效养血活血，化瘀调经。主治完全流产后血虚血瘀。

（6）宫血宁——服 3 粒 / 次，2～3 次 / 日。功效活血化瘀，清热止血。主治完全流产后血瘀夹郁热。

（六）习惯性流产的中药调治

该病病因以虚为主，故"补虚"是调治的主要原则，宜分别采用补肾、补气、补血、补阴为主的治法。还应据其虚实不同，而采用温经散寒、滋阴清热等法。该病虚证虽多，但也有实证，对瘀血内阻者，则应采取活血化瘀之法。遣方用药时，孕期忌用过于辛热、香燥、苦寒之品，对行血、破瘀、滑利、有毒之品更应慎用。

1. 汤 剂

（1）泰山磐石饮——党参、黄芪、杜仲各 15 克，白术、当归、熟地、黄芩各 10 克，川芎、炙甘草各 6 克，砂仁 3 克，糯米 50 克。水煎服，1 剂 / 日。功效益气补血安胎。主治气血虚弱型习惯性流产；症见屡孕屡堕连续 3 次以上，身体虚弱，面色苍白或萎黄，神疲乏力，头晕心悸，舌淡苔薄白，脉细弱无力。有热者，去砂仁；有寒者，去黄芩；小腹冷痛，形寒肢冷者，加巴戟天、乌药各 10 克温阳散寒止痛；小腹空坠不适者，加升麻 3 克升阳举陷。

（2）加减一阴煎加味——生地、白芍、山萸肉各 15 克，熟地、麦冬、知母、地骨皮各 10 克，炙甘草 6 克。水煎服，1 剂 / 日。功效滋阴清热，凉血安胎。主治阴虚血热型习惯性流产；症见屡孕屡堕连续 3 次以上，两颧潮红，口干咽燥，手足心发热，失眠多梦，烦躁不宁，或形体消瘦，舌红苔少或无苔，脉细数。心烦、失眠多梦者，加酸枣仁、柏子仁各 10 克宁心安神；口干咽燥，津少者，加石斛、玄参各 10 克生津止渴。

（3）桂枝茯苓丸加味——桂枝、丹皮、赤芍各 10 克，桃仁、茯苓、白芍、菟丝子各 15 克，当归 12 克。水煎

2. 丸　　剂

（1）保胎丸——服 1 丸 / 次，2 次 / 日。功效健脾益气，补肾养血安胎。主治脾肾虚衰，气血亏损型习惯性流产。

（2）参茸白凤丸——服 1 丸 / 次，2 次 / 日。功效补肾强身，调经安胎。主治肝肾亏损型习惯性流产。

（3）健母安胎丸——服 1 丸 / 次，3 次 / 日。功效补益气血，调经安胎。主治气血不足，肾虚不固型习惯性流产。

（4）安胎益母丸——服 9 克 / 次，2 次 / 日。功效补益气血，固肾安胎。主治脾肾虚衰，气血不足型习惯性流产。

（5）全鹿丸——服 9 克 / 次，2 次 / 日。功效大补虚损。主治阴阳气血俱虚型习惯性流产。

（6）八珍丸——服 1 丸 / 次，3 次 / 日；或 2 丸 / 次，2 次 / 日。功效补气养血。主治气血两亏型习惯性流产。

（7）坤灵丸——服 1 丸 / 次，2

服，1 剂 / 日。功效活血化瘀，养血安胎。主治瘀血内阻型习惯性流产；症见屡孕屡堕连续 3 次以上，或小腹疼痛，皮肤粗糙，或小腹有包块，舌暗有瘀点或瘀斑，脉弦或沉涩。

（4）验方——杜仲、续断各 3 克，加水 2 碗煮成半量。功效防止习惯性流产。怀孕 5 个月内服 1 次 / 周，多服无妨。

次 / 日。功效养血益气，温肾填精。主治血虚精亏型习惯性流产。

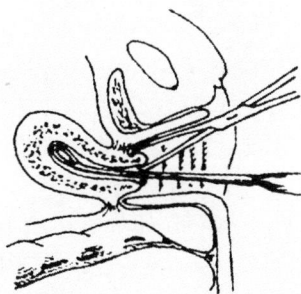

图80　清宫术——刮宫

（8）补肾固冲丸——菟丝子 240 克，续断、巴戟天、杜仲、当归、鹿角霜、枸杞子、白术各 90 克，熟地 150 克，阿胶、党参各 120 克，大枣 50 枚（去核），砂仁 15 克。炼蜜为丸，服 6 克 / 次，3 次 / 日。功效补肾安胎。主治肾气不足型习惯性流产；症见屡孕屡堕连续 3 次以上，精神萎靡，头晕耳鸣，腰膝酸软，夜尿频数，眼眶暗黑或面有暗斑，舌质淡，脉沉细。

（七）先兆流产的饮食调理

（1）饮食宜清淡；多吃易消化、富有营养的食物；宜多吃蔬菜、水果，以保持大便通畅。

（2）忌食绿豆、薏苡仁等滑利之品，以及辛辣动火之品。

（3）禁食有损于胎儿发育的药物。

（八）先兆流产的调养药膳

1.粥、羹类

（1）鸡子羹——鸡蛋1枚，阿胶50克（捣碎，炒令黄燥），清酒100毫升，盐5克。阿胶、清酒入锅中，用小火煮使阿胶溶化后，打入鸡蛋，加盐和匀。分3次，1日服完，可连服3～5日。功效滋补肾阴，养血安胎。主治血虚型、肾阴虚型先兆流产。

（2）母鸡茅根粥——母鸡1只，鲜茅根60克，少许盐。母鸡去内脏，与茅根同加水炖烂熟，入盐调味。吃肉喝汤，宜常服。功效清热凉血。主治血热型先兆流产。

（3）生地糯米粥——鲜生地适量，糯米90克。鲜生地捣取汁90毫升。糯米加水煮粥，粥将熟时入生地汁，煮沸。服2次/日，胎安即可。功效清热凉血。主治血热型先兆流产。

（4）山药固胎粥——生山药90克，川续断、杜仲、苎麻根各15克，糯米250克。川续断、杜仲、苎麻根用纱布包好，与生山药、糯米同煮粥，粥烂后去药包，加油、盐少许调味。分2次温服，宜常服。功效滋补肝肾。主治肝肾亏虚型先兆流产、习惯性流产。

（5）母鸡糯米粥——母鸡1只（约300克），乌贼鱼1条，糯米90克。母鸡去内脏，与乌贼鱼放锅内，加水煮烂取浓汁，入糯米煮熟，加盐调味。鸡肉、乌贼鱼随意食；3个月内习惯性流产者，受孕后1剂/月，过了习惯性流产期则停服；后期（怀孕后4～7个月）流产者，可提前2个月服。功效补气养血。主治气血虚型流产。

（6）糯米阿胶粥——糯米60克，阿胶（捣碎）30克，红糖少许。糯米加水煮成稀粥，粥将熟时入阿胶，边煮边搅匀，煮2～3沸。服2次/日，胎安即可。功效补气养血安胎。主治气血两虚型先兆流产。

（7）糯米养胎粥——糯米100克，炙黄芪30克，红枣5枚。黄芪焙干，研细末。糯米、黄芪末、红枣置瓦罐内，加清水，大火煮沸后改小火煨60分钟。每日早、晚各服1次。功效益气摄血，补元安胎。主治气血两虚,体质虚弱型先兆流产。

(8)苎麻鲤鱼粥——苎麻根15克,鲜鲤鱼1条(约400克),糯米100克,精盐2克。鲤鱼去鳞、内脏、鳃后洗净,煎汤,去渣骨;苎麻根煎取汁。糯米、鲤鱼汤、苎麻根药汁同煮粥。3～5日/疗程,2次/日,温热食(只能加少量食盐)。功效利水,安胎。主治孕妇腰酸腹痛,胎动不安,胎漏下血,妊娠浮肿,小便不利。

(9)黄芪川芎粥——黄芪、川芎各50克,粳米100克,加水煮黏稠。1剂/日,分3次食。功效补气安胎。主治气虚胎动,腹痛下血。

(10)小黄米母鸡粥——老母鸡1只,红壳小黄米适量。鸡去毛、内脏,切小块,加水炖煮,大火煮沸后去浮沫,改小火慢炖至鸡软。小黄米加鸡汤煮至鸡烂粥稠。常食。功效补气安胎,预防流产。常服预防习惯性流产。

(11)黑豆菟丝子糯米粥——黑豆50克,菟丝子30克,糯米100克。菟丝子纱布包,与余2味共加水煮粥。顿服或分次食。功效补肾益气安胎。主治先兆流产、习惯性流产。

(12)黑豆糯米粥——黑豆30克、糯米60克加水用小火煮粥。顿服或分次服。功效益气安胎。主治先兆流产。

(13)党参杜仲糯米粥——党参、杜仲各30克,糯米100克。前2味纱布包,同糯米加水共煮粥食。功效补肾安胎。主治肾虚型先兆流产、习惯性流产。

(14)南瓜粥——南瓜、粳米各30克,饴糖2匙。南瓜切丁,与粳米、饴糖同煮成南瓜粥。宜常服。功效益气。主治气虚型先兆流产。

(15)白术方——白术9克,南瓜适量,饴糖1匙。白术煎水取汁,兑南瓜粥内,调饴糖食。功效健脾益气。主治气虚型先兆流产。

(16)黄芪南瓜粥——黄芪粉6克,南瓜适量,饴糖1匙。南瓜煮粥,拌入黄芪粉、饴糖。常服。功效补气安胎。主治气虚型先兆流产。

(17)菟丝子粥——菟丝子、糯米各50克,红枣10个,白糖15克。菟丝子加清水4小碗,小火煮取药汁3小碗。糯米、红枣、菟丝子汁共以大火煮沸后改小火煮至粥成,加白糖煮沸。随量食。功效补肾安胎。主治肾虚型先兆流产、习惯性流产。

(18)苎麻根糯米粥——鲜苎麻根、糯米各100克,红枣10枚。苎麻根加水1升煎取汁500毫升,加糯米、枣共煮粥。2次/日,随意食。功效补气清热,安胎。主治血热型先兆流产。

(19)阿胶粥——糯米120克,阿胶末50克。糯米煮粥,粥煮熟时趁热入阿胶末和匀。食1次/日。功效益气健脾,养血安胎。主治气血不足型先兆流产。

(20)莲子龙眼山药粥——莲子(去心)、龙眼肉各50克,山药粉100克。莲子、龙眼小火煲汤,加山药粉煮粥。1～2次/日,连服10日。功效益气健脾。主治习惯性流产。可作怀孕后的保胎食疗方。

2. 汤、汁、茶、酒类

（1）参归猪腰汤——人参5克，当归身10克，猪腰（猪肾）2个。猪腰剖开，去内膜、臊筋，与人参、当归共以大火煮沸后改小火煨60分钟。每晨空腹1次，喝汤，熟猪腰切片拌酱油吃，连服7次。功效养血益气，宁心安胎。主治气血两虚型先兆流产；症见胎动不安，下部流红，四肢无力，懒语少言，体虚肤燥，面色萎黄，舌淡嫩，苔薄白，脉细软无力。

（2）荷叶白矾蛋汤——荷叶15克，白矾6克，红皮鸡蛋3个。荷叶、白矾共水煎去渣，红皮鸡蛋打在药水内。药水、鸡蛋共服，1次/日。功效清热安胎。主治胎热型先兆流产。

（3）砂仁酒——砂仁去皮，炒燥研细末。热黄酒送服3～6克/次，至觉腹中温暖，1次/日。功效行气除胀安胎。主治妊娠腹胀。

（4）黄芪苎麻根鲤鱼汤——鲤鱼1尾（约500克），苎麻根25克，扁豆30克，黄芪15克。苎麻根、扁豆、黄芪共入砂锅，加清水以大火煮沸后改小火煮30分钟，滤取药汁。鲤鱼去鳃、内脏，入砂锅，加药汁，小火煮30分钟，调味。随量饮。功效健脾渗湿，清热安胎。主治脾经有热型先兆流产、妊娠水肿；症见妊娠期间，出现阴道少量流血或伴小腹下坠、微痛，腰酸，肢体浮肿，重坠无力，口舌生疮，口臭。

（5）阿胶奶——阿胶、白糖各15克，鲜牛奶2000毫升。阿胶、白糖入

炖盅，加开水50毫升，烛盅加盖，入鲜牛奶调匀。趁热顿饮，1次/日。功效养血安胎。主治血虚型先兆流产。

（6）大枣鸡蛋汤——大枣5枚，鸡蛋2个。大枣放水中煮，将熟时把鸡蛋打入汤至蛋熟。吃蛋喝汤，1次/日。功效益气养血。主治气血不足型先兆流产。

（7）桑寄生鹿肉汤——鲜嫩鹿肉250克，桑寄生、杜仲各30克，红枣4枚。鹿肉去油脂，切块。诸料加清水以大火煮沸后改小火煲2～3小时，调味。吃肉喝汤。功效补肾安胎。主治肾虚型先兆流产。

（8）党参鸡蛋汤——鸡蛋2只，莲须12克，党参30克。鸡蛋煮熟，去壳。诸料加清水以大火煮沸后改小火煲1小时，调味。饮汤食蛋。功效补气健脾。主治脾虚型先兆流产。

（9）高丽参瘦肉汤——猪瘦肉100克，高丽参10克，阿胶12克。高丽参切片；阿胶打碎；猪瘦肉切小块。诸料入炖盅，加开水适量，盖好盅盖，隔开水以小火炖2～3小时。分1～2次热服。功效补气安胎。主治气血不足型先兆流产。

（10）艾叶瘦肉汤——猪瘦肉120克，阿胶12克，艾叶30克。阿胶打碎；猪瘦肉切大块。艾叶、猪瘦肉加清水以大火煮沸后改小火煲1小时，取药汁，入阿胶烊化。温服。功效温阳安胎。主治妊娠早、中期，血虚受

寒型先兆流产；虚寒型习惯性流产、崩漏。

（11）松子核桃瘦肉汤——猪瘦肉 250 克，松子仁、核桃肉、花生米各 30 克。瘦猪肉切块。诸料加清水以大火煮沸后改小火煲 2～3 小时，调味。常服。功效润肠通便。主治妊娠肠燥便秘症下血；症见大便干结，徘便困难，数日 1 次，用力大便时有少量阴道出血，脘腹微胀，口干咽燥，或体弱虚羸，眩晕心悸。

（12）红薯红枣方——红薯丁 30 克，红枣 10 枚，饴糖 1 匙。红薯、红枣同煎，调饴糖。顿服。功效益气养血。主治气血不足型先兆流产。

（13）苎麻根党参瘦肉汤——猪瘦肉 250 克，苎麻根、党参各 30 克。诸料加清水以大火煮沸后改小火煲 2 小时，调味。饮汤食肉。功效补气清热安胎。主治妊娠早期，脾虚有热型胎动；症见胎动不安，或胎漏下血，腰腹坠胀作痛，心烦不安，饮食减少；防治习惯性流产，月经过多。

（14）莲子芋肉糯米汤——莲子 60 克，芋肉 45 克，糯米适量。诸料用小火煮熟。顿服。功效补肾安胎。主治肾虚型先兆流产。

（15）胡桃茶——胡桃（核桃）2 只打破，加水煮汤，去渣。代茶饮。功效补肾。主治肾虚型先兆流产。

（16）蛋黄黄酒方——鸡蛋黄 5 个、黄酒 50 毫升、水调匀，加盐少许，蒸 1 小时。顿服或分次食。功效补气养血。主治气血虚型先兆流产。

（17）竹茹酒——青竹茹 60 克，阿胶 20 克，好酒 400 毫升。同煮数十沸，待阿胶烊化，去渣候冷。早、午、晚各饮 1 次。功效活血，止血，安胎。主治妊娠下坠，胎损腹痛，下血。

（18）白术酒——白术、黄酒各适量。白术研末，6 克 / 次，黄酒 50 毫升，同煮数沸，候温炖服。每日早、午、晚各 1 次，可常服。功效补气健脾。主治脾虚气弱型流产。

（19）胶艾酒——阿胶、生地各 30 克，艾叶、芍药各 20 克，川芎、当归

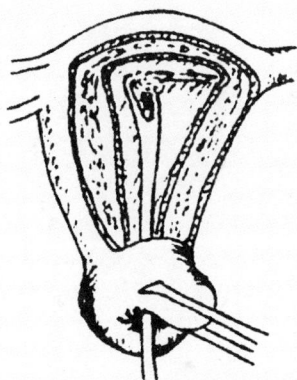

图81　清宫术——搔刮

各 10 克，甘草 5 克，黄酒 250 毫升。诸味用黄酒、水各 250 毫升煮取 250 毫升。分 3 份，每日早、午、晚各饮 1 份。功效活血化瘀安胎。主治跌倒损伤后引起的先兆流产。

（20）鲈鱼苎麻根汤——鲈鱼 1 条（250 克），芝麻根 30 克。鲈鱼去鳞、内脏，切断，与茎麻根共入瓦煲，加水煲至鲈鱼熟透，入少许食盐、油调味。食鱼喝汤，连用 5～7 次。功效补肾凉血安胎。主治血虚型、肾阴

虚型、血热型先兆流产。

(21)莲子葡萄干汤——莲子90克,葡萄干30克。莲子去皮、心,与葡萄干共入陶瓷罐,加水700～800毫升,用大火隔水炖至莲子熟透。一般食5～7次见效。功效补肾健脾安胎。主治肝肾虚型、脾肾虚型先兆流产、早产。

(22)糯米黄芪饮——糯米30克、黄芪15克、川芎5克加水1千克煎至500克,去渣。2次/日,温热服。功效补气养血安胎。主治气血虚弱型先兆流产。

(23)鸡子黄汤——鸡蛋14枚取蛋黄,好酒200毫升。2味共煮沸如汤。顿服,未愈可更继续服,以愈为度。功效补肾养血安胎。主治血虚型、肾阴虚型先兆流产。

3. 炖、煲、蒸、冲类

(1)罗氏立圣散——鸡肝3个、酒300毫升共煮至肝熟。顿服,连服5～10日。功效补肾益气安胎。主治肾阳虚型、气虚型先兆流产。

(2)人参艾叶煲鸡蛋——人参、艾叶各10克,鸡蛋2个。上药加水用瓦煲小火水煎,蛋熟去壳继续煮30分钟。饮汤食蛋,连服10日。功效补气。主治气虚型流产。

(3)杜仲煨猪肾——杜仲15克,猪肾1只,食盐少许。猪肾对半剖开,去筋膜,用椒盐水浸除腥气,与杜仲同加水煨熟。食肾饮汤,为1次剂量,服2剂/日,7日/疗程。功效补肾安胎。主治肾虚型先兆流产。

(4)黄芪炖鲈鱼——黄芪20克,鲈鱼1条(250克)。鲈鱼去鳞、内脏,与黄芪放炖盅内,加水适量,隔水炖熟。隔日1次或1次/日,连食3～5日。功效补气养血安胎。主治气血虚弱型流产。

(5)黄芪炖鸡——生黄芪90克,母鸡1只(1千克以上),葱、生姜、料酒、精盐、味精各适量。生黄芪切片,装纱布袋内,将药袋塞入鸡腹,扎紧口,放砂锅里,摆上葱节、姜片,浇料酒,加清水2升,先小火后大火炖150分钟,捞出姜、葱、药袋,调精盐、味精。隔日1次,食肉喝汤。功效补气健脾。主治脾气虚弱型先兆流产。

(6)阿胶鸡蛋——阿胶珠30克,鸡蛋3个,米酒60毫升。用米酒煮阿胶至烊化,打入鸡蛋稍煮,调入食盐少许。分3份,3次/日服完,饭前空腹服。功效补形体,养肝肾,行气血,安胎。主治阴血不足型先兆流产、习惯性流产。

(7)糯米粉鸡蛋——糯米粉40克,鸡蛋2个。鸡蛋打碎,与糯米粉搅匀蒸熟。顿服,1次/日,可服数次。功效补肾健脾。主治脾肾两虚型先兆流产,或下血不止、妊娠腹痛。

(8)苜蓿子蛋——苜蓿子15克研碎,置瓦罐中,加清水,大火煮沸后改小火煮20分钟,入去壳鸡蛋2个再煨30分钟。1次/日,早晨空腹时吃蛋饮汤。功效养血益气,补肾安胎。主治先兆流产、肾虚型胎动不安,下体流血,腰腿酸软,身体瘦弱,头晕耳鸣,胃纳不佳,夜尿频多,面色萎黄,舌淡,脉沉弱略滑,尺脉无力,跌打引起的胎动不安。

（9）固胎八珍鸡——西党参15克（或人参3克），茯苓12克,炙甘草5克,熟地、当归身、白芍、炒白术各10克,杜仲15克,瘦猪肉250克,老母鸡1只,葱、姜、盐、酒等适量。上8味中药入纱布袋内,扎口；母鸡宰杀整好,放沸水中烫2分钟,捞出,沥水；猪肉切块。鸡、猪肉、药袋共入大砂锅中,加清水,先大火烧开,加调料,再小火慢炖1小时,去药袋。喝汤吃肉,作三餐菜肴。功效益气补血,固肾安胎。主治气血两虚型先兆流产。习惯性流产在怀孕早期还未出现先兆流产症状前服之,有很好的预防作用。

（10）鹿胶人参炖鸡——鲜嫩母鸡肉（乌骨鸡肉尤佳）250克,鹿胶15克,高丽参8克。母鸡肉去皮、油脂,切块；高丽参切片；鹿胶打碎成粒状。全部用料入炖盅,加开水适量,炖盅加盖,隔水用小火炖3～4小时,调味。吃肉喝汤。功效补肾益气。主治气虚肾亏型先兆流产、宫内发育迟缓。

（11）艾叶蛋——鸡蛋2个、艾叶15克共加清水2小碗煮至1小碗,去艾叶,取出鸡蛋,去壳后放回砂锅内,加白糖15克后再煮沸。随量食蛋饮汤。功效温阳散寒。主治虚寒型先兆流产。

（12）鲤鱼臛方——鲤鱼1千克,糯米200克,豆豉10克,葱3茎,盐醋少许。鲤鱼去鳞肠,与糯米加水1升,如法做臛（臛：不加菜的带汁的肉），至鱼、米熟后,入葱茎,少着盐醋,再煮5～7沸。2～3次/日,连吃5～7日；滑胎者服5～7次/月。功效补肾益气。主治肾虚型、气虚型先兆流产、习惯性流产、宫内发育迟缓。

（13）香油蜜膏——芝麻香油100克,新鲜蜂蜜200克。小火加温调匀。10克/次,2次/日,连服数日。功效补益,润肠。主治孕妇先兆流产,大便燥结者。

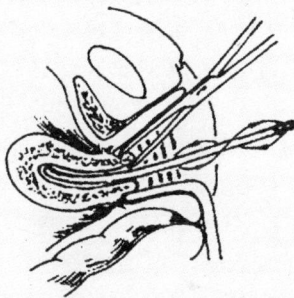

图82　清宫术——吸宫

（14）双川安胎蛋——川杜仲、川续断各15克,鸡蛋2个。鸡蛋连壳大火煮熟,去壳；川杜仲、川续断置瓦罐中大火煮沸,加去壳鸡蛋,改小火煨60分钟。2次/日,吃1个鸡蛋/次,喝汤。功效补肾益肝,行血安胎。主治跌仆闪失,肾虚型先兆流产。

（15）桃仁鸡蛋——桃仁（即桃子）7枚,鸡蛋2个同用水煮,蛋熟去壳,再煮5分钟去渣。顿服,1次/月；可在易发生流产月份前加服

1 次。功效活血化瘀。主治血瘀型习惯性流产。

（16）参芪保胎膏——人参 15 克，黄芪、阿胶各 30 克，生地 20 克。参、芪、生地加水 500 毫升煎 2 次，取汁浓缩至 300 毫升；阿胶加水 100 毫升隔水蒸化。合并上汁液，加白蜜 100 毫升收膏。 服 20 克 / 次，3 次 / 日，30 日 / 疗程。功效益气养血。主治身体虚弱，习惯性流产。

（九）难免流产、不全流产的调养药膳

（1）莲房煮酒——莲房 1 个，甜酒适量。 莲房碾碎，加甜酒煎取药汁。服 1 剂即可。功效益气养血。主治气虚型不全流产。

（2）牛膝汤——牛膝 30 克、葵瓜子 50 克加水 900 毫升煎取 300 毫升。分 3 次服，1 剂见效。功效活血祛瘀。 主治血瘀型难免流产、不全流产。

（3）红花煮酒——红花 6 克入砂锅，加白酒适量，用小火煮至减半，去渣。饮 2 ～ 3 小杯（15 ～ 20 克）/ 次。功效活血祛瘀。 主治血瘀型难免流产、不全流产。

（4）贝母酒——贝母 7 枚研细末，以酒调服。1 剂即可。功效补气。主治气虚型难免流产、不全流产。

（5）益母草红糖饮——益母草 50 克、红糖适量共煎汁。1 剂 / 日，分 2 ～ 3 次服。功效活血化瘀。主治产后瘀血不净。

（6）地榆酒——地榆 70 克，甜酒适量。 地榆研细末，取 6 克 / 次，甜酒煎服。功效化瘀止血。 主治产后瘀血未去。

（7）泽兰红枣茶——泽兰 10 克、红枣 30 克、绿茶 1 克入茶杯（磁化杯更佳），用刚烧沸的开水冲泡，30 分钟后服用。先饮汤后吃枣，数次 / 日。功效活血化瘀，健脾理气。主治血瘀型流产；症见流产后恶露很少或不下，少腹硬痛拒按、痛剧，舌青，脉沉实。 稽留流产者应在做清宫手术后同时服此茶。

（十）稽留流产的调养药膳

（1）川芎酒——当归 18 克，川芎 12 克，白酒适量。当归、川芎研粗末，取 6 克 / 次，用水 1 小盏，煎令泣泣欲干，再入白酒 1 大盏，只煎 1 沸，去渣。 温服，口噤则灌之。功效行气开郁，活血祛瘀。主治血瘀型稽留流产。

（2）益母草汤——益母草捣取汁液 70 毫升煎至成半。顿服。或干者 1 大把，水 70 毫升煎服。功效活血行瘀。主治血瘀型稽留流产。

（3）水棉花汤——水棉花（野棉花）3 ～ 9 克水煎服。1 剂 / 日。功效活血祛瘀。主治血瘀型稽留流产。

（4）蟹爪阿胶汤——蟹爪250克，甘草6克，阿胶10克。前2味入砂锅，以水500毫升煮取300毫升，去渣，纳入阿胶令烊。顿服或分次服。功效益气养血。主治气血虚弱型稽留流产。

（十一）完全流产的调养药膳

（1）鸡汁粥——老母鸡1只，粳米、葱、生姜、精盐各适量。母鸡去毛、肠杂，入沸水锅内氽透，捞出用凉水洗净，沥净水，入砂锅内，摆上葱节、姜片，入清水，先大火后小火炖，待鸡肉熟烂脱骨，捞出母鸡，去葱节、姜片、浮油，下粳米煮粥，粥成入精盐、味精、胡椒面。常服。功效滋补气血。主治完全流产、人工流产、正常分娩后气血虚弱。

（2）粟米红糖粥——粟米（小米）100克，红糖适量。粟米加水煮粥，粥成入糖。宜常服。功效益气养血。主治完全流产后血虚。

（3）龙眼蛋汤——龙眼肉30克，红糖20克，红皮鸡蛋2枚。龙眼肉加水煮沸20分钟，入红糖，打破鸡蛋搅入沸汤中，略煮1～2沸。宜常服。功效补脾养血。主治脾虚血少型完全流产，产后血虚。

（4）地榆酒——地榆60克，甜酒适量。地榆研细末，6克/次。甜酒煎服。功效活血祛瘀。主治血瘀型完全流产。

（5）糯米酒炖蛋——糯米酒250毫升，鸡蛋3个。糯米酒倒入砂锅，置火上煮沸，加入打好的鸡蛋煮熟。宜常服。功效补益气血。主治完全流产后血虚。

（十二）预防调护

1. 先兆流产

（1）流产大多是可预防的。提倡婚前、孕前检查，在夫妇双方身体最佳状态下妊娠，做到未病先防。孕期应注意避免过劳、持重、登高、剧烈运动，禁房事，保持心情舒畅。

（2）既病之后注意适当休息，积极调治，促使康复。调畅情怀，生活有节。已病防变，及早安胎。慎起居，避风寒，预防感冒，禁服有损于胎儿发育的药物。

（3）先兆流产者要保持情绪安定，增强信心。

（4）饮食宜清淡、易消化且富有营养的食物。忌食辛辣动火之品，宜多吃蔬菜、水果。

(5) 大便应保持通畅，大便时不要过分用力，以防止因腹压升高而引起阴道出血。

(6) 经调治 2 周症状不见缓解或反而加重者，提示可能胚胎发育异常，进行 B 型超声检查、绒毛膜促性腺激素测定，确定胚胎状况，给以相应处理，包括终止妊娠。

2. 难免流产、稽留流产

(1) 定期做产前检查，若胎儿大小与妊娠月份不符，要密切观察，及早确诊、处理。

(2) 孕后应慎劳逸，节房事，调情志，多食有营养、易消化的食物。避免感染外邪，积极调治对胎儿有影响的痼疾。

(3) 子死腹中，一经确诊，应立即住院，速下死胎。

3. 完全流产

(1) 完全流产后，应适当休息，禁性生活、盆浴 1 个月。

(2) 饮食注意营养，忌食寒凉、辛辣之品。

(3) 再次妊娠应至少间隔半年以上。

4. 习惯性流产

(1) 有习惯性流产史的妇女，应在怀孕前进行必要检查，包括卵巢功能检查、夫妇双方染色体检查、血型鉴定、丈夫的精液检查。女方尚需进行生殖道的详细检查，包括有无子宫肌瘤、宫腔粘连，并做子宫输卵管造影、子宫镜检查，以确定子宫有无畸形、病变，以及检查有无宫颈内口松弛等。查出原因，若能纠治者，应于怀孕前调治。

(2) 受孕宜选择夫妇双方身体最佳状态下妊娠，做到未病先防。

(3) 孕后宜保持心情愉快，消除恐惧心理，勿过度劳累，孕早期禁止性生活，避免跌仆损伤，维护气血平和，胎元健固。此时还要注意饮食营养，保证胎儿发育，遵守医嘱，用药保胎时间应超过既往滑胎月份的 2 周以上，做好围产期保健。

第八章 异常产褥

一、产褥感染

产褥感染系指分娩、产褥期生殖道受病原体感染，引起局部或全身的炎症变化。产褥病率与产褥感染的含义不同，它是指分娩 24 小时以后的 10 日内，用口表每日测量体温 4 次，有 2 次 ≥ 38℃。虽造成产褥病率的原因以产褥感染为主，但也包括生殖道以外的乳腺炎、上呼吸道感染、泌尿系统感染等。

该病属于中医学"产后发热""产后恶露不绝"范畴。据病势深浅，可分为感染邪毒、热入营血、热陷心包 3 型。

（一）中药调治

若热深厥脱，出现冷汗淋漓，四肢厥冷，脉微欲绝等亡阳证候，急当回阳救逆，方用独参汤生脉散或参附汤，以回阳救逆、益气固脱。此时病情复杂，势急症重，须据病情，配合西医治疗，给予足够的抗生素或皮质激素，纠正电解质紊乱，抗休克，及时处理伤口。

若产后 1～2 周寒战、高热反复发作，抗菌治疗无效，或见下肢肿胀发硬、皮肤发白，小腿腓肠肌、足底疼痛、压痛，甚者痛不可着地，舌暗脉弦。此为盆腔血栓性静脉炎，是产褥感染的一种特殊形式，是严重并发症。目前西医没有理想方案。中医可按"脉痹"论治，热毒、瘀阻与湿邪留滞经脉肌肤是主要病机，调治以清热解毒，活血化瘀，祛湿通络为主，可选抵当汤合四妙勇安汤随症加减。热退后仍要继续巩固调治，以免后遗产后身痛等病证。

1. 汤 剂

（1）五味消毒饮合失笑散加减——银花、野菊花、蒲公英、益母草各 20 克，紫花地丁、紫背天葵、蒲黄、五灵脂、丹皮、赤芍各 10 克，鱼腥草 15

克。水煎服，1剂/日。功效清热解毒，凉血化瘀。主治感染邪毒，瘀血内结型产褥感染；症见产后高热寒战，小腹疼痛拒按，恶露量多或少，色紫暗如败酱、有臭气，体温虽可在38℃以下，但生殖器官局部红肿热痛甚或脓肿形成，烦躁，口渴欲饮，尿少色黄，便燥结，舌红苔黄，脉数有力。汗多，烦渴不解者，为热在气分，热伤津液之象，加生石膏、天花粉各20克，芦根15克清热生津；大便秘结者，加生大黄6克、芒硝10克清热泻下；下肢肿胀、疼痛者，加桃仁、当归、川芎各10克活血化瘀。

（2）清营汤加味——犀角5克（水牛角15～25克代），生地、紫花地丁各15克，玄参、麦冬各12克，竹叶6克，丹参、蚤休各20克，黄连3克，银花、连翘各10克。水煎服，1剂/日。功效清营解毒、泄热护阴。主治热入营血型产褥感染；症见高热不退，心烦汗出，斑疹隐隐，舌红绛，苔黄燥，脉细而数。

（3）清营汤送服安宫牛黄丸或紫雪丹——功效清心开窍。主治热入心包型产褥感染；症见高热不退，神昏妄语，甚则昏迷，面色苍白，四肢厥冷，脉细数无力。

（4）五草红藤汤——益母草、败酱草、车前草、金钱草、红藤各30克，

2. 丸、散、胶囊剂

（1）牛黄清热散——服1.5克/次，酌情可1日多次投药。功效清热解毒，化痰开窍，镇惊安神。主治热

龙胆草20克。水煎，1剂/日，分3次服，连服3日。功效清热解毒，活血化瘀。主治热瘀互结型产褥感染。气滞明显，见下腹痛绕脐走串或腹痛阵发性发作，腹胀，肠鸣音亢进者，加川楝子、广木香、延胡索各15克；热毒炽盛，见高热或伴畏寒，口干舌燥，面红耳赤，便秘，舌红苔黄燥，脉滑数，下腹肌紧张拒按，压痛反跳痛明显者，加山栀15克，黄柏、丹皮各12克，黄连6克；血瘀明显，见下腹持续疼痛，子宫或宫旁压痛点固定，或可触及包块者，加当归20克、赤芍10克；瘀热酿脓，见发热、腹痛加重，恶露增多腥臭味，且伴脓性分泌物，加银花、连翘、紫花地丁、蒲公英、生薏苡仁各30克。

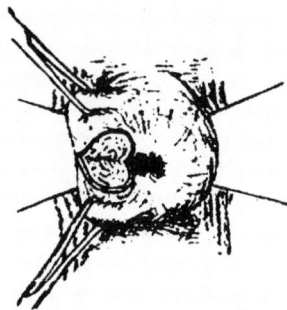

图83　清宫术并发症——宫颈撕裂

（5）验方——马齿苋100克、蒲公英50克水煎服。功效清热解毒。主治感染邪毒型产褥感染。

入营血型产褥感染。

（2）水牛角解毒丸——服2～3丸/次，3次/日。功效清热凉血，解

毒消肿。主治热入营血型产褥感染。

（3）万氏牛黄清心丸——服 2 丸／次，3 次／日。功效清热解毒，豁痰开窍，清心安神。主治热陷心包型产褥感染。

（4）三黄丸——服 6～9 克／次，3 次／日。功效清热泻火解毒。主治感染邪毒型产褥感染。

（5）牛黄解毒丸——服 1 丸／次，2～3 次／日。功效清热泻火解毒。主治感染邪毒型产褥感染。

（二）饮食调理

（1）饮食宜清淡，富含营养而宜于消化。
（2）勿过食生冷辛辣、肥腻煎炒之品，以免生寒热而内伤脾胃。

（三）调养药膳

1. 粥　类

（1）益母桃仁粥——益母草、桃仁各 50 克，大米 100 克。桃仁去皮打碎，与益母草加水 200 毫升煮 20 分钟取汁，入大米、水煮稀粥，加红糖。1 次／日，连服 5～10 日。功效活血化瘀。主治产后瘀血型发热。

（2）益母草汁粥——益母草 30 克，生地 40 克，莲藕 200 克，蜂蜜、生姜各 10 克，粳米 100 克。益母草、生地、莲藕、生姜捣烂绞汁。粳米煮粥，未熟时入诸药汁、蜂蜜，共煮稀粥。1 剂／日，分 2 次温服，连用 3～5 日。功效清热解毒化瘀。主治瘀热夹杂型产后发热；症见下腹疼痛，恶露不绝、色暗有块、有异味。

（3）桃仁粥——桃仁 10 克、粳米 60 克、红糖适量共煮粥。1 剂／日，连服数日。功效活血化瘀。主治血瘀型产后发热。

2. 汤、饮类

（1）桑叶菊花饮——桑叶、菊花、薄荷、甘草各 10 克混合后用滚水冲泡。代茶顿服。功效清热解毒。主治产后感染发热。

（2）桃仁莲藕糖汤——桃仁 10 克，白莲藕 250 克，红糖适量。桃仁去皮、尖，莲藕切片，加水 500 毫升煮汤，放糖调味。食藕饮汤，1 剂／日，连用 3～7 次。功效活血化瘀，清热。主治血瘀型产褥感染。

（3）桃仁莲藕猪骨汤——桃仁 10 克，莲藕 250 克，猪骨 500 克。桃仁去皮，莲藕切片，猪骨切块，共加水 500 毫升煮汤，大火煲沸后改小火熬 1～2 小时。饮汤食猪骨、莲藕，1 剂／日，连服 3～7 日。功效养血活血。主治血虚血瘀型产后发热。

（4）地丁败酱糖水——紫花地丁、败酱草、益母草各 30 克，蒲公英 50 克。上药加水 500 毫升煎取汁 400 毫升，入红糖。温服 2 次／日，200 毫升／次，连服 3 日。功效清热解毒。主治火热毒甚型产后发热。

（5）银花薄荷糖水——银花、蒲公英各 30 克，薄荷 10 克。银花、蒲公英共加水 500 毫升煮 20 分钟，入薄荷煮 5 分钟取汁，加白糖。温服 3～4 次／日，连服 3 日。功效清热解毒。主治温热火毒型产后发热。

（6）三妙鹌鹑汤——肥嫩鹌鹑 1 只（约 100 克），薏苡仁 30 克，黄柏 12 克，苍术 6 克。鹌鹑活宰，去毛、内脏；薏苡仁炒至微黄，去火气。诸料加清水，用大火煮沸后改小火煲 2 小时，汤成后去药渣。调味。饮汤食肉，每剂分 2 次服，隔 2～3 日煲 1 剂。功效清热解毒利湿。主治湿热下注型产后发热；症见局部伤口红、肿、疼痛，分泌物增多，气味臭秽，尿短黄，大便不爽，口苦咽干，或外阴瘙痒。

（7）马齿苋芡实瘦肉汤——猪瘦肉 250 克，马齿苋、芡实各 30 克，共加清水，大火煮沸后改小火煲 1～2 小时，调味。食肉饮汤，每剂分 2～3 次服，连用 2～3 日。功效清热解毒利湿。主治湿热下注型产后发热。

（8）公英苡米瘦肉汤——猪瘦肉 250 克，蒲公英、生薏苡仁各 30 克，共加清水以大火煮沸后改小火煲 1～2 小时，调味。食肉饮汤，每剂分 2～3 次服，连用 2～3 日。功效清热解毒利湿。主治湿热下注型产后发热。

2. 煲、蒸类

（1）毛冬青煲猪脚——毛冬青 100～150 克，猪脚 2 只（约 300 克）。猪脚去毛、蹄甲，斩件，在热水中煮 10 分钟，捞起。上料共入锅，加水 6 碗，大火煮沸后改小火慢煲 1～2 小时，猪脚煮烂后，加食盐。食肉饮汤，1 剂／日，分 2～3 次服，20 日／疗程，疗程间隔 5～7 日。功效清热活血，舒筋活络。主治产后发热伴有血栓性脉管炎；症见下肢末端紫暗、冰冷、疼痛，足背动脉搏动消失。

（2）米酒蒸螃蟹——螃蟹数只，米酒、调料各少许。螃蟹盛碗内，隔水蒸，将熟时入米酒 1～2 汤匙，再略蒸。饮汤，食螃蟹肉。功效活血化瘀。主治产后瘀血型发热。

（四）预防调护

（1）加强孕期保健，注意均衡营养，增强体质，孕晚期禁房事。

（2）正确处理分娩，产程中严格无菌操作，尽量避免产道损伤、产后出血，有损伤者应仔细缝合。

（3）产褥期应避风寒，慎起居，保持外阴清洁，严禁房事，以防外邪入侵。

（4）产后取半卧位，以有利于恶露排出。

（5）防患未然，凡有产道污染、产道手术、胎膜早破、产后出血等有感染可能者，可给予抗生素或清热解毒之品，预防病邪入侵。

二、产褥期抑郁症

产褥期抑郁症是指产妇在产褥期内出现抑郁症状，是产褥期精神综合征中最常见类型。通常于产后 2 周出现症状，表现为易激惹、恐怖、焦虑、沮丧、对自身及婴儿健康过度担忧，常失去生活自理、照料婴儿的能力，有时还会陷入错乱或嗜睡状态。产后 4 ~ 6 周逐渐明显，平均持续 6 ~ 8 周，甚则长达数年。若不及时诊治，产妇可伤害胎儿，或自杀。其病因可能与产后内分泌环境变化、社会心理因素有关，尤其是既往有精神病史，产后焦虑，缺乏社会支持、关爱，生活的压力，居住环境以及对"母亲角色"适应不良的发病率高。

该病相当于中医学"产后情志异常""脏躁""产后惊悸恍惚""产后不语""产后乍见鬼神"等。该病发生在产后，与产褥生理、病理有关。常见病因有心脾两虚、瘀血内阻、肝气郁结。

（一）中药调治

重视产后多虚多瘀、气血变化的特点，据产后全身症状、舌脉，注意分清虚实、在气在血之不同。产后情绪低落、忧郁焦虑、悲伤欲哭、不能自制、心神不安、失眠多梦、气短懒言，舌淡，脉细者，多属虚证；产后忧郁寡欢、默默不语、失眠多梦、神志恍惚、舌暗有瘀斑，苔薄，脉弦或涩，属实证。治以调和气血，安神定志为主，同时配合心理治疗。尤需细心观察早期情志异常改变，以防病情加重。

（1）归脾汤或养心汤或茯神散——①归脾汤（黄芪、龙眼肉、酸枣仁各 12 克，人参、远志、木香各 6 克，白术、当归、茯神各 9 克，炙甘草 3 克，大枣 3 枚，生姜 2 片）；②养心汤（黄芪、酸枣仁各 12 克，人参、川芎、远志各 6 克，当归、茯苓各 9 克，柏子仁 15 克，五味子 10 克，肉桂花 4 克，甘草 3 克）；③茯神散（黄芪、熟地、白芍、琥珀、牛膝各 12 克，人参 6 克，桂心 3 克，当归、茯神各 9 克，龙齿 15 克）。水煎服，1 剂 / 日。功效健脾益气，养心安神。主治心脾两虚型产褥期抑郁症；症见产后焦虑忧郁，心神不宁，喜悲伤欲哭，情绪低落，失眠多梦，健忘，精神萎靡，伴神疲乏力，面色萎黄，纳少便溏，脘闷腹胀，舌淡苔薄白，脉细弱。

（2）逍遥散加夜交藤、合欢皮、磁石、柏子仁——甘草4.5克，当归、茯苓、芍药、白术、柴胡各9克，夜交藤、合欢皮、柏子仁各15克，磁石20克。水煎服，1剂/日。功效舒肝解郁，镇静安神。主治肝气郁结型产褥期抑郁症；症见产后抑郁，心神不安，夜不入寐，或恶梦纷纭，惊恐易醒，恶露量或多或少，色紫暗有块，胸闷纳呆，善太息，舌苔薄，脉弦。

（3）四物汤合滋水清肝饮加减——当归10克，川芎、砂仁、柴胡各6克，赤芍、丹皮、山药、茯神、郁金、煅龙骨、煅牡蛎各15克，生地、熟地、山茱萸、山栀各12克，珍珠母30克。水煎服，1剂/日。功效滋

阴养血清热，镇心安神。主治阴虚火旺型产褥期抑郁症；症见眩晕，心悸，心烦易怒，少寐，汗出减少，舌质红，脉细弦。

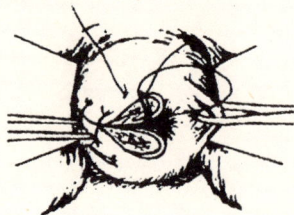

图84　清宫术并发症——裂口缝合

（4）柴胡舒肝散和生化汤加减——柴胡、陈皮、甘草、川芎各6克，香附、枳壳、炮姜、当归各10克，白芍15克，桃仁12克。水煎服，1剂/日。功效舒肝理气，活血逐瘀。主治气滞血瘀型产褥期抑郁症；症见精神抑郁，情绪不宁，善哭喜怒，胸胁胀痛，痛无定处，舌红紫，脉弦或涩。

（二）饮食调理

（1）产妇消化功能良好，应以食补为主，辅以药补。鸡、鸡蛋是最理想的滋补品，它们营养价值高，富含蛋白质、人体必需的多种氨基酸，且营养较全面，蛋黄含有较多的卵磷脂、铁质，可促进产妇恢复体力。可在产后几个月内坚持吃8～10只鸡、100多个鸡蛋。

（2）为了恢复体力、准备给婴儿哺乳，应注意吃营养价值高的食物。在产褥期，每日约需热量11.3～11.7兆焦、蛋白质80克，一般比妊娠前的饮食量增加30%为好。

（3）在这一时期，要多吃动物性蛋白质及新鲜水果、蔬菜。

（三）预防调护

（1）孕产妇产后要逐渐恢复到产前的状态，会受到诸多内在、外在因素影响。

（2）产妇产后应保持良好的精神状态，对婴儿应充满爱心，心情舒畅，保持精神愉快。婴儿常在母亲身边既能刺激产妇的兴奋，又能加强母婴感情，有益催乳素的分泌，且母乳哺喂可使母亲产生愉快的感觉，大脑处于兴奋状态，可使催乳素、生长激素、皮质醇的血浆指数升高，增加乳量。

（3）有些产妇充当母亲的角色思想准备不够，或因家庭、社会的压力，长久郁闷、心情不好、抑郁、易激动等，大脑处于抑制状态，则可能致使乳量下降，影响喂哺。这部分产妇应放弃思想压力，保持良好的心态，这样才有利于产后身体的恢复、免疫力的提高。

（4）对于具有发生抑郁症高危因素的产妇给予足够重视，帮助调解家庭的婆媳、夫妻关系，缓解孕妇对分娩的恐惧害怕心理，减轻产后的应激压力。

（5）产后保证充足的睡眠、休息，避免过劳、过重的心里负担，了解产妇的心理状态、个性特征，做好思想工作，积极预防产后抑郁症的产生。

（6）适当锻炼身体，尽可能多做户外活动（如漫步、爬山等），不仅有利于身体的恢复，更能调节心情。

三、缺乳（附：回乳）

产后哺乳期内，产妇乳汁甚少或无乳可下者，称"缺乳"，又称"产后乳汁不行"。

中医学认为，缺乳的主要病机为乳汁生化不足或乳络不畅。常见病因有气血虚弱、肝郁气滞、痰浊阻滞。尚有精神紧张、劳逸失常或哺乳方法不当等，均可影响乳汁分泌。

（一）针灸疗法

（1）针灸方1——

【取穴】膻中、合谷、外关、少泽。

【功效】舒肝理脾。

【手法】针刺,用强刺激手法。

(2)针灸方2——

【取穴】足三里。

【功效】补气养血。

【手法】针刺,用弱刺激手法。

(3)针灸方3——

【取穴】乳腺、胸、内分泌、皮质下。

【功效】通络下乳。

【手法】耳针,1次/日。

(二)中药调治

产后缺乳之病应据乳汁稀清或稠、乳房有无胀痛,结合舌脉及其他症状以辨其虚实。乳汁甚少而清稀、乳房柔软者,多为气血虚弱;乳汁稠,胸胁胀满、乳房胀硬疼痛者,多为肝郁气滞。治以调理气血,通络下乳为主。

产妇要正确哺乳,保证充分休息,摄入足够营养、水分。

1. 成方(汤剂)

(1)通乳丹——人参、麦冬各15克,黄芪18克,当归、木通各10克,桔梗6克,猪蹄250克。水煎服,1剂/日。功效补气养血,佐以通乳。主治气血虚弱型缺乳;症见产后乳汁少甚或全无,乳汁稀薄,乳房柔软无胀感,面色少华,倦怠乏力,舌淡苔薄白,脉细弱。

(2)下乳涌泉散——当归、川芎各10克,白芍、生地、天花粉、漏芦、通草、白芷、穿山甲、王不留行各15克,柴胡、青皮、桔梗、甘草各6克。水煎服,1剂/日。功效舒肝解郁,通络下乳。主治肝郁气滞型缺乳;症见产后乳汁分泌少,甚或全无,乳房胀硬、疼痛,乳汁稠,伴胸胁胀满,情志抑郁,食欲不振,舌质正常,苔薄黄,脉弦或弦滑。乳房胀痛甚者,加橘络、丝瓜络各15克,香附10克以增理气通络之效;乳房胀硬热痛、有

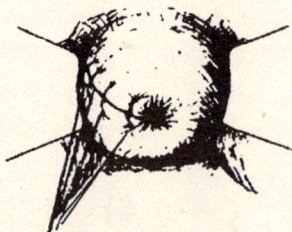

图85 清宫术并发症——缝合后的宫颈

块者,加蒲公英、夏枯草、赤芍 15 克清热散结。

(3) 苍附导痰丸合漏芦散——①苍附导痰丸(茯苓、半夏、苍术、神曲各 15 克,陈皮、甘草各 6 克,香附、南星各 12 克,枳壳 10 克,生姜 2 片);②漏芦散(漏芦、蛇蜕各 15 克,

瓜蒌 18 克)。水煎服,1 剂 / 日。功效健脾化痰,通乳。主治痰浊阻滞型缺乳;症见乳汁甚少或无乳可下,乳房硕大或下垂不胀满,乳汁不稠,形体肥胖,胸闷痰多,纳少便溏,或食多乳少,舌淡胖,苔腻,脉沉细。气虚明显者,加黄芪、党参、白术。

2. 验方(汤剂)

(1) 验方 1——鸡血藤、桑寄生各 15 克,红枣 10 枚,水煎取汁。代茶频服。功效补肾养血通乳。

(2) 验方 2——猪蹄 2 只、通草 24 克同炖,去通草。食猪蹄饮汤,佐餐。功效益气养血通乳。

(3) 验方 3——生黄芪 30 克、当归 9 克、猪蹄 2 只共炖熟。食猪蹄饮汤,佐餐。功效益气养血通乳。

3. 外 治 方

(1) 乳房有块——局部用橘皮煎水外敷。
(2) 乳房胀痛——用热水、葱汤洗涤乳房,以宣通气血。

(三)饮食调理

(1) 产妇产后由于机体消耗过大,且因母乳喂养需增加营养,所以加强营养是保健的基础。

(2) 合理的营养可使产后机体迅速康复,促进新生儿的生长发育,保持健康、预防疾病。

(3) 哺乳期母亲每日需增加 800 千卡热量,且随着婴儿的长大而增加,产妇每天合理的营养可保持足够的热量来源、足够的乳汁。

(4) 每日营养要有充足的热量、蛋白质类食物,如肉、鱼、鸡蛋、豆制品等,汤类可多饮用。

(5) 多食新鲜蔬菜、水果增加维生素,预防便秘。

(6) 注意补钙,以防母婴缺钙。

(7) 产妇营养充足,则可增加产妇泌乳量,提高母乳质量。

(8) 只有充足的营养、足够的休息方能促使产妇机体的恢复,提高机体的免疫能力。

（四）药膳调养

（1）乌鸡催乳方——乌骨鸡1只（约500～750克），当归10克，炮山甲25克，通草、胡椒各6克，陈皮5克，草果4枚。乌骨鸡切块；中药装纱布袋中，扎紧口。乌骨鸡块放砂锅中加水大火煮沸后取出，鸡块、中药同入砂锅，加水淹没原料，小火煮1.5小时，去药袋，调盐。1剂/日，连服3日/疗程。每剂药膳宜温热服，于1日内分次饮汤完毕，乌骨鸡肉则据食欲作正餐或佐餐随意服。1个疗程后乳汁仍不足以哺乳者，可间隔3日后再服第2个疗程（剖宫产病人应于肠道排气、正常进食后服；阴虚内热、湿热内蕴或有切口感染者，暂不宜服，以免助湿生火）。功效补气养血通乳。主治气血两虚型产后乳汁不足；乳房胀满、乳汁不畅属虚中夹实。

（2）催奶汤——当归10克，黄芪20克，生花生米50克，通草2克，猪蹄1对。猪蹄、花生米炖烂后入药，再小火炖30分钟。食1剂/日。功效补气养血通乳（当归补血，黄芪补气生血；花生米催乳）。主治气血不足型产后乳汁不足。

（3）猪蹄通乳汤——猪蹄2个、通草5克、葱、生姜共入土锅，用小火煮好，加食盐调味。食1剂/日。功效补气养血通乳。主治气血不足型产后乳汁不足。

（五）预防调护

（1）孕期做好乳头护理，产检时若发现乳头凹陷者，孕妇要经常把乳头向外拉，并常用肥皂擦洗乳头，防止乳头皲裂造成喂养困难。

（2）纠正孕期贫血，预防产后大出血。

（3）提倡早期哺乳，定时哺乳，促进乳汁分泌。

（4）加强产后营养，尤为富含蛋白质食物、新鲜蔬菜、充足汤水。

（5）保持情绪乐观，心情舒畅。乳汁的分泌量除与乳腺的发育、婴儿的按时吸吮、营养状态、饮食量等有关外，还与精神因素有密切关系。情志不调可影响泌乳机能，如失眠、过劳、焦虑、恼怒、疼痛等均能使乳腺分泌减少。故产时产后均应保持情志舒畅，切忌抑郁。乳房、胸胁为肝经所部，若产后情志不畅，肝气不疏，则可致乳脉闭塞，乳汁分泌甚少或全无。故调治该病宜酌加橘络、丝瓜络、香附等理气通络之品。

（6）适当锻炼，维护气血和调。

（六）附：回 乳

若产妇不欲哺乳，或乳母体质虚弱不宜授乳，或已到断乳之时，可予回乳。若不回乳，任其自退，往往可致回乳不全、月经失调，甚者数年后仍有溢乳或继发不孕。务必用药尽快退乳。其治法是消食导滞，活血通经。

1. 针灸疗法

【取穴】足临泣、悬钟。

【功效】消食导滞，活血通经。

【手法】针刺，两侧交替，1 次 / 日，用弱刺激手法，7 次 / 疗程。

2. 中药调治

（1）方 1——麦芽 200 克、蝉蜕 5 克水煎服。

（2）方 2——生麦芽 60 ～ 90 克水煎，代茶饮，1 剂 / 日，连服 3 ～ 5 日。

（3）方 3（免怀散）——红花 15 克，赤芍、川牛膝各 12 克，当归尾 6 克，水煎，连服 3 剂。可加麦芽 30 克，青皮 10 克，远志、蒲公英各 15 克。

3. 外 治 方

芒硝 250 克，分装 2 纱布袋内，敷于两乳房并包扎，湿硬时更换。

4. 预防调护

（1）回乳期间，要少进汤水。

（2）回乳时要注意预防乳痈的发生。

广东世界图书出版公司

(国家级出版社)

生活·保健类图书新书目

常见病调养与康复丛书——

胃肠病调养与康复	28.00 元
肝胆病调养与康复	28.00 元
儿科病调养与康复	28.00 元
男科病调养与康复	28.00 元
老年病调养与康复	18.00 元
肾脏病调养与康复	18.00 元
老年病调养与康复	18.00 元
妇科病调养与康复	19.00 元
心脑血管病调养与康复	19.00 元
皮肤病调养与康复	19.00 元
呼吸病调养与康复	19.00 元
骨科病调养与康复	即出
风湿病调养与康复	即出

老中医养生食谱丛书——

汤水养生 500 方	23.80 元
粥面养生 500 方	23.80 元
菜肴养生 500 方	23.80 元

中华传统药食养生丛书——

水产海鲜养生	23.80 元
谷豆杂类养生	23.80 元
瓜蔬野菜养生	23.80 元
肉禽蛋奶养生	23.80 元
水果养生	23.80 元
中药养生	23.80 元

相约名医系列丛书——

广东养生汤	12.80 元
广东养生酒	26.80 元
广东养生粥	12.80 元
广东养生茶	12.80 元

新派活力养生系列——

台湾瘦身果菜汁	15.00 元
益气美肤中国茶	15.00 元
秘制免疫药膳	15.00 元
港式养颜粥汤羹	15.00 元

推拿按摩系列——

手部按摩治百病	16.80 元
头部按摩治百病	16.80 元
躯干按摩治百病	16.80 元
足部按摩治百病	16.80 元
头部按摩大全	16.80 元
足部按摩大全	16.80 元
洗浴保健按摩大全	16.80 元

健康锦囊百问百答丛书——

生殖健康	9.00 元
结石症防治	9.00 元
乙型肝炎防治	9.00 元
健脑如此容易	13.60 元
指压腧穴瘦身法	18.00 元

100 分妈妈宝宝丛书——

准备怀孕专家方案	22.80 元
怀孕十月专家方案	22.80 元
高龄怀孕专家方案	19.80 元
宝宝胎教专家方案	21.80 元
流产护理专家方案	24.80 元

女性更年期专家方案	24.80 元
性病防护专家方案	23.80 元
宝宝药箱	24.80 元
宝宝月子护理	24.80 元
妈妈月子护理	24.80 元
宝宝健康监测	23.80 元
宝宝喂养	23.80 元
婴幼儿疾病百科	50.00 元
家庭生活小窍门	19.80 元

家庭花卉种养丛书——

木本花卉 48 种	19.00 元
草本花卉 48 种	19.00 元
球根花卉 51 种	19.00 元
观叶花卉 50 种	19.00 元

家庭园艺师系列丛书——

室内小盆栽制作与观赏	48.00 元
私家庭院一本通	48.00 元
庭园绿化实例精选	48.00 元
岭南盆景一本通	48.00 元
蔬菜园艺	58.00 元
时尚养花栽培大全	16.80 元
全能园艺家 (10 册 / 套)	180.00 元 / 套
美女必学 100 招——美女制造完全手册	29.80 元
魅女必修 100 课——中国魅力专家手记	29.80 元

邮购方法：①邮购费用：书价+邮费 (书价 × 20%)+3 元挂号费；②收款人：广东世界图书出版公司；③收款地址：广东省广州市新港西路大江冲25号(邮政编码：510300)。